CIRUGÍA
TOMO 1

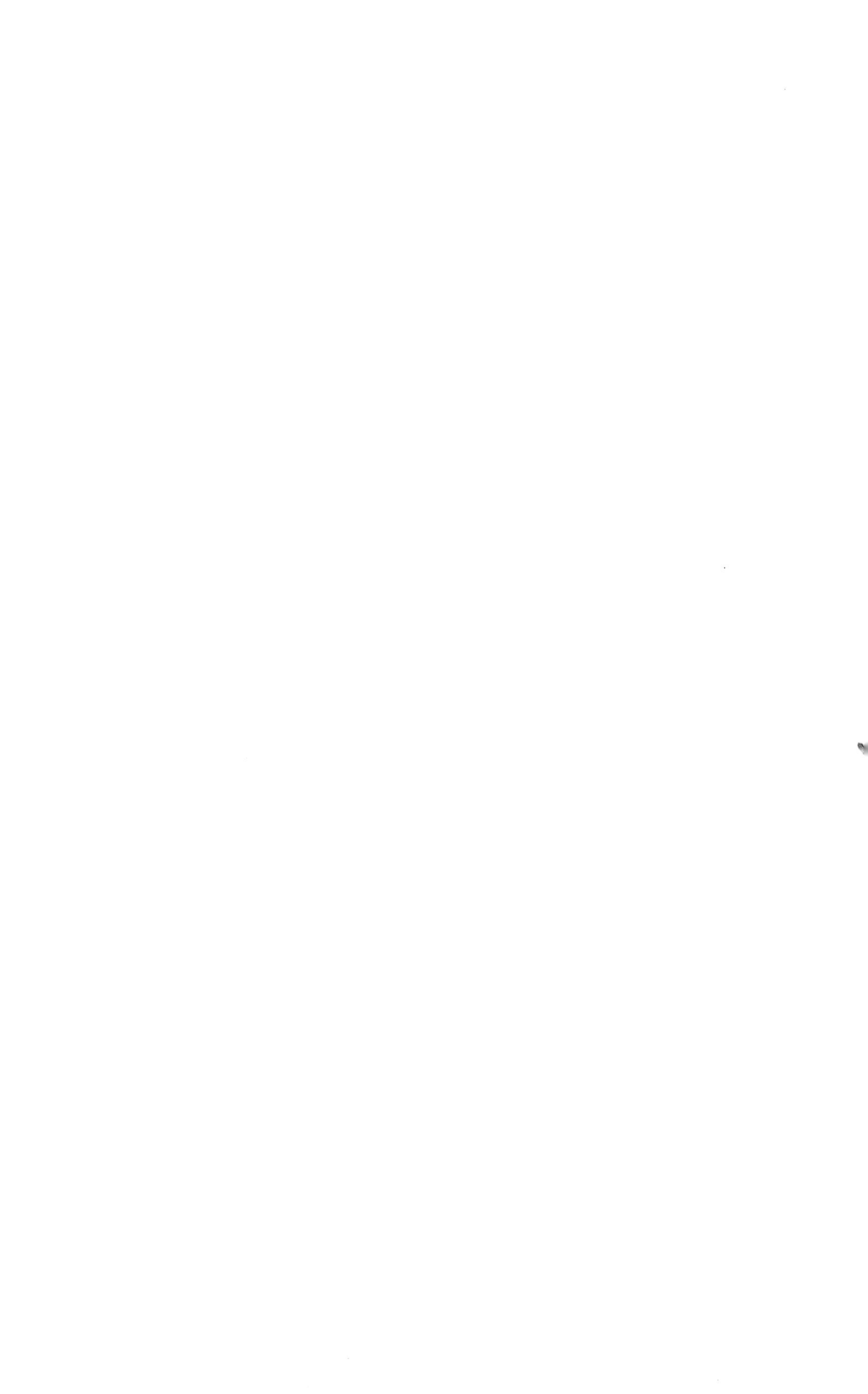

CIRUGÍA
TOMO 1

Luis Armijos, Mario Chaves, Jaime Acosta, Viviana Aguirre
Jenny Altamirano, Angélica Hidalgo, Milton Tite, Kevin Arroyo
Michelle Camacho, Paola Palacios, Daniel Revelo, Marco Bombón
Erika Martínez, Sofía Flores, Juan Heredia, Juan Jácome
Katherine Jaramillo, Jorge Jiménez, José Landívar, Carolina Ludeña
Sofía Maldonado, Rebeca Montenegro, César Cadena

2020 Cuevas Editorial
Diseño de Portada: Julio Álvarez
ISBN: 978-956-6090-076
Impreso en Ecuador - Printed in Ecuador

ÍNDICE DE AUTORES

EDITORES

Luis Xavier Armijos León
Doctor En Medicina Por La Universidad Católica De Cuenca
Diplomado Especialización En Estrategias De Salud Ocupacional Universidad San Marcos
Especialista En Cirugía General Y Laparoscópica Por La Universidad Central Del Ecuador
Docente de Anatomía y Fisiología del instituto superior Cruz roja ecuatoriana
Experto Evaluador Y Elaborador De Ítems Del Consejo De Aseguramiento De La Calidad De La Educación Superior (CACES)
Médico Especialista Del Hospital José María Velasco Ibarra (Tena)
Médico Especialista En Clínica Galenus (Tena)
Médico Especialista En Clínica Pasteur (Quito)
Cirugía Bariátrica

Mario Rafael Chaves Chimbo
Título de Médico Cirujano por la Universidad Central del Ecuador
Especialista En Cirugía General Y Laparoscópica Por La Universidad Central Del Ecuador
Médico Especialista de Cirugía General del Hospital General Enrique Garcés
Docente de la Catedra de Cirugía General de la universidad Central del Ecuador
Líquidos en Cirugía (Equilibrio hidroelectrolítico)

AUTORES

Jaime David Acosta España
Medico por la Universidad Central del Ecuador
Master en Microbiología Medica por la Universidad Federal de Ceará
Diplomado en Infectología por la Universidad dos Hemisferios
Líder de la Unidad de Enfermedades Infecciosas y Microbiología de la Clínica Hospital Canto a la Vida "Padre Carolo"
Docente de Microbiología de la Universidad de las Américas (UDLA)
Miembro del Clinical & Laboratory Standards Institute USA
Anatomía de la Pared Abdominal

Viviana Elizabeth Aguirre Carvajal
Título de Médica por la Universidad Central del Ecuador
Médica Residente del Hospital IESS Quito Sur
Hernia Ventral

Jenny Belén Altamirano Jara
Título de Medica por la Universidad Central del Ecuador
Medica en Libre ejercicio de la profesión
Hernia Inguinal

Angélica Yessenia Hidalgo Mafla
Título de Medica Cirujana por la Pontificia Universidad Católica del Ecuador
Medica en Atención Primaria a Niños, Niñas y Adolescentes en Institución Marista.
Otros tipos de hernias de la pared abdominal (Hernia Crural, hernia epigástrica, Hernia de Spiegel)

Milton Daniel Tite Naranjo
Título de Médico General por la Escuela Superior Politécnica del Chimborazo
Médico Residente de Cirugía del Hospital General José María Velasco Ibarra del Tena
Dehiscencia y Evisceración

Kevin Andrés Arroyo Maldonado
Título de Médico por la Universidad Central del Ecuador
Médico en Libre Ejercicio de la Profesión
Peritonitis Aguda

Michelle Elizabeth Camacho Marroquín
Título de Medica por la Universidad Central del Ecuador
Medica en Libre Ejercicio de la Profesión
Anatomía del Esófago

Paola Alexandra Palacios Jaramillo
Título de Medica por la Universidad Central del Ecuador
Médico en Ejercicio libre de la profesión
Divertículos Esofágicos

Daniel Revelo Luna
Título de Médico por la Universidad de las Américas (UDLA)
Médico Residente del Hospital Pablo Arturo Suárez
Hernia Hiatal

Marco Fabricio Bombón Caizaluisa
Título de Médico por la Universidad Central del Ecuador
Médico Residente de Cirugía en Clínica de Especialidades Médicas Inglaterra
Enfermedad de Reflujo Gastroesofágico

Erika Johanna Martínez Oviedo
Título de Medica por la Universidad Central del Ecuador
Medica Residente de Cirugía Pediátrica del Hospital de Especialidades de las Fuerzas Armadas N°1
Anatomía del estómago y duodeno

Sofía Lorena Flores García
Título de Médico Cirujana por la Pontificia Universidad Católica del Ecuador
Estudiante de Postgrado de Anestesiología, Reanimación y Terapia del Dolor de la Pontificia Universidad Católica del Ecuador
Médico Residente de la Clínica INFES
Ulcera Péptica

Juan Carlos Heredia Cedeño
Título de Médico por la Universidad Laica Eloy Alfaro de Manabí
Especialista en Medicina de Emergencias y Desastres por la Universidad San Francisco de Quito. Docente de la Universidad Central del Ecuador.
Médico Tratante de Emergencias del Hospital General Docente de Calderón
Pancreatitis Aguda

Juan Francisco Jácome Calle
Título de Médico Cirujano Pontificia Universidad Católica del Ecuador
Médico en Herdoiza Crespo Guerrero
Hemorragia Digestiva

Katherine Lissette Jaramillo Gracia
Título de Medica Cirujana por la Pontificia Universidad Católica del Ecuador
Medica Residente de Emergencias del Hospital San Francisco de Quito
Cáncer Gástrico

Jorge Paul Jiménez Guerra
Título de Medico por la Universidad Central del Ecuador
Médico Residente de Emergencias del Hospital General Enrique Garcés
Anatomía del Páncreas

José Martín Landívar Pérez
Título de Médico por la Universidad Central del Ecuador
Médico Residente del Hospital de Especialidades de las Fuerzas Armadas N° 1
Pseudoquiste del Páncreas

Carolina Michelle Ludeña Benalcázar
Título de Medica Cirujana por la Universidad Tecnológica Equinoccial (UTE)
Magister en Salud y Seguridad Ocupacional con mención en Prevención de Riesgos Laborales por la Universidad Internacional SEK
Medica en Emergencias Médicas Integrales
Medica Ocupacional en Praxmed y Pycca.
Anatomía de la Vía Biliar

Sofía Mishell Maldonado Llumiquinga
Título de Medica Cirujana por la Pontificia Universidad Católica del Ecuador
Medica Rural del Centro de Salud de Cascales – Sucumbíos
Colestasis

Rebeca Estefanía Montenegro Velalcázar
Título de Medica por la Universidad Central del Ecuador
Médica en libre ejercicio de la profesión
Colecistitis Aguda

César Augusto Cadena Carrasco
Título de Médico por la Universidad Central del Ecuador
Medico en Libre Ejercicio de la Profesión
Quistes del colédoco

ÍNDICE

CAPÍTULO 1 (a.)

Jaime David Acosta España.
Anatomía de la Pared Abdominal

Anatomía

La pared abdominal abarca un área del cuerpo limitada superiormente por el apéndice xifoides y el arco costal, e inferiormente por el ligamento inguinal, los huesos púbicos y la cresta ilíaca (Ball, 2019).

La visualización, la palpación, la percusión y la auscultación de la pared abdominal anterolateral pueden revelar anomalías asociadas con los órganos abdominales, como el hígado, el bazo, el estómago, la aorta abdominal, el páncreas y el apéndice, así como los órganos torácicos y pélvicos. Las deformidades visibles o palpables como la hinchazón y las cicatrices, el dolor y la sensibilidad pueden reflejar procesos de enfermedad en la cavidad abdominal o en cualquier otro lugar. La irritación pleural como resultado de la pleuresía o la dislocación de las costillas puede provocar dolor que se irradia hacia el abdomen anterior. El dolor de un órgano abdominal enfermo puede referirse al abdomen anterolateral y otras partes del cuerpo, por ejemplo, la colecistitis produce dolor en el área del hombro, así como en la región del hipocondrio derecho. En pacientes con dolor crónico con relación mínima o nula con la función gastrointestinal se sospechara en la pared abdominal como fuente del dolor. El dolor de la pared abdominal puede ser el resultado de endometriosis localizada, hematoma de la vaina del recto, incisión abdominal o hernia (Ball, 2019) .

Regiones De La Pared Abdominal

Para describir con precisión las ubicaciones de anormalidades visibles, masas y dolor en una redacción clínica típica, el abdomen anterolateral se divide en nueve regiones por cuatro planos imaginarios: dos planos verticales (medio clavicular / medio inguinal) y dos planos horizontales (transpilórico / intertubercular). El plano transpilórico corresponde al punto medio entre el proceso umbilical y xifoides, cruzando el píloro del estómago en el borde inferior de la primera vértebra lumbar. Se puede usar el plano subcostal que pasa a través de los márgenes costales y el borde superior de la tercera vértebra lumbar en lugar del plano transpilórico.El plano horizontal inferior, designado como la línea intertubercular, atraviesa el abdomen anterior al nivel de la quinta vértebra lumbar y conecta los tubérculos ilíacos a ambos lados (Ball, 2019) .

Imagen 1.- División de la pared abdominal

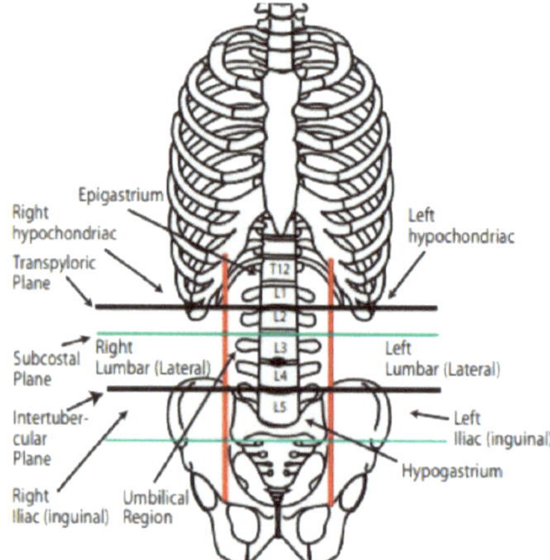

Fig. 1.1. Various regions of the anterior abdominal wall

Imagen adaptada por JD. Acosta

También se puede utilizar un segundo plano horizontal inferior, el plano interespinoso, que interconecta las espinas ilíacas superiores en ambos lados y atraviesa el promontorio sacro. De las nueve áreas, la zona situada en el centro es la región umbilical o mesogastrio. Esta región rodea el ombligo y generalmente corresponde a la ubicación del yeyuno, la parte transversal del duodeno, el íleon terminal, el colon transverso, el uréter y la curvatura mayor del estómago (Moore, Dalley, & Agur, 2010)

El epigastrio es la parte media superior del abdomen anterior que limita por debajo el ombligo, mientras que su límite superior son los arcos costales y el apéndice xifoides. Contiene el estómago, el lóbulo izquierdo del hígado y parte de la cabeza pancreática. La región púbica conocida como hipogastrio define la zona inmediatamente distal a la región umbilical que contiene el íleon y el colon sigmoide.

Las regiones hipocondríacas flanquean el epigastrio y están ocupadas en el lado derecho por el hígado, la vesícula biliar, la flexión del derecho colon, el duodeno descendente, el riñón derecho y la glándula suprarrenal. En el hipocondrio izquierdo contiene el bazo, el riñón izquierdo, las glándulas suprarrenales, la cola del páncreas, el ángulo colónico izquierdo y el fondo del estómago.

La mayor parte del hipocondrio y partes de las regiones epigástricas son protegidas por las costillas inferiores, debido a la importancia de los órganos que resguardan. Las áreas inmediatamente a la derecha e izquierda de la región umbilical se designan como flancos derecho e izquierdo, que contienen el colon ascendente y descendente, respectivamente. Los flancos derecho e izquierdo rodean el hipogastrio. La región ilíaca derecha contiene el apéndice y el ciego, y la región ilíaca izquierda corresponde a las ubicaciones del colon sigmoide y el uréter izquierdo (Moore et al., 2010)

Finalmente, existe una división simplificada del abdomen anterolateral que utiliza dos planos imaginarios, uno que atraviesa el ombligo horizontalmente y el otro verticalmente. Dividiéndolo en cuatro cuadrantes que son los cuadrantes superior e inferior tanto derecho como izquierdo (Moore et al., 2010)

En resumen, las regiones descritas anteriormente ayudan a los médicos a describir con precisión los procesos patológicos asociados con la pared abdominal anterior y a documentar los hallazgos en el diagnóstico diferencial. Por ejemplo, el dolor periumbilical e hipogástrico se siente durante la etapa inicial de la apendicitis, mientras que el dolor en la región ilíaca derecha ocurre en una fase posterior de esta afección. Los trastornos pancreáticos o esofágicos producen dolor que se proyecta hacia el epigastrio (Moore et al., 2010)

Capas De La Pared Abdominal
La pared abdominal anterolateral consiste, desde afuera hacia adentro, de la piel, fascia superficial, fascia profunda, oblicuo abdominal externo e interno, abdomen transverso y sus aponeurosis asociadas, recto abdominal y piramidal, así como la fascia transversal (Moore et al., 2010).

Piel De La Pared Abdominal
La piel tiene un grosor promedio y se adhiere sin apretar al tejido subyacente. Exhibe ciertas marcas en la superficie, como el ombligo, la línea alba, la línea semilunar, la fosa epigástrica y el punto de McBurney. El ombligo, una cicatriz fibrosa de la línea media cubierta por un área de piel doblada, es un hito anatómico importante en el abdomen anterior que marca la unión original del cordón umbilical fetal. En adultos jóvenes, generalmente se encuentra al nivel del disco intervertebral entre la tercera y la cuarta vértebra lumbar. Sin embargo, se observan niveles más bajos en individuos obesos y en condiciones que reducen el tono abdominal. En el feto, el ombligo los vasos umbilicales (Moore et al., 2010).

El ombligo puede ser el sitio de una hernia umbilical adquirida u onfalocele (Arslan et al., 2014; Robinson & Abuhamad, 2000) . Está rodeado por las venas paraumbilicales que establecen conexiones tanto con la vena porta como con la vena cava inferior (anastomosis portacaval) a través de una serie de canales venosos. También es el sitio de unión de los ligamentos umbilicales que consisten en los ligamentos / pliegues umbilicales medios (remanente del uraco), umbilicales medianos (arterias umbilicales obliteradas) y umbilicales laterales (vasos epigástricos inferiores). Un uraco permeable puede descargar orina debido a su conexión con la vejiga urinaria, y puede asociarse con obstrucción del flujo de salida o pus de un quiste de uraco infectado o con materia fecal si está conectado a una parte del intestino grueso (Moore et al., 2010)

El ombligo también puede recibir el remanente embriológico del conducto de vitelino conocido como divertículo de Meckel. Este divertículo ocasionalmente sobresale del abdomen anterolateral y produce la hernia de Littre. El ombligo también recibe el ligamento redondo del hígado, un remanente de la vena umbilical. La vena umbilical permanece patente durante algún tiempo durante la primera infancia y permite la transfusión de sangre en el neonato mediante cateterismo en individuos con enfermedades hemolíticas como la eritroblastosis fetal (Schild et al., 1999

El reflejo abdominal superficial se refiere a la desviación del ombligo hacia el lado estimulado cuando la piel del abdomen anterolateral es estimulada por un objeto contundente aplicado al flanco en la línea media axilar hacia el ombligo. Este reflejo, que implica la contracción de los músculos abdominales y la desviación posterior del ombligo, revela la condición neurológica del noveno a través del undécimo segmento de la médula espinal. La desaparición de este reflejo se asocia con dolor postoperatorio después de una toracotomía (Benedetti et al., 1997) La ausencia de este reflejo puede ser un signo temprano de siringomielia en individuos con escoliosis (Arslan et al., 2014)(Fujimori et al., 2010).

La línea alba (línea blanca) está formada por la fusión de la línea media de las aponeurosis de los músculos abdominales y puede ser visible a través de la piel de los individuos musculosos. La línea semilunar (línea de Spigelian) marca el borde lateral del recto abdominal, que se extiende desde el arco costal cerca del noveno cartílago costal hasta el tubérculo púbico. Esta línea marca los sitios de entrada de los nervios motores al recto abdominal, convirtiéndolo en un sitio quirúrgico indeseable para incisiones. La hernia de Spigelian, que consiste en grasa extraperitoneal cubierta por la piel, la fascia superficial y la aponeurosis del oblicuo externo, puede ocultarse en la unión de la línea semilunar y la línea arqueada de Douglas. La pequeña depresión debajo del ángulo infraesternal se denomina fosa epigástrica. El punto de McBurney marca la unión del tercio lateral y medio de una línea que conecta la espina ilíaca superior anterior con el tubérculo púbico. Este hito topográfico en el abdomen anterior corresponde a la ubicación común del apéndice (Moore et al., 2010)

Fascia Superficial
La fascia superficial es una capa suave y móvil, que comprende, en gran medida, una sola capa superficial variable de grasa conocida como fascia de Camper. La cantidad de grasa en la fascia de Camper varía según el estado nutricional del individuo. En el hombre, continúa inferiormente con la capa de dartos del escroto y la capa externa del pene y el cordón espermático, donde se vuelve más delgado y carece de tejido adiposo. En las mujeres, continúa con la fascia superficial que cubre los labios mayores. La aproximación de la fascia de Camper al cierre de la incisión abdominal durante el parto por cesárea parece evitar la interrupción de la herida superficial postoperatoria (Del Valle, Combs, Qualls, & Curet, 1992).

En la pared inferior del abdomen anterior, se hace visible una capa membranosa más profunda conocida como fascia de Scarpa (Markman & Barton, 1987) . Esta capa permanece conectada, aunque flojamente, a la fascia profunda que cubre la aponeurosis del músculo oblicuo abdominal externo. La fuerza de la fascia de Scarpa puede estabilizar las suturas colocadas al cerrar las incisiones de la pared abdominal. El espacio entre la fascia profunda que cubre el oblicuo externo y la fascia de Scarpa (bolsa inguinal superficial) ocupada por tejido conectivo laxo puede servir como un sitio frecuente para los testículos ectópicos retraídos en niño (Moore et al., 2010)

Suministro De Sangre De La Pared Abdominal

La pared abdominal recibe suministro de sangre a través de las ramas de las arterias femoral, ilíaca externa, subclavia e intercostal, así como la aorta abdominal. Estas ramas incluyen epigástrico superficial, ilíaco circunflejo superficial, pudendal externa superficial, ilíaco circunflejo profundo, epigástrico superior e inferior, arterias intercostales posteriores, subcostales, musculofrénicas y lumbares (Hester, Nahai, Beegle & Bostwick, 1984).

Imagen 2.- Suministro de sangre de la pared abdominal

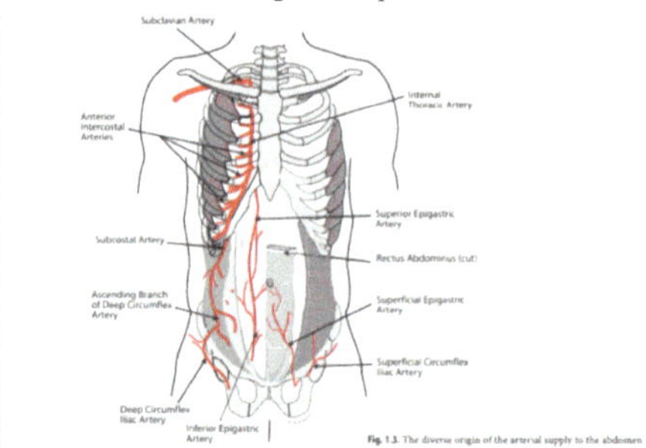

Adaptado por: JD Acosta

Drenaje Venoso Del Abdomen Anterolateral

La pared abdominal anterior se drena a través de las venas epigástricas, toracoepigástricas, paraumbilicales y circunflejas ilíacas circunflejas superficiales (Moore et al., 2010).

Imagen 2.- Drenaje Venoso Del Abdomen Anterolateral

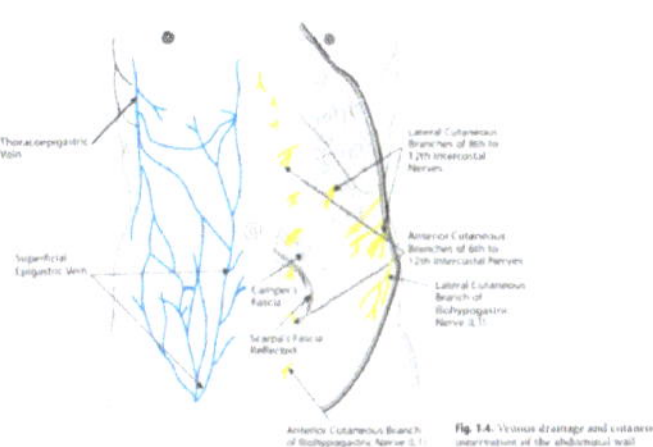

Adaptado por: JD Acosta

Inervación de la Pared Abdominal

La piel de la pared abdominal anterior está inervada por las ramas ventrales de los cinco o seis nervios espinales torácicos (toracoabdominales) inferiores que continúan desde los espacios intercostales hacia la pared abdominal. El abdomen anterolateral también recibe fibras nerviosas de los nervios subcostales, iliohipogástrico e ilioinguinal. Un nervio intercostal típico atraviesa la superficie profunda del músculo intercostal interno y la membrana entre los músculos intercostales internos. Luego continúa en el surco costal debajo de la arteria intercostal. Cada nervio intercostal está conectado a un ganglio simpático adyacente mediante una rama comunicante blanca que transporta fibras simpáticas presinápticas y una rama comunicante gris que transmite fibras simpáticas postsinápticas (Moore et al., 2010)

Imagen 2.- Inervación De La Pared Abdominal

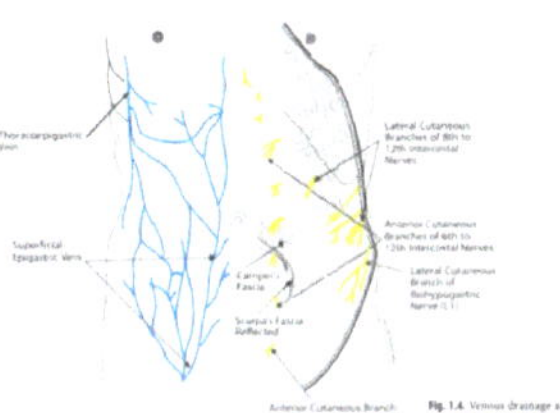

Adaptado por: JD Acosta

Linfáticos

Los vasos linfáticos de la parte supraumbilical de la pared abdominal anterolateral drenan en el grupo anterior o pectoral de los ganglios linfáticos axilares. Este grupo de ganglios linfáticos se encuentra a lo largo del borde inferior del pectoral menor adyacente a los vasos torácicos laterales. Los linfáticos de la región infraumbilical drenan en los subgrupos lateral y medial de los ganglios linfáticos inguinales superficiales que se encuentran distales al ligamento inguinal (Moore et al., 2010).

Fascia Profunda

La fascia profunda de la pared abdominal no puede separarse fácilmente del epimisio subyacente y las aponeurosis de los músculos abdominales planos, y generalmente continúa con la fascia espermática externa. Anterior al extremo inferior de la línea alba, esta fascia se engrosa para formar el ligamento suspensorio del pene o el clítoris y continúa con su fascia profunda de los genitales externos (Moore et al., 2010).

Musculatura De La Pared Abdominal Anterior

El abdomen anterolateral consiste en el oblicuo abdominal externo e interno, transverso y recto abdominal, piramidales, así como los músculos creméricos. El signo positivo de Carnett, que se refiere al aumento de la sensibilidad asociada con la contracción de los músculos abdominales, generalmente indica que la causa del dolor está en la pared abdominal.

Imagen 3.- Musculatura de la pared abdominal

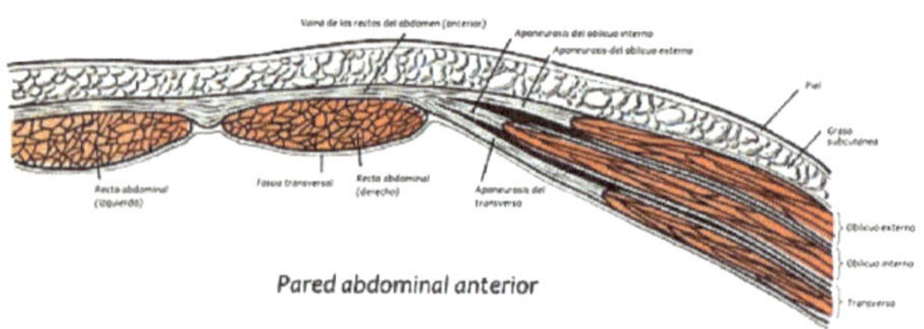

Adaptado por: JD Acosta
Tomado de Dr. Johannes Sobotta

anterolateral y este dolor no está asociado a disfunción intestinal. Los músculos del abdomen anterolateral mantienen la presión intraabdominal y la posición de las vísceras, ejerciendo una fuerza compresiva y de torsión. Facilitan ciertas funciones fisiológicas como el parto, el vómito, la defecación, la micción y la tos. La contracción de estos músculos también promueve la espiración al deprimir y comprimir el tórax inferior (Moore et al., 2010).

Fascia Transversal

La fascia transversalis (Bendavid & Howarth, 2000; Shiffman & Mirrafati, 2005) es un segmento de la fascia endoabdominal que forma el revestimiento de toda la cavidad abdominal. Contribuye a la pared posterior de la vaina del recto y contiene el anillo inguinal profundo a medio camino entre la columna ilíaca anterosuperior y la sínfisis del pubis. Se encuentra entre el abdomen transverso y la grasa extraperitoneal y continúa en la parte inferior con la fascia ilíaca y pélvica y, en la parte superior, con la fascia en la superficie inferior del diafragma. Aunque es una capa muy delgada en la superficie inferior del diafragma, muestra un cierto engrosamiento en la región inguinal. En la pared abdominal posterior se une a la capa anterior de la fascia toracolumbar. La fascia transversal se une a la cresta ilíaca y al margen posterior del ligamento inguinal, así como al tendón conjunto y el pubis pecten. Su prolongación alrededor del cordón espermático, conocida como fascia espermática interna, se fusiona con la capa parietal de la túnica vaginal. Se mezcla con la fascia ilíaca, ya que forma la capa anterior de la vaina femoral. Anterior a los vasos femorales, la fascia transversal es aumentada por el arco crural transversal, una capa dispuesta horizontalmente que desciende para unirse medialmente al pubis pecten y lateralmente a la espina ilíaca superior anterior. El arco transversal transversal juega un papel importante en el fortalecimiento de los márgenes medial e inferior del anillo inguinal profundo. Menck y Lierse (Menck & Lierse, 1991) han demostrado que la fascia transversal consiste en una capa interna y una externa; La capa interna contribuye al mecanismo esfintérico que reduce el tamaño y fortalece el anillo inguinal profundo. Morone et al. Han sugerido el papel de la fascia transversal en la reparación herniaria inguinal y el refuerzo de la pared dorsal del canal inguinal. Morone (Morone, Meriggi, & Forni, n.d.) y Witte et al. (Witte, Hegelmaier, Balzer, & Witte, 1997)

El estudio realizado por Teoh (Teoh, Hingston, Al-Ali, Dawson, & Windsor, 1999) confirmó la presencia del tracto iliopúbico como un engrosamiento de la fascia transversal que corre paralela al ligamento inguinal y se cree que es una estructura significativa en varios enfoques para la reparación de la hernia inguinal. Se adhiere a la parte superomedial del hueso púbico medialmente, pero lateralmente se une a la fascia ilíaca sin ataduras óseas (Moore et al., 2010).

Tejido Graso Extraperitoneal

El tejido extraperitoneal (fascia subserosa) es una capa de tejido conectivo generalmente delgada que ocupa el área entre el peritoneo y la fascia transversal en el abdomen, y entre el peritoneo y la fascia endopélvica en la pelvis. Es flojo y graso en la porción más baja, lo que permite la expansión de la vejiga. El espacio potencial representado por esta capa preperitoneal suelta, el espacio de Bogros, se utiliza para la colocación de prótesis en la reparación de la hernia inguinal. Esta capa es particularmente gruesa y grasa en el abdomen posterior, ya que rodea los vasos principales y también el riñón para formar la cápsula renal perinéfrica. El tejido extraperitoneal también muestra engrosamiento alrededor de la cresta ilíaca y el hueso púbico (Moore et al., 2010).

Peritoneo

El peritoneo es parte de la cavidad celómica que se separa de las cavidades pleurales por el desarrollo del diafragma. La superficie libre de esta extensa membrana está cubierta por una capa de mesotelio, saturada por una delgada película de fluido seroso. El peritoneo es una membrana serosa que se asemeja, pero es mucho más complicada que la pleura, esencialmente debido al hecho de que, en el desarrollo fetal, las rotaciones del intestino permiten que ciertas partes de las vísceras abdominales se invaginen de manera variable en el peritoneo (Moore et al., 2010).

Canal Inguinal

El canal inguinal (Condon & Carilli, 1994) es un túnel oblicuo que bordea el muslo anterior y se extiende desde el anillo inguinal superficial hasta el profundo, que corre paralelo y por encima del ligamento inguinal. Se desarrolla entre la 5ª y la 32ª semana de vida prenatal, inicialmente como el proceso vaginal, una evaginación peritoneal que se extiende hacia la fascia transversal. El proceso vaginal eventualmente pierde su conexión con la cavidad peritoneal del abdomen y persiste como una capa serosa de doble pared, la túnica vaginal,anterior y lateral al testículo. La fascia transversal continúa con la fascia espermática interna en forma de una vaina tubular que se desplaza hacia adelante, primero pasando entre las fibras arqueadas de las aponeurosis del abdomen transverso y el abdomen oblicuo abdominal interno, y finalmente a través de la aponeurosis oblicua abdominal externa. Durante el paso del proceso vaginal y la fascia espermática interna a través de las aponeurosis del oblicuo abdominal interno y externo, adquieren recubrimientos adicionales del músculo cremérico y la fascia, y la fascia espermática externa (Moore et al., 2010).

Hernias Abdominales

Una hernia, que significa "brotar", es una bolsa de un órgano visceral o una parte del órgano a través de una abertura que normalmente no es transversal. Cuando las hernias están asociadas con el abdomen, pueden ocurrir a través del canal inguinal, el trígono lumbar de Petit, el canal femoral o el ombligo. El daño a los nervios y el debilitamiento de los músculos, como una complicación posquirúrgica, pueden provocar hernia. Una variedad de otras situaciones como el embarazo, el estreñimiento, la diálisis peritoneal, la ascitis y el asma pueden predisponer a un individuo a la hernia. Cada hernia consiste en un saco, generalmente un divertículo del peritoneo parietal que invierte el contenido de la hernia, y un tejido u órgano sobresaliente con sus cubiertas. El extremo cónico proximal del saco que marca el sitio de la hernia se conoce como el cuello del saco herniario.

Aunque la relación entre la longitud del canal inguinal y la circunferencia del saco herniario puede definir mejor el cuadro clínico, este parámetro no puede ser el único determinante del resultado clínico. Las hernias de la pared abdominal suelen ser asintomáticas, descubiertas incidentalmente en el examen físico de rutina. Sin embargo, las complicaciones de la hernia abdominal pueden ser potencialmente mortales y requieren atención médica urgente (Moore et al., 2010).

Hernia Inguinal

Las uniones óseas de la región inguinal contrarrestan el empuje abdominal, y la presencia de espacios naturales que existen en esta región puede permitir que los divertículos peritoneales se externalicen y aparezcan como hernias. El saco herniario inguinal, que representa aproximadamente el 95% de las hernias de la pared abdominal en el hombre y el 50% en la mujer, tiene la mayor incidencia de aparición en el primer año de vida, seguido de un segundo pico entre las edades de 16 y 20. Saco herniario atraviesa toda la longitud del canal inguinal desde el anillo inguinal profundo hasta el superficial.

También puede seguir un camino mucho más corto, pasando solo a través del anillo inguinal superficial. El saco herniario aparece arriba y medial al tubérculo púbico. La hernia que sigue toda la longitud del canal inguinal es una hernia inguinal indirecta; comúnmente resulta de un proceso vaginal persistente y, por lo tanto, se conoce como hernia inguinal indirecta (congénita).

El triángulo de Hessert, formado por la intersección de la aponeurosis de las aponeurosis oblicuas y transversales internas y la vaina del recto, puede desempeñar un papel importante en la etiología de la hernia inguinal (Abdalla & Mittelstaedt, 2001).

Este triángulo puede ocluirse tras la contracción de los músculos abdominales y por su movimiento hacia el ligamento inguinal. Sin embargo, cuando existe un triángulo más grande, la oclusión no puede completarse, una condición que conduce a la hernia.

1.Abdalla, R. Z., & Mittelstaedt, W. E. (2001). The importance of the size of Hessert's triangle in the etiology of inguinal hernia. Hernia : The Journal of Hernias and Abdominal Wall Surgery, 5(3), 119–123. Retrieved from http://www.ncbi.nlm.nih.gov/pubmed/11759795

2.Arslan, O. E., Stoll, C., Alembik, Y., Dott, B., Roth, M. P., Robinson, J. N., ... Rodriguez, P. (2014). Intertubecular Plane. Annales de Genetique, 44(4), 947–978. https://doi.org/10.1016/S0095-5108(05)70059-2

3.Ball, L. A. (2019). Study Guide for Introduction to Human Anatomy and Physiology - E- Book. Retrieved from x%7C

4.Bendavid, R., & Howarth, D. (2000). TRANSVERSALIS FASCIA REDISCOVERED. Surgical Clinics of North America, 80(1), 25–33. https://doi.org/10.1016/S0039-6109(05)70395-9

5.Benedetti, F., Amanzio, M., Casadio, C., Filosso, P. L., Molinatti, M., Oliaro, A., ... Maggi, G. (1997). Postoperative pain and superficial abdominal reflexes after fosterolateral thoracotomy. Annals of Thoracic Surgery, 64(1), 207–210. https://doi.org/10.1016/S0003-4975(97)82829-9

6.Condon, & Carilli. (1994). The Biology and Anatomy of Inguinofemoral Hernia. Seminars in Laparoscopic Surgery, 1(2), 75–85. https://doi.org/10.1053/SLAS00100075

7.Del Valle, G. O., Combs, P., Qualls, C., & Curet, L. B. (1992). Does closure of Camper fascia reduce the incidence of post-cesarean superficial wound disruption? Obstetrics and Gynecology, 80(6), 1013–1016. Retrieved from http://www.ncbi.nlm.nih.gov/pubmed/1448244

8.Fujimori, T., Iwasaki, M., Nagamoto, Y., Sakaura, H., Oshima, K., & Yoshikawa, H. (2010). The utility of superficial abdominal reflex in the initial diagnosis of scoliosis: A retrospective review of clinical characteristics of scoliosis with syringomyelia. Scoliosis, 5(1), 1–8. https://doi.org/10.1186/1748-7161-5-17

9.Hester, T. R., Nahai, F., Beegle, P. E., & Bostwick, J. (1984). Blood Supply of the Abdomen Revisited, with Emphasis on the Superficial Inferior Epigastric Artery. Plastic and Reconstructive Surgery, 74(5), 657–666. https://doi.org/10.1097/00006534-198411000-00011

10.Markman, B., & Barton, F. E. (1987). Anatomy of the Subcutaneous Tissue of the Trunk and Lower Extremity. Plastic and Reconstructive Surgery, 80(2), 248–254. https://doi.org/10.1097/00006534-198708000-00015

11.Menck, J., & Lierse, W. (1991). [The fascia of the inguinal canal ring]. Der Chirurg; Zeitschrift Fur Alle Gebiete Der Operativen Medizen, 62(2), 117–120. Retrieved from http://www.ncbi.nlm.nih.gov/pubmed/1828416

12.Moore, K. L., Dalley, A. F., & Agur, A. M. R. (2010). Clinically oriented anatomy. Wolters Kluwer Health/Lippincott Williams & Wilkins.

13.Morone, G., Meriggi, F., & Forni, E. (n.d.). [An update of Bassini's operation for the treatment of inguinal hernia]. Il Giornale Di Chirurgia, 15(6–7), 317–320. Retrieved from http://www.ncbi.nlm.nih.gov/pubmed/7946992

14. Robinson, J. N., & Abuhamad, A. Z. (2000). Abdominal wall and umbilical cord anomalies. Clinics in Perinatology, 27(4), 947–978. https://doi.org/10.1016/S0095-5108(05)70059-

15. Schild, R. L., Hoch, J., Plath, H., Geißen, C., Fahnenstich, H., Dame, C., & Hansmann, M. (1999). Perinatal management of fetal hemolytic disease due to Rh incompatibility combined with fetal alloimmune thrombocytopenia due to HPA-5b incompatibility. Ultrasound in Obstetrics and Gynecology, 14(1), 64–67. https://doi.org/10.1046/j.1469- 0705.1999.14010064.x

16. Shiffman, M. A., & Mirrafati, S. (2005). Aesthetic surgery of the abdominal wall. Springer.

17. Teoh, L. S. G., Hingston, G., Al-Ali, S., Dawson, B., & Windsor, J. A. (1999). The iliopubic tract: An important anatomical landmark in surgery. Journal of Anatomy, 194(1), 137–141. https://doi.org/10.1017/S0021878298004415

18. Witte, H., Hegelmaier, C., Balzer, K. M., & Witte, B. (1997). [Relevance of the fascia transversalis in inguinal hernia repair using total extraperitoneal plastic reconstruction]. Der Chirurg; Zeitschrift Fur Alle Gebiete Der Operativen Medizen, 68(5), 493–495. Retrieved from http://www.ncbi.nlm.nih.gov/pubmed/9303838

CAPÍTULO 1 (b.)

Viviana Elizabeth Aguirre Carvajal

Hernia Ventral

Introducción

Se denomina hernias a los defectos de la pared abdominal que se evidencian en aquellas zonas que presentan mayor debilidad anatómica natural. Se define como hernia ventral a la protrusión de las vísceras abdominales a través de la pared anterior del abdomen, (Fig1.) dejando de lado la ubicación inguinal o femoral.

Una hernia que no se reduce se describe como incarcerada y requiere corrección quirúrgica urgente. La incarceración de un segmento del intestino puede acompañarse de náuseas, vómitos y dolor considerable. Cuando se altera la irrigación del intestino incarcerado, la hernia se describe como estrangulada, y la isquemia localizada origina infarto y perforación. (R. Bernald, 2014)

Las hernias ventrales primarias (no incisionales) se conocen asimismo como verdaderas. Se denominan de forma más apropiada según sea su localización anatómica. Las hernias epigástricas se hallan en la línea media entre el apéndice xifoides y el ombligo. Casi siempre son pequeñas, pueden ser múltiples y en la reparación electiva se encuentra que contienen epiplón o una porción del ligamento falciforme. Pueden ser congénitas y debidas a la fusión defectuosa en la línea media de los elementos laterales de la pared abdominal en desarrollo.

Las hernias umbilicales afectan al anillo umbilical y pueden existir al nacer o desarrollarse de modo gradual durante la vida de la persona. Se encuentran en 10% de todos los recién nacidos y son más comunes en prematuros. Casi todas las hernias umbilicales congénitas se cierran de manera espontánea alrededor de los cinco años de edad. Si no se cierran en ese momento, se aconseja una reparación quirúrgica electiva. Los adultos con hernias umbilicales asintomáticas pequeñas pueden seguirse de forma clínica. Se ha propuesto el tratamiento quirúrgico cuando crece la hernia, si se acompaña de síntomas o en presencia de incarceración. El tratamiento quirúrgico consiste en la reparación primaria con sutura o colocación de malla protésica para los defectos más grandes (>2 cm), ya sea por métodos abiertos o laparoscópicos.

Las hernias espigelianas pueden aparecer en cualquier parte a lo largo de la línea o zona espigeliana, una banda aponeurótica de anchura variable en el borde externo del recto del abdomen. Sin embargo, el sitio más frecuente de estas hernias poco comunes es la línea arqueada y apenas arriba de ella. No siempre se manifiestan en clínica por un abultamiento y pueden llamar la atención médica por dolor o incarceración. (F. Charles Brunicardi, 2015)

Las hernias de la pared abdominal son comunes, con una prevalencia de 1.7 % para todas las edades y de 4 % en personas mayores de 45 años. (H. Hurtado, 2018)

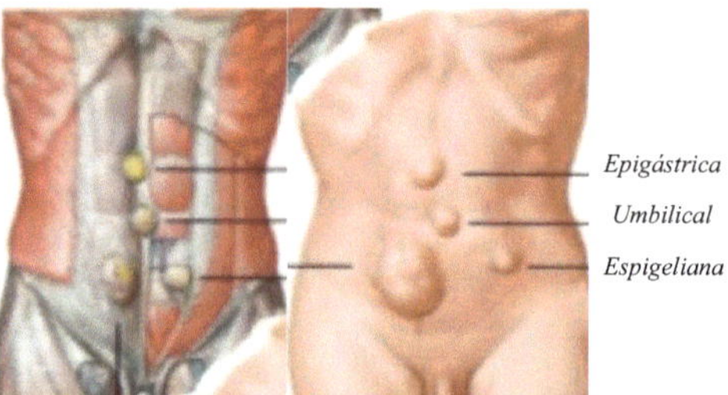

Fig 1. Hernias ventrales, Mayagoitia G.Juan C, 2019, ilustración.

Etiopatogenia

En general se producen en zonas debilitadas de la piel y se pueden desarrollar por diferentes tipos de causas, las hernias ventrales pueden ser espontaneas o postincisionales, en cuanto a las primeras podemos mencionar: en la línea media (diastasis de los rectos, hernia epigástrica, umbilical e hipogástrica), o por fuera de los músculos rectos anteriores del abdomen.

Anatomopatológicamente presentan en muchos casos un saco peritoneal o grasa pre-peritoneal, que incluye o arrastra cualquier víscera móvil y protruye por un orificio con anillo formado por las estructuras de la pared donde se halla implantado. (L. Herszague, 2005)

Clasificación

Diastasis de los músculos rectos

Aparece al ensancharse la lineal alba, lo que produce la separación de los bordes mediales de los músculos rectos anteriores del abdomen; aproximadamente de 5-6 cm generando la protrusión de la pared abdominal en la línea media, entre el xifoides y el ombligo, (fig 2) este tipo de hernias no se expone a estrangulación por lo que no requiere corrección quirúrgica salvo en aquellos casos en los que se encuentra asociada a hernias umbilicales o epigástricas, al no encontrarse precedida por un saco herniario no se la considera una hernia ventral verdadera, aparece con mayor frecuencia en la porción supraumbilical siendo más común en mujeres multíparas y obesas que en hombres. Durante el embarazo se produce alargamiento de los músculos rectos abdominales lo que puede ocasionar flacidez de la línea alba provocando aumento de la distancia entre los mismos y por lo tanto el defecto antes descrito.

El principal método de diagnóstico se basa en un examen físico completo junto con una historia clínica bien desarrollada, tomando en cuenta mujeres multíparas, obesas, que han presentado este tipo de defectos de pared, cesáreas de emergencia, embarazos múltiples.

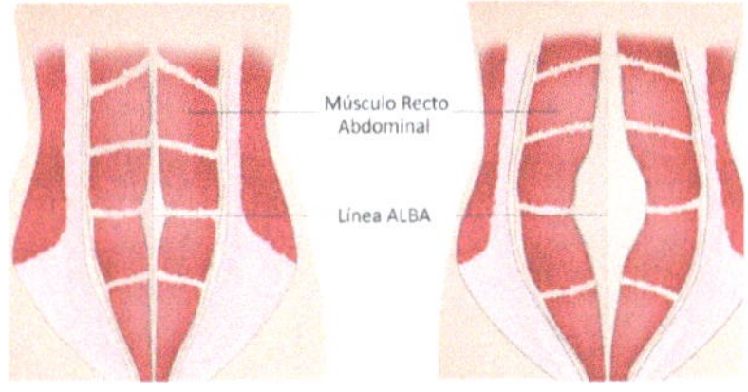

Fig. 2   Muñoz, J. Diastasis de rectos, 2018

Examen físico

Colocaremos al paciente en decúbito dorsal, descubriremos el abdomen en su totalidad, a la inspección tomaremos en cuenta la presencia de cicatrices posquirúrgicas, posterior a lo cual procederemos a palpar posibles defectos de la pared, en este caso se encontrará un abultamiento a nivel de la línea alba, que variará de tamaño, no se encontrará anillo ya que no se trata de una hernia como tal., protruye durante la maniobra de Valsalva causando dolor en los bordes, pérdida de fuerza abdominal y un defecto antiestético que causa molestia. El aumento en la distancia entre los bordes anteriores de los músculos rectos influye en la fuerza de la musculatura de la pared abdominal sin embargo no suele causar dolor en reposo (fig.3). Durante las actividades físicas puede aparecer el abultamiento característico de la pared, esto debido a un aumento de la presión intraabdominal (A. Michalska, 2018)

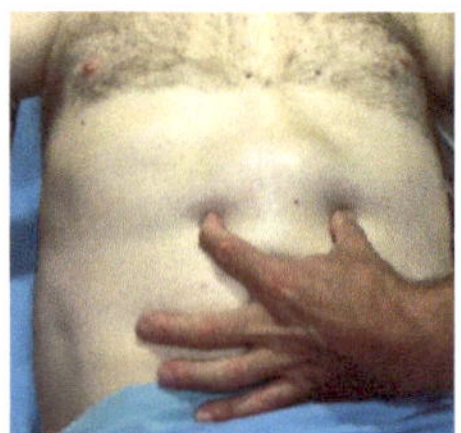

Fig. 3. Diastasis de Rectos, Clínica hernia

Tratamiento

En la mayor parte de casos el tratamiento de este defecto es por causas estéticas, en las mujeres embarazadas se resuelve posparto. Sin embargo, cuando el defecto persiste su resolución es quirúrgica. Es recomendable iniciar tratamiento en los casos sintomáticos. La operación puede hacerse en forma abierta, con incisión del borde medial de la aponeurosis de los músculos rectos y la separación de los músculos rectos de sus aponeurosis anterior y posterior, para después suturar un músculo recto con el otro, así como la aponeurosis borde con borde o bien traslapándolas; además, puede colocarse una malla para reforzar la plastia. La cirugía puede llevarse a cabo también por vía laparoscópica mediante la colocación de una malla entre la aponeurosis posterior de los rectos y la grasa pre peritoneal, con fijación de la malla por fuera de ambos músculos. (P. Sciuto, 2018) (H. Hurtado, 2018)

Hernia de la línea alba

Se clasifican en epigástricas e hipogastricas en relación a su ubicación con respecto al surco umbilical, generalmente son adquiridas, su prevalencia global es alrededor de10 % y son tres veces más comunes en hombres que en mujeres (HURTADO, 2018), ocurren principalmente entre los 20 los 40 años de edad, con una notable disminución de su incidencia después de la sexta década de la vida. (A. Moreno, 2002)

Anatómicamente la línea alba está formada por el entrecruzamiento de las fibras aponeuróticas de los músculos rectos anteriores, es más susceptible de presentar defectos herniarios en su porción supraubilical ya que tiende a ensancharse en dicha región (fig 4). Tiene mayor incidencia en hombres de edad mediana y obesos.

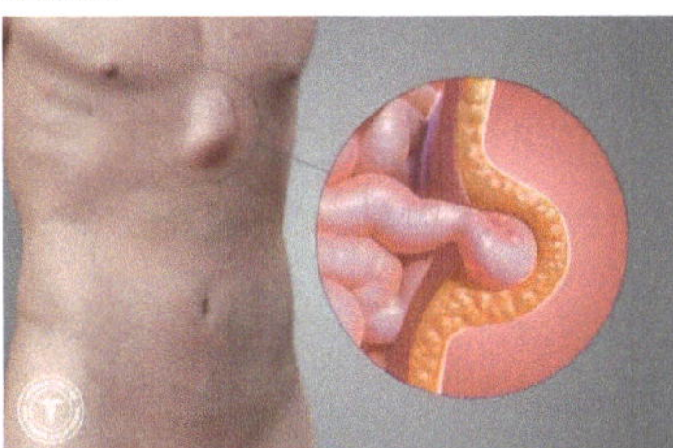

Fig. 5 Hernia Epigastrica, Hernia Center of Southern California, 2019,
ilustración.

Se manifiestan como una tumefacción dolorosa en la línea media, generalmente menor de 2 cm, con anclaje profundo. Raramente impulsan con la tos porque su anillo suele ser estrecho (pocos milímetros y puede haber más de uno), a su través desliza grasa preperitoneal y menos frecuentemente tienen un saco peritoneal verdadero (P. Sciuto, 2018)

Se considera que la causa más frecuente es la actividad física. Este tipo de hernia se desarrolla a través de la entrada de los vasos y nervios perforantes de la línea blanca y la mayoría son asintomáticas. Generalmente son pequeñas y, en raras ocasiones, son muy voluminosas. Alrededor del 20 % de las hernias de la línea blanca son múltiples. (Ruiz de la Hermosa, 2010), los defectos de la fascia pueden variar en tamaño de unos milímetros a varios centímetros. La mayor parte de hernias epigástricas son pequeñas, se encuentran formadas por grasa preperitoneal y no presentan saco peritoneal lo que las hace más propensas a encarcelación y estrangulación. Las hernias grandes presentan saco peritoneal que en gran parte contiene epiplón u órganos como el intestino delgado, el colon o el estómago, y sólo ocasionalmente se encarcelan o se estrangulan. Este tipo de hernias suelen ser asintomáticas sin embargo el dolor aumenta con la actividad física al igual que la protrusión, lo que disminuye con el reposo. Los síntomas se relacionan con el tamaño de la hernia y con su contenido. Las hernias pueden cursar con dolor epigástrico causado por la compresión del paquete neurovascular de la grasa preperitoneal herniada. (A. Michalska, 2018)

Las hernias encarceladas crónicas pueden confundirse con lipomas y la mayoría de las hernias grandes reductibles son asintomáticas o causan molestias mínimas. La encarcelación produce una masa con dolor agudo y síntomas relacionados con los órganos involucrados y su viabilidad (Fig 6). Mediante la exploración física habitualmente se detecta la tumoración por arriba o por debajo del ombligo. (H. Hurtado, 2018)

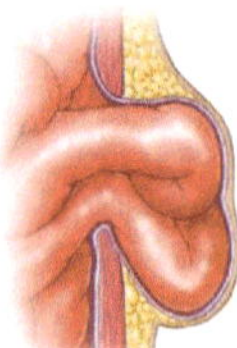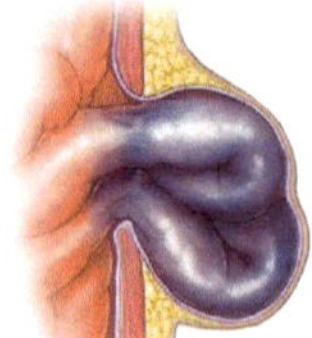

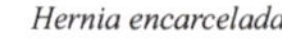

Hernia encarcelada   *Hernia Estrangulada*

Fig. 6 Complicaciones de la Hernia, Villagra. P, ilustración

Las hernias epigástricas se presentan como protrusiones de contenido graso que van dilatando el anillo entre ambos estuches de los rectos. Estas hernias pueden ser múltiples y ocasionalmente de gran tamaño. Defectos muy grandes pueden ser fácilmente tratados como eventración por vía laparoscópica con cierre del anillo y colocación de malla de protección visceral. (C. Velásquez, 2018)

La cirugía suele indicarse por dolor, pero es preciso asegurarse que la sintomatología no se vincule a otra causa. Puede adoptarse una actitud conservadora ante hernias pequeñas asintomáticas, limitándose a una vigilancia de 6 meses. (P. Sciuto, 2018)

Hernia umbilical

Se presenta de manera frecuente, siendo la cicatriz umbilical una región debilitada de la pared abdominal (fig 4). La mayor presión intraabdominal en los obesos, en el cirrótico con ascitis, y durante el embarazo (unido en este último a la pérdida de elasticidad del tejido conjuntivo por la influencia hormonal, junto a las alteraciones metabólicas de la cirrosis y la infiltración de tejido adiposo en la obesidad) debilitan la cicatriz umbilical y actúan como factores etiopatogénicos de las hernias de la línea media. (J. Mayagoitia, 2012)

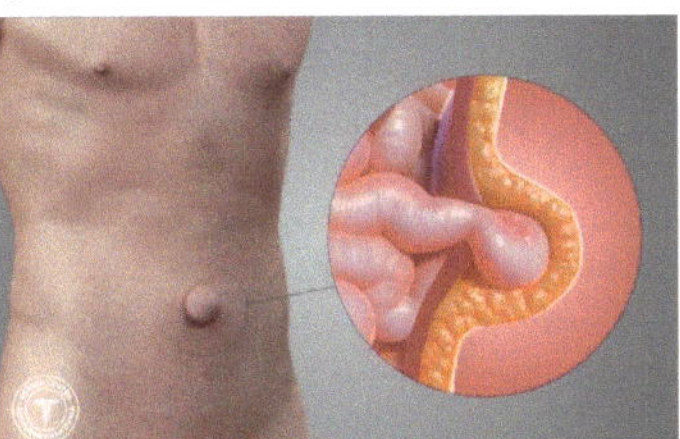

Fig. 7. Hernia Umbilical, Hernia Center of Southern California, 2019, ilustración.

Etiopatogenia

Los bordes del orificio umbilical se forman en la 3.ª semana de la vida fetal, y el cordón umbilical queda como tal alrededor de la 5.ª semana. Al nacer, la obliteración del conducto determina su cicatrización y contracción entre el tercer y sexto día de edad, lo que de no ocurrir determina que el recién nacido presente una hernia umbilical denominada congénita. Variaciones anatomo-embriológicas dan origen a una debilidad en la zona orificial aparentemente bien cicatrizado, ocasionando la aparición a veces tardía de la patología herniaria umbilical en el adulto, lo que estaría más de acuerdo con deficiencias del entrecruzamiento de fibras que asociada a la aparición de algunos factores condicionantes (como distensión abdominal importante por obesidad, embarazos, diálisis peritoneal por insuficiencia renal o cirrosis) determinarán que un cierre de la cicatriz umbilical deficiente se manifieste como una hernia umbilical del adulto o «adquirida». (J. Mayagoitia, 2012)

El diagnóstico es clínico, cuando la hernia es reductible puede palparse con facilidad el anillo fibroso y redondeado mediante maniobras de Valsalva, en pacientes en decúbito dorsal gran cantidad de hernias umbilicales desaparecen tras maniobras de reducción , el uso de ecografía y tomografía esta descrito para pacientes con obesidad mórbida o en aquellos casos de hernias umbilicales recidivantes asociadas a obesidad donde los tejidos cicatricial y celular subcutáneo pueden dificultar la palpación adecuada.

Las hernias umbilicales adquiridas en la vida adulta se manifiestan únicamente como la aparición de una tumoración reductible a nivel de la cicatriz umbilical, la mayor parte de las veces asintomática y más o menos visible desde su inicio, dependiendo de la complexión del paciente. En la mujer, su aparición es por lo común durante el transcurso de un embarazo. Cuando los orificios son pequeños puede existir malestar más que dolor a nivel del saco cada vez que protruye su contenido, cediendo al reducirse espontánea o digitalmente. El crecimiento del anillo de esta hernia es de una velocidad variable, y al hacerlo ceden las molestias descritas anteriormente hasta que nuevamente por el aumento de su tamaño, se alojan asas intestinales y se adhieren al anillo y al saco, produciendo molestias postprandiales en el menor de los casos y cuadros seudooclusivos cuando el contenido visceral es abundante. (J. Mayagoitia, 2012).

Las hernias umbilicales pequeñas son muy comunes y la mayoría asintomáticas. Con el paso del tiempo y el esfuerzo abdominal frecuente, el anillo tiende a dilatarse y el contenido queda atrapado ocasionando síntomas y eventualmente una cirugía de urgencia por estrangulamiento. (C. Velásquez, 2018).

Tratamiento
El tratamiento de las hernias es quirúrgico y su objetivo es revertir los síntomas y prevenir complicaciones mecánicas (estrangulación). La reparación del defecto parietal puede hacerse con los tejidos propios del paciente y suturas (herniorrafia) o con materiales protésicos irreabsorvibles (mallas); esta última se denomina hernioplastia y es el procedimiento más común en la actualidad. El abordaje más utilizado es el convencional (cirugía abierta) y en muchos casos (según tamaño de la hernia y terreno del paciente) puede planearse la estrategia denominada cirugía del día. Esto significa que el paciente se opera en la mañana y a la tarde se le otorga alta a domicilio. También se puede realizar una hernioplastia a través de un abordaje

laparoscópico. En el caso de hernias estranguladas el tratamiento es una urgencia, el objetivo es levantar la obstrucción mediante sección del anillo estrangulante y valorar si el contenido esta vital. La necrosis hace necesaria la resección del órgano estrangulado. En el caso de resección de vísceras huecas, hay que realizar una anastomosis. Resuelto el contenido (vital o no) se procederá a la reparación de defecto parietal que, en ausencia de importante contaminación en caso de necrosis, también se realizará con mallas. Los riesgos del tratamiento quirúrgico de la reparación herniaria incluyen esencialmente dos categorías. Las complicaciones del post operatorio que son sobre todo locales: hematoma, infección y seroma de la herida. Las complicaciones alejadas que refieren al dolor crónico en relación con la cicatriz operatoria, el cual es invalidante en un muy bajo porcentaje de los casos y a la recidiva herniaria. La tasa de recidivas una vez dominada la técnica es baja y no debería superar el 1–2%. (P. Sciuto, 2018).

1.A. Michalska, 2. (2018). Diastasis recti abdominis. Ginekologia Polska, journal via medica, 97-101.

2.A. Moreno, 2. (2002). La hernia de Spiegel en España. ELSEVIER, 18-22.

3.C. Velásquez, 2. (2018). Plicatura Abdominal Endoscopica: Cura Laparoscopica de Diastasis de Rectos y Hernias de LInea Alba. Revista de la Sociedad de Cirujanos Generales del Perú, 20-27.

4.F. Charles Brunicardi. (2015). Schwartz- Principios de cirugia. Madrid: McGraw-Hill.

5.H. Hurtado, 2. (2018). Hernias de la Pared Abdominal. Academia Nacional de Medicina Mexico, 1-48.

6.J. Mayagoitia, 2. (2012). Eventraciones, Otras hernias de pared y cavidad abdominal. Sociedad Hispanoamericana de Hernia, 631-638.

7.L. Herszague, 2. (2005). Henias Ventrales. Medigraphic, 302-317.

8.P. Sciuto, 2. (2018). HERNIAS DE LA PARED ABDOMINAL. Clinicas Quirurgicas facultad de Medicina Uruguay, 1-6.

9.R. Bernald, 2. (2014). Hernia ventral: abordaje laparoscópico vs abierto. ELSEVIER, 68-74.

10.Ruiz de la Hermosa, A. e. (2010). Hernias de Spiegel. Revista Española de Enfermedades Digestivas SCIELO, 583-586.

CAPÍTULO 1 (c.)

Jenny Belén Altamirano Jara
Hernia Inguinal

Introducción

Hay reportes que datan de la antigüedad, donde ya se describe, la presencia de hernias en pacientes, dicha patología se presenta como una protuberancia de un órgano o parte de él a través de la pared abdominal, varias son las etiologías que influyen en el origen de la hernia inguinal. (Brooks, David; Hawn, Mary, 2019)

Definiciones

- Hernia inguinal: Protrusión anómala de tejido, órgano o parte de ellos de origen abdomino pélvico atravesando las capas musculares-fascia y aponeurosis de la pared anterior del abdomen, inferior al nivel de las espinas ilíacas antero-superiores a cada lado de la línea media, dichas estructuras protruyen por aberturas congénitas o adquiridas, con la consecuente incompetencia de mantener el contenido visceral dentro de la cavidad abdominal o pélvica. (Arap, 2009)
- Se describen tres tipos de hernia inguinal, la indirecta, directa y supravesical externa, las cuales protruyen por encima de la arcada crural. (Arap, 2009)
- Herniorrafia: Cirugía donde se repara la protrusión herniaria anormal, con suturas y tejidos propios del paciente. (Arap, 2009)
- Hernioplastia: Cirugía donde se repara la protrusión herniaria anormal mediante el uso de la prótesis sintética, o tejidos liofilizados, o no pediculados, del propio paciente. (Arap, 2009)

Epidemiología:

Dentro de las operaciones más realizadas por los cirujanos generales, se encuentran cifras anuales de 20.000.000 operaciones cada año debido a Hernia inguinal, siendo más frecuente las cirugías en hombres de edades inferiores al año de edad y en mayores de 55 años. (Venturelli et al., 2007)

Durante el año 2004, la Hernia inguinal fue la tercera causa de asistencia sanitaria más frecuente, de forma ambulatoria a los servicios de salud, por presentar relación con sintomatología gastrointestinal, la hernia inguinal tiene una prevalencia del 5 al 10% en estados unidos, además es la más frecuente en comparación con las hernias como la umbilical, femoral o epigástrica. (Brooks, David; Hawn, Mary, 2019)

Se presentan de forma, más frecuente en hombres que en mujeres, con una probabilidad de 8 veces más de padecerla, además el riesgo de adolecerla durante la vida es de un 25% para los hombres y menos del 5% en las mujeres. (Brooks, David; Hawn, Mary, 2019).

La prevalencia por grupo etáreo se presenta entre los 60 a 79 años en el sexo femenino y en los 50 a 69 años en el sexo masculino. (Brooks, David; Hawn, Mary, 2019).

La hernia inguinal es más frecuente con un 96% vs la hernia femoral con un 4%, de las cuales la primera de tipo de indirecta es más habitual en su presentación tanto en hombres como en mujeres, mientras que la hernia inguinal directa se presenta en un 30 a 40% en hombres y del 14 al 21% en mujeres. (Brooks, David; Hawn, Mary, 2019).

Factores de riesgo (Brooks, David; Hawn, Mary, 2019)
- Edad mayor a 55 años
- Raza caucásica
- Sexo masculino
- Antecedentes previos de hernia o cirugía de hernia
- Tos crónica
- Estreñimiento crónico

A pesar de que no hay mucha evidencia al respecto, se ha descrito la relación entre la hernia inguinal y el sexo femenino que vive en zonas rurales y de mayor altura. (Brooks, David; Hawn, Mary, 2019)

Fisiopatología

La hernia inguinal de tipo indirecta, que se presenta durante la infancia, se considera de tipo congénito, por la persistencia del conducto peritoneo-vaginal, mientras que en los adultos obedece a varios factores, tanto natales como adquiridos, así: Aumento de la presión abdominal, embarazo, ascitis, obesidad, debilidad de la pared abdominal, sedentarismo, alteraciones en el tejido conectivo.

Tabla 1
Fisiopatología de la Hernia inguinal. (Rodríguez, 2013)

Persistencia del conducto peritoneo vaginal	Aumento de la presión intra-abdominal y anatomía	Bioquímica	Metabólico
Debido a la síntesis de caspasas dependientes del sistema nervioso simpático que regula la apoptosis en presencia de andrógenos, se activa la fosfolipasa c en músculo liso, produciendo una hernia inguinal, justificando la prevalencia mayor en el sexo masculino.	Debilidad de la pared abdominal. Falta de equilibrio entre la resistencia de los músculos abdominales y la presión intra-abdominal así: Tos y constipación crónica, embarazo y obesidad.	La fosfolipasa C, el BAPN, y las caspasas intervienen en el quiebre de las moléculas de colágeno, originando la hernia inguinal.	El tabaquismo se asocia con gran actividad proteolitíca en los tejidos conectivos y fibras colágenas de la zona inguinal.

Alteraciones del colágeno	Genética	Iatrogenia
Disminución del colágeno tipo I con un aumento del colágeno tipo III en piel de zona inguinal.	Alteración en las fibras de tejido conectivo, compatibles con ciertas enfermedades de tipo genético como: Osteogénesis imperfecta, Síndrome de Marfán, Ehlers Danlos, riñón poliquístico, Síndrome de hiperlaxitud.	Denervación quirúrgica, apendicectomía, cirugías vasculares en la zona inguinal, diálisis peritoneal.

Elaborado por Jenny Belén Altamirano Jara, Md
Tomado de: (Acevedo, Viterbo, Cápona, & Dellepiane, 2008; Rodríguez, 2013)

Clasificación

Hay dos grandes clasificaciones, por su etiología y por su ubicación anatómica, así:

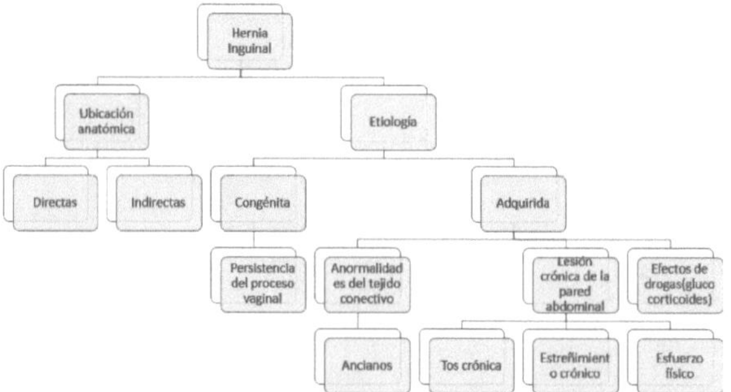

Elaborado por Jenny Belén Altamirano Jara, Md. Tomado de: (Brooks, David; Hawn, Mary, 2019). Figura 1. Clasificación de la etiología de la hernia inguinal.

Tabla 2
Fisiopatología de la Hernia inguinal.

Tipo 1	Indirecta, pequeña. Anillo interno normal. Saco en canal inguinal.
Tipo 2	Indirecta, mediana. Anillo interno alargado. Saco no en el escroto.
Tipo 3	A Directas pequeñas o medianas, sin protusión por anillo interno. B Indirectas grandes, compromete la pared posterior del conducto inguinal. C Hernia femoral.
Tipo 4	Hernias recurrentes A Indirectas B Directas C Femorales D Combinación

Elaborado por Jenny Belén Altamirano Jara, Md
Tomado de: Clasificación de Lloyd M. Nyhus

Manifestaciones clínicas

Se presenta con un abanico de sintomatología, desde hallazgos incidentales durante el examen físico habitual, ya sea con presencia o no de dolor, hasta una clínica de emergencia, con posible mortalidad por estrangulamiento intestinal. Sin embargo, en pacientes obesos las hernias estranguladas o encarceladas pueden mostrarse como una obstrucción intestinal mecánica de evolución aguda, sin necesariamente mostrar clínica compatible con una hernia inguinal. (Brooks, David; Hawn, Mary, 2019).

Uno de los síntomas más frecuentes es la sensación de pesadez, o dolor leve en la zona inguinal afectada, independientemente de si se cuenta o no con la presencia de protrusiones o protuberancias notablemente visibles, en las mujeres suele cursar con leves molestias pélvicas. (Brooks, David; Hawn, Mary, 2019).

Generalmente cuando hay presencia de un dolor de tipo, moderado a intenso se sabe que es algo inusual y que hay una probabilidad de estrangulamiento o encarcelamiento, por ende, la cirugía debe realizarse de la forma más pronta posible. (Brooks, David; Hawn, Mary, 2019).

El dolor inguinal aumenta cuando la presión intra abdominal se eleva, por ejemplo, al levantar objetos pesados, o al mantenerse de pie durante varias horas, o al levantarse para deambular. (Brooks, David; Hawn, Mary, 2019).

Examen físico

La presencia del abultamiento en la zona inguinal es la piedra angular del examen físico, estas se hacen más visibles al ubicar al paciente en decúbito supino, de pie o con la maniobra de Valsalva, generalmente dos tercios de las hernias inguinales se presentan del lado derecho. En pacientes del sexo masculino la mayor parte de las hernias inguinales suelen ser visibles, pero cuando son de tamaño pequeño, son palpables en la piel escrotal, que se encuentra adyacente al canal inguinal, cuando se lc pide al paciente que tosa o que haga maniobra de valsalva, la hernia golpea el dedo que se encuentra palpando dicha zona. (Brooks, David; Hawn, Mary, 2019) (Fernández, 2019)

En pacientes de sexo femenino: no se presenta la protuberancia de forma evidente en la mayoría de los casos, ya que la pared abdominal absorbe la protrusión herniaria, es necesario la realización de eco o diagnóstico laparoscópico. (Brooks, David; Hawn, Mary, 2019).

En el caso de una hernia encarcelada o estrangulada el examen físico muestra dolor a la palpación, el paciente puede encontrarse febril con signos de inflamación en zona inguinal, refiere náusea, vómito, dolor abdominal. (Brooks, David; Hawn, Mary, 2019).

Diagnóstico

El diagnóstico se realiza en base a la clínica, un buen examen físico, limita la necesidad de exámenes complementarios, presentando una especificidad del 96% y una sensibilidad del 75%. (Brooks, David; Hawn, Mary, 2019) (Fernández, 2019).

Solo ante la presencia de duda diagnóstica, los exámenes de imagen son de utilidad, así al tratar de diferenciar entre una hernia inguinal de una hernia femoral, para identificar una hernia oculta o para realizar un diagnóstico diferencial de otras posibles patologías. (Brooks, David; Hawn, Mary, 2019).

- Eco: Para diagnóstico inicial, no invasivo, bajo costo, buena sensibilidad y especificidad. (Brooks, David; Hawn, Mary, 2019)
- La Tomografía computarizada, Resonancia magnética se los prefiere para situaciones clínicas específicas como en pacientes obesos con clínica sugerente de hernia inguinal, para evaluación de las complicaciones de la hernia. (Brooks, David; Hawn, Mary, 2019)

Diagnóstico diferencial

En general cualquier patología que produzca dolor en la zona inguinal, así como la presencia de masas en dicha zona, es de mayor importancia el diagnóstico diferencial en hombres, ya que las patologías testiculares asociadas suelen dificultar su diagnóstico inmediato, retrasando la resolución quirúrgica, otro aspecto importante es poder diferenciar entre una hernia inguinal y una hernia femoral. (Brooks, David; Hawn, Mary, 2019).

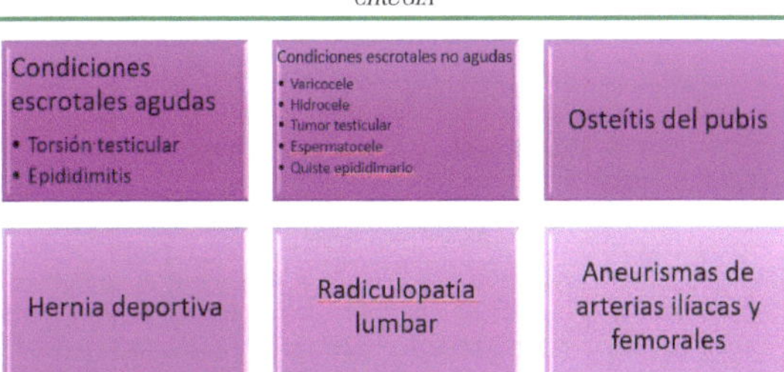

Elaborado por Jenny Belén Altamirano Jara, Md
Tomado de: (Brooks, David; Hawn, Mary, 2019)
Figura 2. Diagnóstico diferencial.

Tratamiento

Antes la presencia de la hernia inguinal era considerada una razón para la reparación quirúrgica, ahora se describen las siguientes indicaciones: (Brooks, 2019)

- Hernia complicada: en el caso de hernias estranguladas o en presencia de obstrucción intestinal, la cirugía debe realizarse dentro de cuatro a seis horas de presentados los síntomas, en pacientes con hernia inguinal encarcelada aguda y sin signos de alteraciones en piel o signos de peritonismo se debe realizar la cirugía de forma urgente. (Brooks, 2019)
- Hernia no complicada: con el objetivo de mitigar la sintomatología, y en pro de prevenir futuras complicaciones, se debe tomar en cuenta la gravedad de la sintomatología y las preferencias del paciente. (Brooks, 2019)
- Hernia inguinal: en pacientes que presenten sintomatología con moderado a severo grado de molestia, mientras que en los pacientes con mínima molestia la cirugía puede ser de programación o electiva. (Brooks, 2019)
- Hernia sintomática: cuando haya presencia de alguno de los siguientes: dolor en ingle con la realización de esfuerzo físico, limitación de actividades cotidianas por dolor o molestia, encarcelamiento crónico. (Brooks, 2019)

El manejo en espera vigilante debe manejarse con la prevención de factores de riesgo modificables como el tabaquismo, sobrepeso, el sedentarismo, el esfuerzo físico exagerado. (Brooks, 2019).

Preparación preoperatoria: (Brooks, 2019)
1. Definir la presencia y la localización exacta de la hernia.
2. Realizar consentimiento informado, y explicar a paciente todos los riesgos, beneficios y posibles complicaciones.
3. Evaluar riesgos médicos para poder garantizar una cirugía segura con la anestesia adecuada.
4. Profilaxis preoperatoria, las cirugía por lo general son procedimientos programados y electivos, de tipo ambulatorio, la tromboprofilaxis y antibioticoterapia profiláctica se reserva sólo para casos específicos como en pacientes con Tromboembolismo venoso o infecciones del sitio quirúrgico. (Brooks, 2019).

La reparación de una hernia inguinal no complicada se considera como una cirugía limpia, mismo hecho que implica el no uso antibióticos profilácticos, en el caso en el que se considere necesario su uso, los antibióticos deben tener un espectro de cobertura para: (Brooks, 2019).
• Aerobios gram positivos
• Streptococcus aerobios
• Staphylococcus
• Enterococcus

Y deben ser administrados con una hora previa a la realización del acto quirúrgico. Los pacientes que necesitan cirugías de manera urgente que presenten algún otro tipo de complicación como isquemia intestinal, obstrucción o perforación intestinal deben recibir antibióticos profilácticos encaminados a la cobertura de posibles agentes que se puedan encontrar, hasta la obtención del resultado del cultivo intraoperatorio. (Brooks, 2019).

Tabla 3
Antibiótico profilaxis

Antimicrobiana	Dosis habitual	Intervalo
Cefazolina	Menos de 120kg: 2gr intravenosos. Más de 120kg: 3gr intravenosos	Cuatro horas

Elaborado por Jenny Belén Altamirano Jara, Md
Tomado de: (Brooks, 2019)

Enfoque Quirúrgico

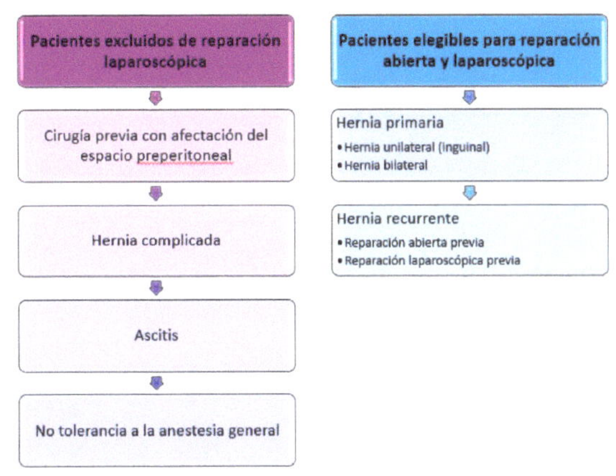

Elaborado por Jenny Belén Altamirano Jara, Md
Tomado de: (Brooks, 2019)
Figura 3. Enfoque quirúrgico.

Dentro de las técnicas quirúrgicas tenemos de tipo abierto y de tipo laparoscópica.

Tabla 4
Comparación entre la técnica abierta vs la técnica laparoscópica.

Técnica abierta	Técnica Laparoscópica
Menor dolor post-operatorio.	Menor tiempo en el acto quirúrgico.
Recuperación pronta	Menor riesgo de infección.
Menor tasa de recurrencia	Mayor costo

Elaborado por Jenny Belén Altamirano Jara, Md
Tomado de: (Brooks, 2019)

1.Brooks, D., Hawn, M. (2019). Clasificación, características clínicas y diagnóstico de hernias inguinales y femorales en adultos. Uptodate.

2.Brooks, D. (2019). Descripción general del tratamiento de la hernia inguinal y femoral en adultos.d Uptodate.

3.Acevedo, A. F., Viterbo, A. S., Cápona, R. P., & Dellepiane, V. T. (2008). Manifestaciones clínicas de la hernia inguinal: ¿Qué motiva al paciente a buscar una resolución quirúrgica? Revista Chilena de Cirugia, 60(3), 231–235.

4.Arap, J. A. (2009). Hernias inguinales y crurales (hernias de la ingle) Crural and inguinal hernia (groin hernia). Revista Cubana de Cirugia, 48(2), 0–0.

5.Fernández, Z. R. (2019). Fundamentos históricos del diagnóstico y tratamiento de las hernias inguinales Historical Foundations of Diagnosis and Treatment of Inguinal Hernias. 58(2), 1–22.

6.Rodríguez, F. (2013). Hernia inguinal. 1–68.

7.Venturelli, F., Uherek P, F., Cifuentes, C., Folch, P., Felmer, O., & Valentin, P. (2007). Hernia inguinal: Conceptos actuales. Cuadernos de Cirugía, 21(1), 43–51. https://doi.org/10.4206/cuad.cir.2007.v21n1-07

CAPÍTULO 1 (d.)

Angélica Yessenia Hidalgo Mafla

Otros tipos de hernias de la pared abdominal (Hernia crural, Hernia epigástrica, Hernia de Spiegel)

Introducción

Las hernias de la pared abdominal representan un reto para el cirujano general en la práctica diaria, debido a su volumen amplio, el problema que estas conllevan en la calidad de vida del paciente, y al desafío terapéutico. Las hernias de la pared abdominal están localizadas en la parte anterior del abdomen por lo que también se las denominan ventrales, son causadas por defectos en la fascia y músculos de la pared abdominal, a través puede salir contenido preperitoneal o intraabdominal, en algunos casos se desarrollan por fracaso de la cicatrización de una incisión en la pared anterior del abdomen. El hallazgo es una masa ventral que aumenta de tamaño al realizar la maniobra de Valsalva, que se reduce de manera espontánea o mediante presión manual. La resolución dependerá del tipo de hernia que se haya originado. (Brunicardi et al., 2011)(Romero et al., 2013).

Generalidades y Epidemiología

Las hernias ventrales son protrusiones a través de la aponeurosis de la pared abdominal anterior. Se las puede clasificar como adquiridas o espontáneas, o según su localización en el abdomen. Las hernias epigástricas son aquellas que se ubican desde el apéndice xifoides del esternón hasta el ombligo, las hernias umbilicales son las que se forman en el ombligo y las hernias hipogástricas se ubican en la línea media por debajo del ombligo, son poco frecuentes y son espontáneas. (Townsend, Beauchamp, Evers, & Mattox, 2013).

Existen hernias intraabdominales causadas por defectos en el desarrollo y hay 3 mecanismos claramente descritos que determinan la formación de hernias internas: Fijación retroperitoneal anormal del mesenterio intestinal con posición anómala del intestino (hernias mesocólicas o paraduodenales), orificios o fosas internas anormalmente grandes (hernias por el hiato de winslow) y superficie mesentérica incompleta con presencia de una abertura u orificio anómalos en la que se hernia el intestino (hernia mesentérica). (Townsend et al.,2013).

La hernias adquiridas aparecen tras una incisión quirúrgica y es por ello que reciben el nombre de incisionales, a menudo se produce una protuberancia en la línea media de la diástasis de los músculos rectos del abdomen, aunque no es considerada hernia como tal, en este caso la línea alba se distiende y da lugar a una protrusión en los límites mediales de los rectos abdominales, en este tipo de hernia no está indicada una intervención quirúrgica, ya que no se observa saco herniario ni anillo aponeurótico. (Townsend et al., 2013).

De acuerdo a estadísticas quirúrgicas de la Sociedad de pared abdominal y hernia de Chile, las hernias se presentan en el 5% de la población, el 75% son hernias de tipo inguinofemorales, la hernia indirecta es la más común, independientemente del sexo, el 10% son hernias umbilicales, con predominancia 2:1 mujer/ hombre, la hernia incisional se presenta en el 15 a 30% por laparotomía y 8% en laparoscopía. (Carrasco, Alban, Quezada, Retamal, & Alvarez, 2019).

La complicaciones vienen a ser de dos tipos, el atascamiento se presenta en 5 al 20% y estrangulamiento en el 2%, la incidencia de recurrencia es del 15 al 30% en pacientes intervenidos quirúrgicamente 2 o más veces, 30 a 40% en reparación sin prótesis y 5 a 20% en reparación con prótesis. (Carrasco et al., 2019).

Clasificación de Hernias Ventrales
Las hernias ventrales suelen ser asintomáticas, a menudo crecen con el tiempo y pueden complicarse y presentar molestias. En la exploración física si la hernia no se reduce espontáneamente o mediante presión manual se describe como incarcerada, se acompaña de síntomas gástricos como náuseas, vómito, dolor abdominal intenso y se la considera como una urgencia quirúrgica. Si se altera la irrigación del intestino incarcerado se denomina hernia estrangulada, lo que generará una isquemia localizada y posteriormente infarto y perforación. (Brunicardi et al.,2011).

Las hernias de la pared anterior del abdomen que no son incisionales se denominan verdaderas; Las hernias que se localizan entre el apéndice xifoides del esternón y el ombligo se denominan epigástricas, debido a su localización anatómica, éstas son por lo general pequeñas, múltiples y contienen al ligamento falciforme o epiplon. (Brunicardi et al., 2011).

Otro tipo de hernias abdominales son las umbilicales, que afectan al anillo umbilical y pueden ser congénitas o desarrollarse en el transcurso de la vida de una persona, en el caso de las congénitas se presentan en un 10% y este porcentaje aumenta en casos de prematurez, en su mayoría se cierran espontáneamente antes de los cinco años de edad, si persiste en la edad adulta se debe hacer un seguimiento clínico y quirúrgico en caso de crecimiento de la hernia o de incarceración. (Brunicardi et al., 2011).

Las hernias espigelianas son un tipo de hernias que aparecen a lo largo de la zona espigeliana en el borde externo del abdomen, siendo el sitio más frecuente de aparición la línea arqueada, no presenta síntomas clínicos por lo general hasta que se incarceran y los pacientes manifiestan dolor localizado. (Brunicardi et al., 2011).

La clasificación descrita por Gilbert en 1988, basada en consideraciones fisiológicas y anatómicas considera 5 tipos de hernias (tabla I), de la 1 a la 3 el defecto muscular se encuentra en el anillo inguinal profundo, este no debe sobrepasar los 4 cm de dilatación, los niveles 4 y 5 son hernias directas, ya que constituyen un fallo total de la pared. (Romero et al., 2013)

Clasificación de Gilbert

Tipo 1	Hernia indirecta	Anillo no dilatado <2cm
Tipo 2		Anillo dilatado 2-4 cm
Tipo 3		Anillo dilatado >4cm
Tipo 4	Hernia directa	Fallo completo de pared
Tipo 5		Defecto diverticular
Tipo 6	Hernia mixta	
Tipo 7	Hernia crural	

Tabla I
Clasificación de Gilbert con la modificación de Rutkov y Robbin (Romero et al.,2013)

Hernia Umbilical

Este tipo de hernias son protrusiones de contenido abdominal que salen a través del orificio umbilical, puede ser de origen congénito cuando se presenta desde la niñez y adquirido cuya causa principal es la debilidad de la fascia umbilical profunda. (Romero et al.,2013).

La obesidad y el descenso de la cicatriz umbilical por estados que generan hipertensión abdominal como el embarazo predisponen al desarrollo de hernias umbilicales. (Carrasco et al., 2019)

Hernia Epigástrica

Este tipo de hernia es un defecto que aparece entre el apéndice xifoides y el ombligo, justo en la línea alba, se presenta en el 3 a 5 % de la población, puede ser también de origen incisional. (Romero et al., 2013).

El entrecruzamiento de las fibras aponeuróticas de las vainas de los músculos recto forma la línea alba, esta es susceptible de presentar hernias supraumbilicales, su sintomatología clínica se caracteriza por una tumefacción o masa dolorosa en la línea media, no protruye con maniobras de valsalva, ya que su anillo suele ser estrecho, a través de ella se desliza grasa preperitoneal, cuando el dolor es intenso es indicativa la reparación quirúrgica o manejo del dolor ambulatorio por 6 meses, limitándose a vigilancia. (Carrasco et al., 2019).

Es preciso diferenciar este tipo de hernias de la diástasis de los músculos rectos, ya que esta condición se caracteriza por la separación de los músculos rectos anteriores del abdomen, con debilidad y ensanchamiento de la línea alba (5 a 6 cm) la cual genera la protrusión en la pared abdominal en la línea media entre el ombligo y el xifoides, esta hernia no expone a estrangulación por lo que no requiere de reparación quirúrgica. (Varela, 2018).

Hernia de Spiegel

Es una herniación de contenido abdominal a través de la línea semilunar y borde externo del músculo recto, casi todas las hernias de spiegel ocurren en o por debajo de la línea arqueada, la ausencia de la fascia posterior del músculo recto es una causa que contribuye a la debilidad de esta zona, su contenido es intramural, suelen ser interparietales y el saco herniario produce una disección posterior a la aponeurosis del músculo oblicuo externo, es de baja incidencia, se da con mayor frecuencia en el sexo femenino. y su diagnóstico es difícil, ya que el paciente refiere dolor en la zona sin protrusión porque la hernia se sitúa bajo la aponeurosis intacta del músculo oblicuo externo, para lo cual se debe diagnosticar solicitando una TC o una ecografía. (Romero et al., 2013).

Casi todas las hernias de spiegel son pequeñas, tienen un diámetro de 1 a 2 cm y surgen en la cuarta a séptima década de la vida, debe repararse quirúrgicamente, ya que existe riesgo de incarceración asociado con su cuello relativamente estrecho. Se debe marcar el lugar de la hernia antes de la intervención quirúrgica, se realiza una incisión de forma transversal sobre el defecto hasta llegar a la aponeurosis del músculo oblicuo externo, hasta encontrar el saco herniario, abrirlo y disecarlo, si el defecto es mayor se deberá colocar una malla, la recidiva ocurre en pocas ocasiones. (Townsend et al., 2013).

Hernia Incisional
Su nombre se debe al lugar en el que el defecto tiene su origen, es decir el lugar donde la incisión previa ha causado la debilidad, por lo tanto a las hernias umbilicales y epigástricas añadimos las sub xifoideas, suprapúbicas, infraumbilicales y de los flancos; Las localizaciones topográficas se basan de acuerdo a los límites establecidos por la apófisis xifoides, el borde superior o craneal del pubis y el borde externo de los músculos rectos, así todas las hernias que se encuentran debajo de la línea que atraviesa transversalmente el abdomen a la altura del ombligo se denominan infraumbilicales, subxifoideas a aquellas situadas debajo de la apófisis xifoides y a las que se encuentran por encima del pubis, suprapúbicas. Se denominan hernias laterales o subcostales a aquellas que se sitúan por debajo del reborde costal e ilíacas si se localizan por encima de la región inguinal y las de los flancos también denominadas transversas si se localizan en el espacio entre las áreas subcostal e iliaca. (Romero et al.,2013).

Se calcula que entre el 10 al 20% de los pacientes que son intervenidos quirúrgicamente desarrollará hernias en el sitio de la incisión. (Brunicardi et al., 2011).

Entre las causas principales para desarrollar hernias incisionales se encuentran con mayor frecuencia la obesidad, múltiples procedimientos previos, defectos primarios en la cicatrización de la hernia y errores técnicos durante la reparación. (Brunicardi et al., 2011)

De todas las hernias conocidas, este tipo de hernias suelen ser las más complicadas y frustrantes de combatir, ya que obedecen a una tensión excesiva y a una cicatrización inadecuada, a menudo asociada con infecciones del sitio quirúrgico, son hernias que aumentan de tamaño con el tiempo y producen dolor y se acompañan de otros síntomas, puede ocurrir una disfunción respiratoria, pues estos defectos ventrales determinan los movimientos respiratorios paradójicos del abdomen, edema intestinal, congestión del sistema venoso esplácnico, estreñimiento y retención de orina. (Townsend et al., 2013).

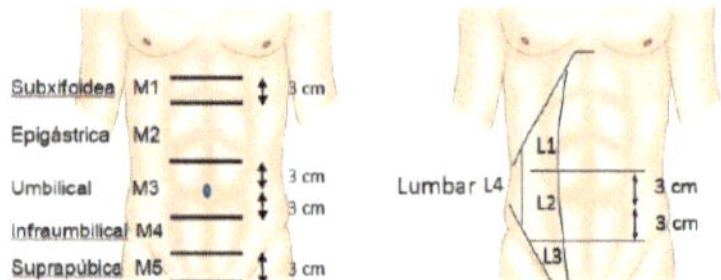

Figura 1 Clasificación según su localización de la hernia incisional. Esta figura fue tomada del artículo clasificaciones actuales de hernias.

La reparación de las hernias incisionales representa un desafío técnico y actualmente existen muchos métodos, que van desde la reparación primaria hasta la utilización de malla, y la cirugía puede ser laparoscópica o abierta, en cuanto a la reparación primaria, es un procedimiento que consiste en la separación de componentes y cierre simple con sutura, estos dos procedimientos son abiertos, este tipo de reparación se acompaña de índices altos de recurrencias aún en las más pequeñas (3cm). (Brunicardi et al., 2011)

La reparación con malla se ha convertido en el estándar de referencia para el tratamiento electivo para hernias incisionales, este tipo de reparaciones se clasifican de acuerdo a forma en que se coloca la malla, así como su relación con la aponeurosis abdominal, se coloca como una capa subyacente, más profunda que el defecto aponeurótico, como una capa interna para cerrar el espacio entre los bordes del defecto, o dentro de las capas músculo aponeuróticas de la pared abdominal o como una capa externa superficial al defecto aponeurótico. Éste tipo de reparaciones también puede clasificarse según el tipo de material que se utilice, como se muestra en la (Figura 2), las principales ventajas de las mallas protésicas son la facilidad para usarlas, el costo relativamente bajo y su durabilidad. (Brunicardi et al., 2011).

Nombre comercial	Composición
Mallas protésicas	
Parietex	Poliéster/película de colágena
Composix	Polipropileno/ePTFE
DualMesh, Dulex, MotifMESH	ePTFE
Prolene, Surgipro, ProLite	Polipropileno
Proceed	Polipropileno/polidioxanona
Sepramesh IP	Polipropileno/gel de hialuronato
C-Qur	Polipropileno/ácido graso omega-3
TiMESH	Polipropileno/titanio
Nombre comercial	**Composición**
Mallas biológicas	
Surgisis Gold	Submucosa porcina de intestino delgado
AlloDerm	Dermis humana
SurgiMend	Dermis bovina fetal
CollaMend	Dermis porcina
AlloMax	Dermis humana
Nombre comercial	**Composición**
Mallas absorbibles	
Gore Bio-A	Poli(glucólido:carbonato de trimetileno)
Vicryl	Poliglactina
Dexon	Poliglucolato

Figura 2 Clasificación de mallas utilizadas en la reparación de hernia
incisional, figura tomada del tratado de cirugía de Schwartz

La reparación abierta con malla de las hernias incisionales, casi siempre requiere incisión o escisión de una cicatriz de laparotomía previa, luego se disecan el peritoneo y el saco herniario para separarlos de la aponeurosis de la pared abdominal y se coloca la malla adyacente. La técnica de reparación laparoscópica incluye la colocación de puertos en ambos lados para los defectos en la línea media, en la cual se separan todas las adherencias de la pared anterior del abdomen y se reduce por completo el contenido herniario, se coloca y se fija la malla con suturas transfaciales colocadas en circunferencia y tachuelas según la preferencia del cirujano. (Brunicardi et al., 2011).

Hernia Crural

La variedad inguino crural o femoral no transcurre por el conducto inguinal, ya que la debilidad fascial se encuentra en el septum crural. Este tipo de hernia se caracteriza por tener un anillo estrecho, con bordes osteofibrosos, lo que hace que tengan alto riesgo de estrangulación, esta protrusión es difícil de percibir debajo de los pliegues inguinal y medial a los vasos femorales, su tamaño es pequeño y son más frecuentes en mujeres, se debe diferenciar la estrangulación de una adenitis inguinal o trombosis del cayado safeno. (Varela,2018).

Hernia del deportista

Actualmente no corresponde a una verdadera hernia localizada en la pared abdominal, sino más bien que se asocia con un síndrome muy común de dolor inguinal crónico que se irradia hacia el abdomen, se observa en personas que practican deportes activos, se vincula a diferentes condiciones de disrupción inguino abdominales como micro desgarros, avulsiones, o dehiscencias músculo ligamentosas. El diagnóstico es clínico y su hallazgo principal es el dolor intenso en la región inguino pubiana sin palpar una protrusión o una hernia inguinal o abdominal palpable y para su manejo se requiere un enfoque interdisciplinario. (Varela,2018).

Diagnóstico

La exploración física es suficiente en más del 95% de los casos para realizar el diagnóstico acertado de una hernia abdominal, es el aspecto más importante, ya que una hernia puede ser un defecto asintomático que se descubra de forma incidental, se dificulta en pacientes con obesidad mórbida, ancianos y niños pequeños ya que no cooperan con la maniobra del valsalva lo que impide una correcta exploración. (Hernia, 2015).

La clínica típica es la presencia de protrusión o abultamiento, puede ser dolorosa o no dolorosa, reductible o irreductible, suele manifestarse inicialmente por dolor localizado que se agudiza por los cambios de posición y con el esfuerzo físico, cuando no se identifica inicialmente se pide al paciente que puje, existen exámenes complementarios que contribuyen al diagnóstico como el ultrasonido, la tomografía axial computarizada y la resonancia magnética nuclear, además estos métodos se utilizan en pacientes con hernias evidentes para valorar la integridad de los planos aponeuróticos y grupos musculares de la pared abdominal, medir el volumen del saco herniario, el tamaño real del defecto y la posición adecuada de las mallas una vez colocadas, lo que las hace una herramienta pre y post operatoria imprescindible. Cuando existen complicaciones en las hernias el cuadro clínico será de acuerdo a la gravedad de las mismas, las hernias incarceradas se acompañan de dolor intenso e imposibilidad para reducirlas, las hernias con estrangulación suelen presentar signos de obstrucción intestinal en el caso de que su contenido sean vísceras digestivas. Se puede intentar la reducción de una hernia incarcerada bajo sedación suave, pero nunca de una hernia estrangulada, por el riesgo que conlleva introducir un segmento intestinal con compromiso vascular. (Rodríguez & Merino, 2014).

Tratamiento
El tratamiento de casi todas las hernias ventrales es quirúrgico, o expectante, va a depender del tipo de hernia y de la decisión del equipo de cirujanos, cuando es quirúrgico, requiere de la colocación de una malla también llamada hernioplastia, este procedimiento disminuye la recidiva, esta malla está hecha de materiales biológicos que no son dañinos para la salud del paciente, el abordaje puede ser abierto o laparoscópico, siendo el segundo el que mayor ventajas ofrece, ya que permite identificar defectos múltiples de la pared , permite evaluar los órganos abdominales y es favorable en pacientes obesos. (Rodríguez & Merino, 2014).

Su objetivo es revertir los síntomas y prevenir complicaciones mecánicas, la reparación parietal también puede hacerse con los tejidos propios del paciente y suturas. El abordaje más utilizado es el convencional (cirugía abierta) y dependiendo el tamaño de la hernia puede realizarse la cirugía del día o por método laparoscópico, los riesgos del tratamiento quirúrgico de la reparación herniaria incluyen esencialmente dos categorías, locales: hematoma, infección y seroma de la herida y las complicaciones alejadas que refieren al dolor crónico en relación con la cicatriz operatoria. (Varela, 2018).

1.*Brunicardi, F. C., Andersen, D., Hunter, J., Billiar, T., Matthews, J., Dunn, D., & Pollock, R. (2011). SCHWARTZ PRINCIPIOS DE CIRUGÍA. México DF.*

2.*Carrasco, J., Alban, M., Quezada, N., Retamal, S., & Alvarez, A. (2019). Sociedad de Pared abdominal y hernias de Chile. Retrieved from http://www.spah.cl/index.php*

3.*Hernia, A. M. de. (2015). Guías de Práctica Clínica para Hernias de la Pared Abdominal, 1–49.*

4.*Rodríguez, M., & Merino, B. (2014). Manual CTO de Cirugía.*

5.*Romero, M., Palacios, E., Juzgado, D. A., Herrera, L., Roldán, J., & Muñoz, F. (2013). Clasificación anatómica de las hernias de la pared abdominal. Cirugía Andaluza, 222–224.*

6.*Townsend, C., Beauchamp, D., Evers, M., & Mattox, K. (2013). Sabiston Tratado de Cirugía.*

7.*Varela, P. (2018). Hernias de la pared abdominal. Tratamiento actual. Clínicas Quirúrgicas Facultad de Medicina de La República de Uruguay, 6.*

CAPÍTULO 1 (e.)

Milton Daniel Tite Naranjo
Dehiscencia y Evisceración

Introducción

La dehiscencia y evisceración se ha tratado como un suceso aislado de las diversas intervenciones quirúrgicas realizadas, en su mayoría laparotomías [4,5], que en el transcurso de la historia de la cirugía, cada vez implementando técnicas quirúrgicas y métodos para que no sucedan dichas patologías pero hasta la actualidad no se ha definido con exactitud un tratamiento definitivo [8]. Todo esto conlleva complicaciones dentro del ámbito hospitalario con mayor tiempo en su hospitalización y costos, preocupaciones de familiares y en el estado emocional directamente del paciente conjuntamente con el personal de salud a cargo de su bienestar [7,6]. Es la razón de la necesidad de abordar este tema para tener un conocimiento en que debemos realizar y tratar de una manera multidisciplinaria [9,10].

1.Definición

a. Dehiscencia (latín dehiscens, dehiscentis – abrir)[1], es la separación estructural espontánea de una herida quirúrgica previamente saturada que no se esperaba [2].

b. Evisceración es la protrusión o salida de las vísceras abdominales por motivo de una dehiscencia de los planos de la pared abdominal [3].

Se debe tener en consideración que una evisceración no siempre está sucedida por una dehiscencia, motivo que puede ser causada por un accidente, explosión o herida por algún objeto corto punzante [18,19].

2.Etiología y Factores de riesgo

Las causas que están presentes van a ser diversas en cada uno de los pacientes o en su mayoría están relacionadas de tal manera que a pesar de la técnica que use el cirujano para realizar la rafia de aponeurosis y de los planos posteriores con resultados deseados, incluso el área donde se realice la incisión y longitud se debe tener en cuenta [13]. A esto se añade la obesidad; diabetes; técnica de sutura usada por cada profesional a su criterio; infección; hematoma; edema; seroma; déficit de proteínas, vitaminas y carbohidratos; anemia; sutura a tensión; retiro de puntos muy rápido; trastornos de la circulación y cirugías extensas [15,17]. Además influyen los hábitos tóxicos de las personas y tratamientos farmacológicos que reciben para patologías crónicas. No debemos olvidar el incumplimiento de las prescripciones médicas por parte del paciente [16].

3.Incidencia

La incidencia en dehiscencia va entre el 1,3% y el 9,3% en función del tipo de cirugía y la zona, y es menor en intervenciones por laparoscopia [20]. Son más frecuentes en abdomen, con riesgo de hasta un 83% de eventración [11]. Su mortalidad oscila entre el 3% y el 35%, vinculada a eventos abdominales graves: eventración y/o evisceración [6,14]. Las cifras de evisceración no se ha podido definir con exactitud, por los diversos factores predisponentes en los cuales con su causa para esta patología existente, por tal motivo reportan cifras del 12 – 15% de todas las laparotomías programadas y hasta el 44% para las efectuadas de urgencia [21]. En la evisceración post operatoria en adultos es una complicación muy grave con tasas de morbilidad y mortalidad elevadas hasta alrededor del 44% [12], pero en casuística de niños solo llega a 0,2% [19].

4.Síntomas

La sintomatología y signos presentes puede ser uno o varios, dependerá del reconocimiento que pueda tener el paciente o el personal médico que esté al tanto del cuadro clínico, entre estos podemos tener:

- Sangrado que él mismo puede ser muy escaso y luego ser en moderada cantidad, teniendo esto en cuenta tomar la decisión de indagar y explorar el área quirúrgica y descartar otras patologías [6].
- Dolor que puede estar presente por el mismo acto quirúrgico, pero a pesar de los analgésicos y de los días que transcurren persiste, exacerba el cuadro clínico de dolor [13,17].
- Secreción y eliminación de líquido serohemático o purulento, que puede estar acompañado por eritema periférico de la herida y edema [12].
- Fiebre, debe ser definida la causa.
- Sutura de herida que dependerá de la técnica del profesional que lo realice, motivos que pueden estar con tensión y producirá necrosis del tejido o bordes de la herida sobre puesto, tan simple como hilos de la sutura muy cortos y se puedan soltar o rotos [9].
- El tiempo de latencia media e instauración de la evisceración es a los 6 días, acompañado de un abultamiento y sensación de desgarro [16].

La oportuna identificación de los síntomas y signos será de gran importancia para poder realizar el tratamiento de una forma inmediata y que el paciente pueda recuperarse teniendo una evolución favorable [17, 19] .

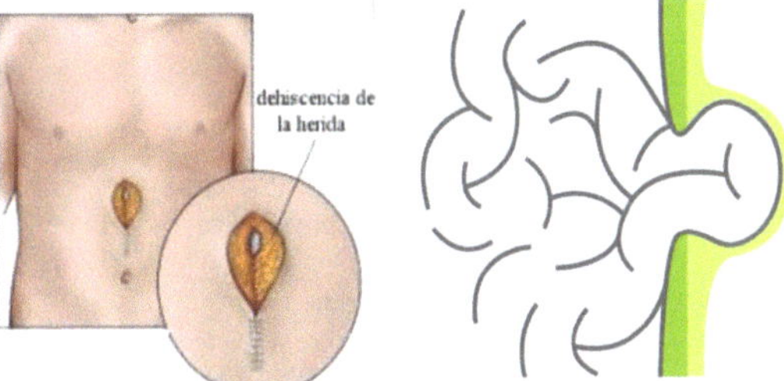

Fuente: (Cepeda, 2017).   **Fuente:** (Serralta,2020).

5.Diagnóstico

En relación al diagnóstico en la exploración del examen físico, se debe tener en cuenta los síntomas que nos refiera el paciente como sensación de ruptura o desgarro por dentro de la herida quirúrgica, alza térmica cuantificada, eritema en la periferia y eliminación de líquido de la herida [12], que se puede comprobar mediante los apósitos que se encuentran manchados y húmedos [4]; el abultamiento a nivel de la sutura al sexto o séptimo día post quirúrgico, lo que podría ser por dificultad del tejido para cicatrizar, pero si sucede antes del cuarto día se le retribuye a la técnica de la sutura [7, 10, 13, 15] .

En relación a exámenes complementarios es necesario realizar exámenes de sangre para identificar alguna infección que se esté desarrollando; cultivo y antibiograma del líquido que esté eliminando de la herida quirúrgica [6, 9, 13].

Los exámenes de imagen ayudará para evaluar la extensión del defecto que se produce entre estos tenemos, la radiografía simple en decúbito donde se observará asas intestinales distendidas con fibrina [17]; mediante la ultrasonografía podemos identificar colecciones y daños en la continuidad de la aponeurosis hasta la piel [20]; la tomografía computarizada ayudará con más exactitud a verificar la extensión de la dehiscencia y evisceración o posibles colecciones, seroma [16].

6.Tratamiento

El tratamiento es la reparación quirúrgica del defecto aponeurótico y reconstrucción de los planos con suturas adecuadas y la mejor técnica que el cirujano a su criterio realice [11].

Previo a valorar las comorbilidades, realizar terapia de medicamentos con antibióticos para prevenir infección de la herida que se encuentre expuesta; cambio continuo de apósitos y vendajes para mantener limpia y disminuir riesgos de contaminación [15,20]. En el procedimiento quirúrgico que realizarse deberá volver a suturar, previamente con eliminación de tejido muerto, zonas necróticas y bordes en mal estado [4,6]. La reparación mediante la intervención quirúrgica es el tratamiento definitivo como tal, en la misma puede ser necesario el uso de malla para reforzar el tejido, con uso de antibióticos antes y después de la cirugía [9].

7.Complicaciones

Entre las complicaciones la evisceración presenta una morbilidad de un 30% [20], estando constituida por infección de la pared (14 – 21%), abscesos intra-bdominales (4%) [7], dehiscencia repetitiva (2 – 5%) [7], fístulas enterocutáneas (6%), síndrome compartimental abdominal y hernia ventral (14 – 31%) [19]

Conclusión

Los pacientes que son sometidos a intervenciones quirúrgicas en los cuales puede presentarse como una dehiscencia o evisceración se debe considerar como una enfermedad grave, por las comorbilidades que tiene, mismas que pueden ser prevenibles mediante el uso de técnicas y suturas que garanticen el adecuado cierre de la herida y cicatrización. El cirujano es el protagonista quien analiza las posibilidades y riesgos para que se produzca estas patologías.

De una manera oportuna se considera factores alrededor del paciente que puedan influir en el objetivo final de todo personal de salud que se concentra en el bienestar del paciente, su pronta recuperación, y que este sea útil a la sociedad. Los pacientes que mantengan dehiscencia o evisceración van a conllevar que mantenga mayores costos para el alta hospitalaria, manutención y riesgos de infección.

1.Argudo N, Pereira JA, Sancho JJ, Membrilla E, Pons MJ, y Grande L. (2014). Prophylactic synthetic mesh can be safely used to close emergency laparotomies, even in peritonitis. Surgery.

2.Carbonell, F, Moreno, A. (2012). Eventraciones-otras hernias de pared y cavidad abdominal. Asociación Española de Cirugía. Valencia, España. Recuperado de: http://www.sohah.org/wp-content/uploads/libro/eventracines-parte-II.pdf

3.Chile.net. (2019). Etimología. Recuperado de: http//etimologias.dechile.net/ general/? Bibliografía

4.Clínica Universidad de Navarra. (2020). Dehiscencia.   Diccionario médico. Navarra. Recuperado de: https://www.cun.es/diccionario-medico/terminos/ dehiscencia Pág. 1

5.Clínica Universidad de Navarra. (2020). Evisceración. Diccionario médico. Navarra. Recuperado de: https://www.cun.es/diccionario-medico/terminos/ evisceracion

6.Duffek, C. (2015). Dehiscencia por herida. New York. Recuperado de: https:// www.cancercarewny.com/content.aspx?chunkiid=127615

7.Fernández, R. (2017). Consideraciones actuales acerca de la evisceración   tras laparotomía en adultos.   Santiago de Cuba, Cuba. Recuperado de: http:// www.revmedmilitar.sld.cu/index.php/mil/article/view/19/116

8.Gili Ortiz E, González Guerrero R, Béjar Prado L, Ramírez G, López Méndez J. (2015). Dehiscencia de la laparotomía y su impacto en la mortalidad, la estancia y los costes hospitalarios. Cir España. Recuperado de: http://www.elsevier.es/en-revista-cirugia-espanola-36-articulodehiscencialaparotomia-su-impacto-mortalidad-S0009739X15000706.

9.Goodenough CJ, Ko TC, Kao LS, Nguyen MT, Holihan JL, Alawadi Z, et al. (2015). Development and validation of a risk stratification score for ventral incisional hernia after abdominal surgery: Hernia expectation rates in intra-abdominal surgery (The HERNIA project). J Am Coll Surg. Recuperado de: https://www.ncbi.nlm.nih.gov/pmc/articles/PMC4372474/.

10.Gómez Díaz CJ, Rebasa Cladera P, Navarro Soto S, Hidalgo Rosas JM, Luna Aufroy A, Montmany Vioque S, et al. (2014). Validación de un modelo de riesgo de evisceración. Cir Esp. Recuperado de: http://www.elsevier.es/ es-revista-cirugia-espanola-36-articulo-validacion71 Bibliografía

11.Khorgami Z, Shoar S, Laghaie B, Aminian A, Araghi NH y Soroush A. (2013). Prophylactic retention sutures in midline laparotomy in high-risk patients for wound dehiscence: a randomized controlled trial. Journal of surgical research.

12.La cirugía transanal como herramienta en la dehiscencia de la anastomosis colorrectal. (2019). Scielo biblioteca virtual. Recuperado de: http://scielo.sld.cu/ scielo.php? script=sci_arttext&pid=S0138-65572017000400010

13. Lozada Hernández EE, Mayagoitia González JC, Smolinski Kureka R, Álvarez Canales J de J, Montiel Hinojosa L y Hernández Villegas L. (2016). Comparación de dos técnicas de sutura para cierre aponeurótico en laparotomía media en pacientes con alto riesgo de evisceración. Rev Hispanoam hernia.

14. Mendoza Delgado FJ, Galindo Rocha Gutiérrez Gómez VM. (2015). Experiencia del cierre en masa y la técnica tradicional de herida quirúrgica abdominal. Arch Inv. Mat. Recuperado de: http:// www.medigraphic.com/pdfs/ imi/imi-2015/imi152c.pdf.

15. Organización Panamericana de Salud. (2019). Dehiscencia. Recuperado de: http://www.paho.org/relacsis/index.php/es/areas-de-trabajo/grupo-red-fci/item/ 1091-dehiscencia-de-herida-quirurgica

16. Pavlidis TE, Galatianos IN, Papaziogas BT, Lazaridis CN, Atmatzidis KS, Makris JG y Papaziogas TB. Complete dehiscence of the abdominal wound and incriminating factors. The European journal of surgery 2001;167(5):351-4.

17. Pérez Guerra J A, Vázquez Hernández M, Ramírez Moreno R y López García FR. Reintervenciones abdominales: prevalencia en cirugías electivas y urgencias. Cirugía y Cirujanos. 2017[citado 7feb2017];85(2):109-http:// www.redalyc.org/ pdf/662/66250058003.pdf

18. Placer et al. (2019). Dehiscencias anastomóticas tardías en la cirugía del cáncer del recto. Una llamada atención sobre su impacto en los resultados a largo plazo. Scielo biblioteca virtual em saúde. Recuperado de: http://scielo.isciii.es/ scielo.php? script=sci_arttext&pid=S1134-928X2018000300148&lng=es&nr m=iso

19. Revista Cubana de Medicina Militar. (2017). Recuperado de: http:// scielo.sld.cu405

20. Rodríguez et al. (2005). Factores de riesgo de dehiscencia aguda de la pared abdominal tras laparotomía en adultos. Elsevier- Cirugía española. Recuperado de: https://www.elsevier.es/es-revista-cirugia-espanola-36 articulo-factores-riesgodehiscencia-aguda-pared-13074320

CAPÍTULO 2 (a.)

Kevin Andrés Arroyo Maldonado

Peritonitis Aguda

Peritonitis Aguda

Definición

La peritonitis es una de las patologías intraabdominales más graves que se dan en la clínica diaria y puede definirse como una inflamación general o localizada de la membrana peritoneal secundaria a una infección, traumatismos o irritantes químicos como la bilis, el jugo pancreático o los jugos intestinales. (Samaniego, Rodríguez, & Laconich, 2012).

Se trata de una patología frecuente,con un gran indice de morbimortalidad importante,el cual esta relacionado con complicaciones múltiples y complejas no siempre predecibles y por lo tanto generadora de costos elevados para el sistema de salud. (Samaniego et al., 2012).

Reseña anatómica

El peritoneo es una capa serosa formada por epitelio monoestratificado de recubrimiento sobre una base de tejido conectivo elástico que recubre la cavidad abdominal y las vísceras abdominales replegándose sobre las mismas y cubriendo una superficie de aproximadamente 1,5 a 2,0 m2.

Se divide según el sector de recubrimiento, en peritoneo parietal y visceral presentando características funcionales propias. A nivel visceral se apoya sobre la adventicia y muscular externa de los órganos del tubo digestivo y de la cápsula de Glisson del hígado, por ejemplo. A nivel parietal se ve reforzada por la fascia transversalis. (F. Charles Brunicardi, MD & DeBak, n.d.)

Clasificación

Por su extensión se dividen en localizadas o focalizadas y generalizadas o difusas.

Peritonitis Localizadas o Focalizadas.- Como su nombre lo indica son aquellas que se localizan en un determinado espacio a consecuencia de inflamación de una víscera abdominal, por ejemplo: Fosa Ilíaca Derecha.

Peritonitis Generalizadas o Difusas.- Localizadas en toda la cavidad peritoneal provienen de una localización específica inicialmente circunscrita.

Por su origen de adquisición

Peritonitis de origen comunitario: Aquella que se inicia en un ambiente extrahospitalario

Peritonitis asociados a cuidados de la salud: Cuando la infección se produce en el ámbito hospitalario, en cualquier momento a partir de las primeras 48 horas del ingreso del paciente y hasta 30 días después del alta hospitalaria en el posoperatorio inmediato.

Por su agente causal se dividen en:

a) Sépticas: Aquellas de causa bacteriana, en general de la flora gastrointestinal (gramnegativos) como la Escherichia Coli o anaerobios como el Bacteroides Fragilis, o ginecológica pudiendo incluir gonococos y clostridales, que superan los mecanismos de defensa peritoneal.

b) Asépticas: Se deben a irritación del peritoneo por causa no bacteriana. Puede ser provocada por la introducción en la cavidad peritoneal de ciertos líquidos o preparaciones químicas con fines terapéuticos (por ejemplo, polvo de guantes, talco o almidón) o por el escape hacia la cavidad peritoneal de sangre, bilis, quimo, jugo gástrico o jugo pancreático pero que en tales casos, si bien el exudado peritoneal al principio no está infectado, tarde o temprano ocurre invasión bacteriana y la peritonitis, luego de un tiempo de no encontrar gérmenes, se torna infecciosa.

Por su origen se dividen en:

1)Peritonitis primarias o espontánea, de causa no aparente, se puede definir como la presencia de infección microbiológica del líquido peritoneal no relacionada con ningún foco intraabdominal o perforación del tubo digestivo.

Pueden identificarse por lo menos cinco subgrupos de peritonitis primaria:

1. En lactantes y niños pequeños aparentemente normales.

2. Asociada a síndrome nefrótico (característicamente en niños).

3. En cirrosis (alcohólica o postnecrótica, reportándose un 6% y un 18% habitualmente asociada a ascitis; siendo la Escherichia coli el germen más común).

4. En huéspedes inmunocomprometidos.

5. En la Perihepatitis Gonocócica en la mujer.

6. Pacientes en el transcurso de diálisis peritoneal, peritonitis tuberculosa.

2)Peritonitis Secundarias: Son originadas a partir de un foco intraabdominal, en general polimicrobianas, causadas por enfermedad o lesión del tracto gastrointestinal,tracto biliar y pancreático, tracto genitourinario, órganos genitales femeninos o posquirúrgicas, ejemplos:

A. Causadas por enfermedades o lesiones del tracto gastrointestinal.
- Apendicitis.
- Perforación de úlcera gástrica o duodenal. Úlcera anastomótica, neoplasia gástrica.
- Perforación causada por traumatismos (heridas contusas o penetrantes).
B. Inflamación o lesión intestinal.
- Perforaciones traumáticas.
- Perforaciones : Diverticulitis, Necrosis de una Neoplasia Maligna, Úlcera tuberculosa, Fiebre tifoidea, Enfermedad de Crohn, etc.
- Perforación de asa intestinal estrangulada, debido a adherencias, vólvulo, intususcepción, etc.
C. Lesiones del tracto biliar y del páncreas.
- Colecistitis supurativas.
- Necrosis pancreática aguda.
- Peritonitis biliar.
- Perforación de absceso hepático.
D. Lesiones de órganos genitales femeninos:
- Salpingitis gonorreica.
- Aborto séptico.
- Sepsis puerperal.
E. Post-quirúrgicas:
- Filtración de la línea de sutura de una anastomosis.
- Continuación de la peritonitis por la que se llevó a cabo la intervención.
- Cuerpos extraños dejados en la cavidad peritoneal.
- Contaminación quirúrgica del peritoneo.
- Lesiones quirúrgicas de los conductos biliares, pancreáticas, uréter, etc.
3)Peritonitis Terciarias: en general cuadros difusos, persistentes, rebeldes al tratamiento quirúrgico, tratándose en la mayoría de los casos de peritonitis posoperatorias, con depresión del sistema inmunitario y puede asociarse a menudo con bacterias resistentes a múltiples
antibióticos.
Por su evolución:
Agudas: la mayoría de las peritonitis secundarias a procesos infecciosos, perforación de víscera hueca, rotura de absceso, estrangulación o infarto intestinal y también las peritonitis primarias.
Crónicas: demoran en manifestarse clínicamente coomo: peritonitis crónica

tuberculosa, granulomatosa por cuerpos extraños, actinomicosa, o por otros agentes químicos o físicos. (Galindo, 2009)

Clasificación por la gravedad de presentación
La clasificación de la gravedad clínica de los pacientes con peritonitis aguda se basa en las definiciones de sepsis. La mortalidad está directamente relacionada por el estado de sepsis al diagnóstico, aumentando en los pacientes que desarrollan disfunción orgánica y shock séptico.

Pudiendo clasificar la peritonitis aguda como: sin sepsis,con sepsis y con shock séptico. La sepsis se define como una disfunción orgánica potencialmente mortal, debida a una respuesta desregulada del huésped a la infección. La disfunción orgánica puede ser evaluada por un aumento en la puntuación de la Evaluación Secuencial de la Falla de Órganos (SOFA por su sigla en inglés) relacionada con la sepsis. Si su score va de 2 puntos o más, llegando a 24 puntos máximo; la mortalidad aumenta progresivamente de un 10% a más de 80% con 15 o más puntos. El shock séptico se define como un subconjunto de sepsis y se identifica clínicamente mediante la necesidad de vasopresores para mantener una presión arterial media en 65 mm Hg o más y un nivel de lactato sérico mayor de 2 mmol/l en ausencia de hipovolemia o a pesar de la reanimación con volumen adecuado. En atención extrahospitalaria o en sala de urgencias de un hospital general, los pacientes con sospecha de infección pueden identificarse rápidamente como más propensos a tener sepsis si tienen al menos 2 de los siguientes criterios clínicos que juntos constituyen un nuevo puntaje clínico al pie de cama llamado QuickSOFA (qSOFA): frecuencia respiratoria ≥22 / min, alteración del sensorio o presión arterial sistólica ≤100 mm Hg. (Quir & Med, 2018)

Etiología
Los gérmenes pueden invadir el peritoneo por tres vías:
 1.Vía Directa o local.- En donde la contaminación puede tener lugar por:
 2.Ruptura de víscera hueca de causa inflamatoria o traumática,
 3.Ruptura de proceso séptico asentado en cualquier víscera,
 4.Invasión de la serosa.
 5. Vía sanguínea.
 6.Vía linfática.

Fisiopatología de la peritonitis

Una vez que se produce la contaminación bacteriana existen dos tipos de aclaramiento de la cavidad peritoneal: por vía de las redes linfáticas diafragmáticas y por fagocitosis directa. La respuesta a la agresión produce cambios en el flujo sanguíneo con aumento del flujo sanguíneo local y afluencia de líquidos al foco que produce inicialmente un trasudado local y por último un exudado el cual se transforma en purulento en su evolución. Se produce asimismo un aumento en la fagocitosis bacteriana, con aumento en la migración de leucocitos, mastocitos y macrófagos. Al mismo tiempo y por activación de la cadena intrínseca del complemento se producen depósitos de fibrina como mecanismo tendiente a aislar la contaminación.

A nivel regional se produce una reacción inflamatoria. La serosa inflamada lleva a una parálisis del músculo liso y a una contractura del estriado, fenómeno conocido como ley de Stokes Bernard. La parálisis del músculo liso produce un íleo paralítico con detención del tránsito, distensión abdominal, aumento de las secreciones hacia la luz del tubo digestivo e isquemia relativa tisular. El líquido se acumula en la cavidad peritoneal, la pared intestinal y la luz intestinal configurando un tercer espacio.

A nivel sistémico se produce hipovolemia con hipotensión arterial debido a éste tercer espacio asociado a disminución del retorno vascular periférico y a la vasodilatación esplácnica. La hipovolemia y la disminución del retorno venoso generan una disminución del gasto cardíaco y un aumento de la frecuencia cardíaca. Al mismo tiempo se produce, por asociación del dolor abdominal, la contractura muscular y la distensión abdominal, una alteración de la ventilación que determina una insuficiencia respiratoria. Esto junto a la hipoxia tisular lleva a un aumento del metabolismo anaerobio. De la misma forma, la hipovolemia y la disminución del gasto cardíaco pueden producir insuficiencia renal aguda por mecanismo de falla prerrenal.

Del punto de vista evolutivo una vez iniciado, el foco abdominal puede evolucionar hacia la resolución completa del proceso si éste es pequeño, producirse el bloqueo de la infección formándose un plastrón o absceso, o desbordarse originando una peritonitis generalizada o difusa.

Una vez producida la diseminación dentro del peritoneo del líquido contaminado, este se propaga de forma orientada por las características anatómicas de la cavidad peritoneal. La cavidad abdominal es una cavidad única y en la diseminación influyen la disposición anatómica y la gravedad. Los factores que determinan la diseminación son el origen de la colección, la postura y características de la cavidad y la presencia eventual de adherencias previas. Los líquidos tienden a acumularse en las zonas más declives. El conocimiento de los caminos de los líquidos derramados tiene importancia clínica y terapéutica al explicar los síntomas alejados del foco original y orientar la ubicación de los drenajes correspondientes.

Los derrames supramesocólicos derechos que se originan a punto de partida, en general de la perforación de un ulcus gastroduodenal o de una colecistitis evolucionada, tienen como primera estación la bolsa de Morrison, pasando a la región inframesocólica por delante del colon transverso y del epiplón mayor. Los derrames supramesocólicos izquierdos, en su mayoría por lesiones esplénicas (rotura de bazo) suelen quedar localizados. Si el líquido es muy abundante, desciende al sector inframesocólico izquierdo por delante del colon transverso. Los derrames de fosa ilíaca derecha, cuya causa más frecuente es la apendicitis aguda complicada, ocupan primero la fosa ilíaca derecha, desplazándose luego a la pelvis originando el absceso del Douglas. Pueden desde allí, ascender hacia el espacio subfrénico suprahepático derecho.

Los derrames originados a nivel pelviano, cuyas causas más frecuentes son la apendicitis pelviana, las infecciones genitales femeninas o la rotura traumática de recto o vejiga, se diseminan por el abdomen a la izquierda del mesenterio. La respuesta tisular a la agresión peritoneal varía considerablemente según el origen y la gravedad de la infección, edad, sexo, estado general y resistencia del huésped, prontitud y eficacia del método terapéutico, médico o quirúrgico. La respuesta tisular puede dividirse en primaria y secundaria. La respuesta primaria está dada por la inflamación de la membrana peritoneal en primera instancia, seguida de respuesta intestinal e hipovolemia relativa. La respuesta secundaria es mediada por la repercusión a nivel endocrinológico, cardíaco, renal y metabólico. (Galindo, 2009), (S.E.D.A.R. & Página, 2008).

Microbiología de la Peritonitis

La flora microbiológica estará en función, entre otros factores, del origen de la peritonitis (comunitario o asociados a cuidados de la salud), del foco abdominal que ha iniciado la infección y del tipo u duración de los antibióticos administrados previamente.En las peritonitis de origen comunitario,la infección suele ser polimicrobiana y como media, se aíslan de 2,5 a 5 especies diferentes, con una proporción de 1,4 -2 especies aerobias y 2,4 -3 especies anaerobias. Entre las especies aerobias predominan los bacilos gramnegativos, con Escherichia coli a la cabeza (36- 50% sobre el total de especies aerobias), y los anaerobios fundamentalmente del grupo B. fragilis (35-55% del total de especies anaerobias). Otros géneros y especies frecuentemente aislados son estreptococos del grupo viridans,enterococos, klebsiella spp,Enterobacter spp, Streptococcus pyogenes, Corynebacterium spp,Pseudomonas aeruginosa, Staphylococcus aureus, estafilococos coagulasa negativa y Candida spp. Las peritonitis en pacientes asociados a cuidados de la salud o en pacientes que han recibido tratamiento antimicrobiano previo recientemente pueden estar causadas por otros microorganismos más resistentes y otros patógenos no habituales, como Staphylococcus spp. resistentes a la meticilina; enterobacterias productoras de betalactamasas de espectro extendido (BLEEs); Enterococcus spp, P.aeruginosa y Candida spp. Es importante resaltar cómo tanto lasenterobacterias potencialmente productoras de betalactamasas de espectro extendido como Pseudomonas spp, pueden ser responsables de peritonitis tanto a nivel nosocomial como comunitario.En la (tabla 1) se observa un resumen de los agentes etiológicos más importantes aislados en peritonitis. (S.E.D.A.R. & Página, 2008) (UPTODATE, 2019).

Tabla 1
Principales patógenos bacterianos aislados en peritonitis

Aerobios	Anaerobios
Escherichia coli	Especies bacteroides
Pseudomona aeruginosa	Bacteroides fragilis
Klebsiella spp	Especies de clostridium
Enterococo	Peptostreptococcus
Staphylococcus aureus	Fusobacterium
Otros bacilos gram negativos	
Otros bacilos gram positivos	

La perforación del intestino proximal, como con la úlcera péptica perforada, da como resultado una infección que es microbiológicamente distinta, lo que refleja la flora del tracto gastrointestinal superior. Las especies microbianas predominantes en tales casos a menudo incluyen bacterias gram positivas aerobias y anaerobias o Candida spp. (S.E.D.A.R. & Página, 2008).

Diagnóstico

Por la complejidad de la patología se debe realizar un diagnostico lo mas pronto posible para evitar futuras complicaciones y la muerte del paciente, el cual se basa en tres elementos fundamentales:

- Dolor abdominal,

- Contractura muscular

- Síntomas y signos de repercusión tóxica infecciosa.(fiebre, taquicardia, hipotensión) (Quir & Med, 2018)

Manifestaciones clínicas

Las principales manifestaciones clínicas que nos ayudan a determinar un cuadro de peritonitis aguda se describen en la (tabla 2)

Tabla 2
Principales manifestaciones clínicas de la peritonitis

Fiebre
Dolor Abdominal
Náuseas y Vómitos
Hipo
Trastornos de la evacuación intestinal: puede existir diarrea o estreñimiento
Anorexia, sed

Fuente:(UPTODATE,2019)

Examen Físico

A) Apariencia general o aspecto.- El paciente generalmente se encuentra demacrado, postrado, inmóvil por el dolor con las piernas flexionadas en posición de gatillo o mahometana por el dolor.

B) Shock.- Los signos de choque son frecuentes en perforaciones y luego por la toxemia y septicemia bacteriana. Signos de falla de perfusión tisular con hipotensión, Presión Venosa Central disminuida, volumen urinario disminuido, hematocrito disminuido y presencia de ácido láctico aumentado y bicarbonato disminuido (acidosis metabólica).

C) Temperatura.- Puede ser muy variable, al principio puede ser normal con tendencia a elevarse. Su caída es de grave significación. Y en casos fulminantes es subnormal.
D) Pulso.- Frecuencia cardiaca aumentada, taquicardia, al principio lleno y saltón, luego débil y rápido cuando el proceso continúa.
E) Respiraciones.- Pueden ser rápidas y superficiales (Taquipnea). De tipo torácico por inmovilidad de los músculos abdominales y del diafragma.
F) Apariencia de la Lengua.- Saburral y húmeda al principio y luego seca y acartonada.
G) Ictericia.

Del examen abdominal en particular debe destacarse:
- A la inspección: Aspecto: distendido, disminución de los movimientos respiratorios abdominales, equimosis, etc.
- Auscultación: Silencio abdominal, ileo paralitico.
- Palpación: Aumento de tensión superficial, dolorosa, contractura abdominal o defensa muscular "vientre en tabla"provocada por irritación peritoneal (ley de stokes).
- Signo del rebote o de Blomberg: dolor a la decompresión.
- Signo de Rovsing: dolor en la región afectada al comprimir sobre una alejada, por contacto de dos hojas inflamadas.
- Dolor en el fondo de saco de Douglas en el tacto rectal.
- Percusión: Timpánico por íleo o neumoperitoneo, pérdida de matidez prehepática. (Quir & Med, 2018).

Diagnóstico diferencial
Existen cuadros de origen abdominal y torácico pueden confundirse con una peritonitis aguda. La pancreatitis aguda, la oclusión de colon con asa cerrada, el infarto intestino-mesentérico son algunos cuadros que pueden prestarse a confusión más allá de la eventual evolución de alguno de ellos a una peritonitis. También algunas complicaciones cardiovasculares pueden simular uncuadro peritoneal. (UPTODATE, 2019).

Exámenes de laboratorio
El diagnóstico de peritonitis es eminentemente clínico. La exámenes paraclínicos nos ayudan a confirmar en situaciones de clínica dudosa, pacientes no lúcidos,delimitar su etiología, o bien para valoración general en vistas a la reposición y preparación para la cirugía.
Destacamos entre los exámenes de laboratorio:
En el hemograma, esperando encontrar leucocitosis con neutrofilia o por el contrario, leucopenia.
Ocasionalmente anemia concomitante, expresión de alteración séptica, sangrado concomitante o lesión asociada, en el mismo sentido plaquetopenia.
Puede encontrarse también hemoconcentración, expresión de deshidratación.
Ionograma, en relación a la deshidratación y el tercer espacio, función renal, en vistas a descartar.
Insuficiencia renal prerrenal. (Quir & Med, 2018) (Galindo, 2009).

Exámenes de imagen
Los estudios imagenológicos dependerán del cuadro en curso. Uno de los más clásicos es la radiografía simple de pie con enfoque de las cúpulas diafragmáticas o la radiografía de tórax de pie para descartar neumoperitoneo: En estos casos se revela aire debajo del diafragma (signo de Popper), lo que es patognomónico de perforación de víscera hueca. La ecografía puede mostrar líquido libre en cavidad, la TAC puede orientar a la etiología pero su uso se reserva a situaciones determinadas en la medida que modifique la táctica a realizar o exista una situación diagnóstica dudosa que la justifique. La videolaparoscopía, si bien es el método de mayor sensibilidad dado que permite observar la cavidad peritoneal, implica un procedimiento anestésico-quirúrgico cuya indicación es definida por el equipo quirúrgico a cargo del paciente. (Quir & Med, 2018).

Tratamiento
El tratamiento de una peritonitis aguda tiene como objetivos:
- Mejorar las condiciones generales del paciente en el menor tiempo posible mediante una adecuada reanimación y restauración de la homeostasis, reevaluando la respuesta clínica y realizando un ajuste dinámico apropiado.
- Inicio precoz de tratamiento antimicrobiano empírico.

- Control temprano y eficaz del foco infeccioso mediante cirugía.

La reposición hidroelectrolítica es prioritaria y se inicia en forma inmediata con suero fisiológico intravenoso. La infusión debe ajustarse a la respuesta clínica con el fin de mantener el adecuado volumen intravascular, monitorizando la presión arterial media, frecuencia cardíaca, perfusión periférica (relleno capilar), el estado mental y la diuresis. Los fármacos vasopresores (norepinefrina, dopamina, adrenalina) son necesarios en pacientes con falla hemodinámica a pesar de adecuada reposición de la volemia (shock séptico).

El tratamiento quirúrgico se lleva a cabo en forma urgente una vez puestas en marcha las medidas de reposición y reanimación hemodinámica. Los principales objetivos de la cirugía incluyen (a) determinar la causa de la peritonitis, (b) realizar una adecuada "toilette" o limpieza de la cavidad peritoneal y (c) tratar el foco de origen de la sepsis abdominal. La toilette peritoneal incluye maniobras de lavado, aspirado y secado de la cavidad peritoneal, para remover todos los fluidos y exudados del peritoneo. Debe identificarse y tratarse el foco contaminante, lo que puede incluir la resección, exteriorización y/o sutura de una víscera enferma o perforada: resección de apéndice, vesícula biliar, sigmoides en perforación diverticular o intestino isquémico; sutura de perforación gastroduodenal; debridamiento del tejido necrótico (pancreatitis), y reparación por sutura de perforaciones traumáticas con anastomosis primaria o exteriorización del intestino. La toma de muestras para cultivo bacteriológico es obligatoria en las reintervenciones, en peritonitis terciaria o cuando se sospeche una peritonitis secundaria con gérmenes resistentes.

La vía de abordaje puede ser videoasistida o laparotómica, aumentando la preferencia por la primera en los últimos años debido a mayor experiencia, mejores resultados en la morbilidad parietal y adecuado control de la infección abdominal. En casos de pacientes graves o con peritonitis evolucionadas, hiper sépticas o fecaloideos, en los que se prevén repetidas laparotomías, puede plantearse la estrategia de dejar el abdomen abierto a modo de laparostomía o vacuum pack. Es una técnica que facilita el re abordaje del abdomen (relaparotomía) para tratar focos sépticos o peritonitis persistente, así como tratar o prevenir un síndrome compartimental abdominal o control de daños. Consiste en cubrir temporalmente la abertura de la pared abdominal y las vísceras expuestas con un material que permita el drenaje de fluidos intraabdominales, a la vez que brinde protección y contención visceral. En nuestro medio el método de cierre temporal más difundido es la "bolsa de Bogotá", que aplica una bolsa colectora abierta a modo de lámina cobertora, a la que suele asociarse a un sistema de aspiración continua (vacuum). (Quir & Med, 2018).

Tratamiento antibiótico

En general, los regímenes empíricos para infecciones intraabdominales incluyen actividad antimicrobiana contra estreptococos entéricos, coliformes y anaerobios. El régimen antimicrobiano preciso y las indicaciones para una cobertura antimicrobiana más amplia dependen de varios factores:

Para pacientes con infecciones intraabdominales de leve a moderado riesgo, (Apéndice perforado o absceso apendicular), es decir que no presenten factores de riesgo y que no tengan resistencia a los antibióticos o fracaso al tratamiento, la cobertura antibiótica debe ir dirigida a cubrir a estreptococos,enterobacteriaceae no resistentes y anaerobios (Tabla 3). (UPTODATE, 2019).

Para las infecciones intraabdominales adquiridas en la comunidad que son graves o en pacientes con alto riesgo de resultados adversos o con riesgo de resistencia (tabla 4 y 5), una cobertura más amplia se justifica en un intento de reducir al mínimo el riesgo del tratamiento empírico incorrecto. Generalmente incluimos un agente con actividad gramnegativa lo suficientemente amplia como para cubrir Pseudomona. aeruginosa y Enterobacteriaceae que son resistentes a las cefalosporinas no pseudomonadales, además de la cobertura contra estreptococos entéricos y (en la mayoría de los casos) anaerobios (tabla 6). La terapia antimicótica empírica generalmente no está justificada, pero es razonable para pacientes críticos con una fuente gastrointestinal superior. (Sartelli et al., 2017) (Solomkin et al., 2010).

Para los pacientes que se presentan con infecciones asociadas a la atención médica, hay un alto índice de resistencia antibiótica. Por lo tanto se necesita cubrir empíricamente la mayoría de los agentes patógenos, además de estreptococos y anaerobios, el régimen debe incluir al menos agentes de espectro extendido contra bacilos gram negativos, incluido pseudomona y enterobacteriaceae.La mayoria de veces se utiliza un régimen empírico contra anti-enterococos para pacientes con infecciones intraabdominales en aquellos con infecciones postoperatorias, o en aquellos que ya han recibido previamente cefalosporinas u otros agentes antimicrobianos.(tabla 7) (Solomkin et al., 2010) (UPTODATE, 2019).

Tabla 3
Regímenes antibióticos empíricos para infecciones intraabdominales adquiridas en la comunidad de bajo riesgo en adultos.

Régimen de agente único	Dosis
Ertapenem	1g IV una vez al día
Piperacilina-tazobactam	3.375g IV cada 6 horas
Régimen de combinación con metronidazol	
Uno de los siguientes:	1 a 2g IV cada 8 horas
Cefazolina	1.5g IV cada 8 horas
Cefuroxina	2g IV una vez al día
Ceftriaxona	2g IV cada 8 horas
Cefotaxima	400mg IV cada 12 horas o 500mg
Ciprofloxacina	vía oral cada 12 horas 700mg IV
o Levofloxacina	o vía oral una vez al día 500mg
más Metronidazol	IV o vía oral cada 8 horas

Iv:Intravenoso. Fuente: (UPTODATE, 2019)

Tabla 4
Factores de riesgo que garantizan una amplia cobertura antimicrobiana empírica para infecciones intraabdominales. Pacientes de alto riesgo

Factores asociados con la mortalidad

Edad > 70 años
Comorbilidad médica, enfermedad renal o hepática, presencia de malignidad, desnutrición crónica.
Condición inmunocomprometida (Diabetes mellitus mal controlada, uso crónico de dosis altas de corticosteroides, uso de otros agentes inmunosupresores, neutropenia, infección avanzada por VIII, deficiencia de leucocitos B y T.
Alta gravedad de la enfermedad (es decir sepsis)
Compromiso peritoneal extenso o peritonitis difusa
Retraso de la intervención inicial (control de fuente) >24 horas
Incapacidad para lograr un desbridamiento adecuado o control de drenaje

Tabla 5
Factores asociados con la infección por bacterias resistentes a los antibióticos

Infección adquirida en la asistencia sanitaria

Viaje a áreas con tasas más altas de organismos resistentes a los antibióticos, dentro de las pocas semanas previas al inicio de la infección o si recibió antibióticos durante el viaje.
Colonización conocida con organismos resistentes a los antibióticos.

Fuente: (UPTODATE, 2019)

Tabla 6
Regímenes antibióticos empíricos para infecciones intraabdominales adquiridas en la comunidad de alto riesgo en adultos.

Régimen de agente único	Dosis
Meropenem	1g IV cada ocho horas
Imipenem-cilastatina	500mg IV cada seis horas
Doripenem	500mg IV cada ocho horas
Piperacilina-tazobactam	4.5g IV cada seis horas
Régimen de combinación con metronidazol	Uno de los siguientes:
Cefepima	2g IV cada ocho horas
o	
Ceftazidima	2g IV cada ocho horas
más	
Metronidazol	500mg IV o vía oral cada ocho horas

IV:Intravenoso
Fuente: (UPTODATE, 2019)

Tabla 7
Regímenes antibióticos empíricos para infecciones
intraabdominales asociadas a la atención a la salud en adultos.

Régimen de agente único	**Dosis**
Imipenem-cilastatina	500mg IV cada seis horas
Meropenem	1g IV cada ocho horas
Doripenem	500mg IV cada ocho horas
Piperacilina-tazobactam	4.5g IV cada seis horas
Régimen de combinación uno de los siguientes:	
Cefepima	2g IV cada ocho horas
o	
Ceftazidima	2g IV cada ocho horas
más	
Metronidazol	500mg IV o vía oral cada ocho horas.
más uno de los siguientes en algunos casos	
Ampicilina	2g IV cada cuatro horas
o	
Vancomicina	15 a 20mg/kg IV cada ocho o doce horas.

Iv:Intravenoso
Fuente: (UPTODATE, 2019)

Las complicaciones agudas de la peritonitis incluyen el shock, insuficiencia respiratoria, insuficiencia renal aguda, insuficiencia hepatocítica, infección de la herida quirúrgica y absceso de la pared y seroma. Las tardías incluyen los abscesos intraperitoneales, el íleo adinámico y las oclusiones posoperatorias. (Quir & Med, 2018).

Pronóstico
Depende de la causa de la peritonitis así como de varios factores: Diagnóstico temprano de la patología causal, edad, estado inmunológico y resistencia del paciente, prontitud en que se inició el tratamiento médico y quirúrgico, efectividad del tratamiento así como también del tratamiento de las complicaciones. (Quir & Med, 2018).

1.F. Charles Brunicardi, MD, F., & DeBak. (n.d.). *PRINCIPIOS DE CIRUGÍA SCHWARTZ (Novena Edi; F.charles Brunicardi, Ed.). Houston, Texas.*

2.Galindo, F. (2009). *PERITONITIS Y ABSCESOS INTRAABDOMINALES II-277.* Quir, C., & Med, F. (2018). *Peritonitis aguda.*

3.S.E.D.A.R., I. de la S. de C. C. de la, & Página. (2008). *Guías del tratamiento antibiótico de las peritonitis. 1–35.*

4.Samaniego, C., Rodríguez, C., & Laconich, D. (2012). *Artículo Original PERITONITIS AGUDA GENERALIZADA : PRESENTACIÓN CLÍNICA , CAUSAS. 36, 10–14.*

5.Sartelli, M., Catena, F., Abu-zidan, F. M., Ansaloni, L., Biffl, W. L., Boermeester, M. A., ...Viale, P. (2017). *Management of intra-abdominal infections : recommendations by the WSES 2016 consensus conference. 1–31. https://doi.org/ 10.1186/s13017-017-0132-7*

6.Solomkin, J. S., Mazuski, J. E., Bradley, J. S., Rodvold, K. A., Goldstein, E. J. C., Baron, E. J.,... Bartlett, J. G. (2010). *Diagnosis and Management of Complicated Intra-abdominal Infection in Adults and Children : Guidelines by the Surgical Infection Society and the Infectious Diseases Society of America. 50, 133–164. https://doi.org/10.1086/649554*

7.UPTODATE. (2019). *UPTODATE. Obtenido de*

8.*https://www.uptodate.com/contents/antimicrobial-approach-to-intra-abdominal-infections-in-adults?search=infecciones%20intraabdominales&source=search_result&selectedTitle=1~150&usage_type=default&display_rank=1*

CAPÍTULO 3 (a.)

Michelle Elizabeth Camacho Marroquín
Anatomía del Esófago

Anatomía del esófago

El esófago es un órgano músculo membranoso en forma de conducto, cuya función es el transporte de alimentos desde la hipofaringe hacia el estómago. Comienza y termina con dos estructuras esfinterianas, el esfínter esofágico superior e inferior que lo separan de la faringe y el estómago. El esófago es el único órgano digestivo que se encuentra en la cavidad torácica. (Ortiz Gil, s.f).

Origen y Trayecto: El esófago empieza a nivel del cartílago cricoides; entre la sexta y séptima vértebra cervical, desciende por detrás de la tráquea y abandona el tórax a través del hiato esofágico del diafragma. La unión esófago-gástrica se encuentra a la izquierda de la vértebra T11, en el plano horizontal que pasa a través del extremo del proceso xifoide. Los cirujanos y endoscopistas la denominan línea Z. (Moore, 2013, p.284).

Longitud: Mide 25mm y comprende de tres porciones: cervical (5 cm), torácica (16 cm) y abdominal que mide (3 cm). Debido a la presión ejercida por estructuras anatómicas adyacentes se forman tres estrechamientos:
• El estrechamiento cervical (esfínter esofágico superior) en su inicio en la unión faringoesofágica, aproximadamente a 15 cm de los incisivos; provocada por el músculo cricofaríngeo. (Moore, 2013, p.282).
• El estrechamiento torácico (bronco aórtico), es un estrechamiento compuesto, provocado en primer lugar por el cruce del arco de la aorta, a 22,5 cm de los incisivos, y a continuación por el cruce del bronquio principal izquierdo, a 27,5 cm de los incisivos. El primero se aprecia en proyecciones radiográficas anteroposteriores y el segundo en proyecciones radiográficas laterales. (Moore, 2013, p.282).
• El estrechamiento frénico (diafragmático), donde pasa a través del hiato esofágico del diafragma, aproximadamente a 40 cm de los incisivos. (Moore, 2013, p.282).

Relaciones anatómicas

Esófago cervical: Porción del esófago ubicada en la porción más profunda de la región infra hioidea, entre C6 y T2.

Tabla 1
Relaciones anatómicas esófago cervical

Cara Anterior	Cara posterior de la tráquea Cara posterior lóbulo izquierdo glándula tiroides Glándula paratiroides inferior izquierda
Cara Posterior	Hoja prevertebral de la fascia cervical
Cara lateral derecha	Nervio laríngeo recurrente derecho Vena tiroidea inferior Arteria carótida común derecha
Cara lateral izquierda	Próxima al borde esofágico

Relaciones Anatómicas basadas en Latarjet-Ruiz Liard. Anatomía Humana. Ed. Panamericana, 1995, p.1416.

Esófago Torácico: Se extiende desde la segunda a la novena vértebra torácica, a su entrada en el tórax pasa entre las dos cúpulas pleurales.

Tabla 2
Relaciones anatómicas esófago torácico

Cara anterior	Superior	Cara posterior de la tráquea. Cara posterior del bronquio principal izquierdo. Nervio laríngeo izquierdo. Ganglios linfáticos traqueobronquiales inferiores.
	Inferior	Cara posterior del pericardio fibroso. Nervio vago izquierdo.

Cara posterior	Superior	Por encima de T4 se localiza la columna vertebral y parte del conducto torácico.
	Inferior	Por debajo de T4 se localiza la aorta descendente torácico.
Cara lateral derecha		El nervio vago pasa medial al arco de la vena ácigos y alcanza el borde derecho del esófago.
Cara lateral izquierda		Aorta descendente torácica en la mayoría de su recorrido.

Relaciones Anatómicas basadas en Latarjet-Ruiz Liard. Anatomía Humana. Ed. Panamericana, 1995, p.1417.

Esófago Abdominal: Porción que se encuentra justo por debajo del diafragma antes de conectarse con el estómago.

Tabla 3
Relaciones anatómicas esófago abdominal

Cara Anterior	El nervio vago anterior (izquierdo)
Borde Derecho	Relacionado con el vestíbulo de la transcavidad de los epiplones.
Borde Izquierdo	Continúa hacia la vertiente derecha de la curvatura gástrica mayor.

Relaciones Anatómicas basadas en Latarjet-Ruiz Liard. Anatomía Humana. Ed. Panamericana, 1995, p.1423.

Estructura: Latarjet, 1995, p.1415 afirma que la pared esofágica está constituida por 4 capas:

- **Mucosa:** Epitelio escamoso estratificado no queratinizado y glándulas seromucosas.

- **Submucosa:** Adherente a la mucosa para deslizarse con respecto al plano muscular.

- **Músculo:** El esófago está constituido por músculo estriado (voluntario) en su tercio superior, por músculo liso (involuntario) en su tercio inferior, y por una mezcla de músculo liso y estriado en el tercio medio.

- **Adventicia:** Formada por tejido conjuntivo, excepto en el receso vertebro mediastínico.

Irrigación: La irrigación del esófago cervical depende en mayor medida de las arterias tiroideas superiores con sus ramas ascendentes y descendentes que se anastomosan entre sí y en menor medida de las arterias tiroideas inferiores. (Schwartz, p.808).

En el esófago torácico la irrigación depende principalmente de ramas de la arteria traqueobronquial, ramas directas de la aorta y de las arterias intercostales. (Schwartz, p.808).

El esófago torácico se nutre de ramas ascendentes de la arteria gástrica izquierda en las caras anterior y lateral derecha, mientras que la cara posterior está irrigada por ramas de la arteria esplénica. (Schwartz, p.808).

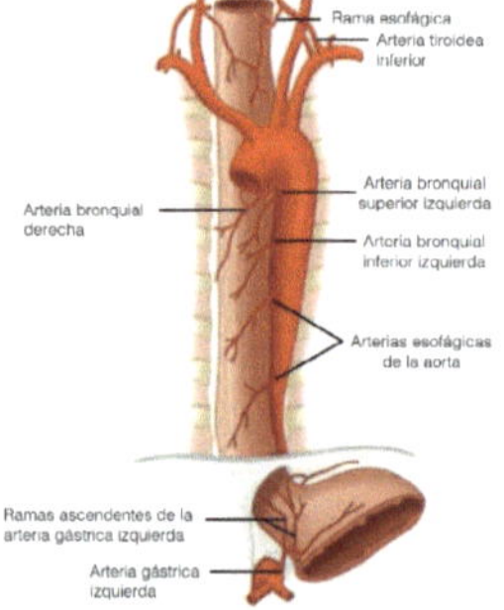

Figura I Esquema de la irrigación del esófago en sus tres porciones.
Obtenida de Schwartz Principios de Cirugia, 9na Edición p. 808

Drenaje Venoso: Comprende una red intramucosa y otra submucosa con amplias interconexiones entre sí. Las ramas perforantes atraviesan la túnica muscular y desembocan en una amplia red periesofágica, el tercio superior en la vena cava superior, el tercio medio en la vena ácigos y el tercio inferior en la vena porta, a través de las venas gástricas. (Moore, 2013, p.284).

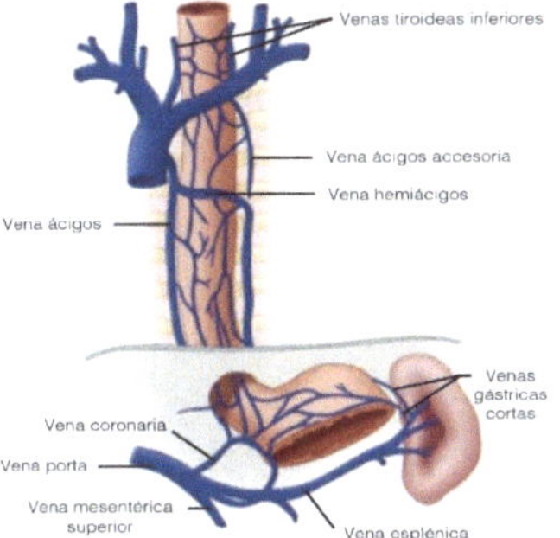

Figura 2
Drenaje venoso del esófago. Obtenida de Schwartz Principios de Cirugia, 9na Edición p. 809

Drenaje Linfático: La porción abdominal del esófago drena en los nódulos linfáticos gástricos izquierdos, los vasos linfáticos aferentes de dichos nódulos drenan principalmente en los nódulos linfáticos celíacos. (Latarjet, 1993).

Inervación: El esófago está inervado por el plexo esofágico, formado por los troncos vagales y los troncos simpáticos torácicos, a través de los nervios esplácnicos mayores (abdominopélvicos) y los plexos periarteriales que rodean la arteria gástrica izquierda y la arteria frénica inferior izquierda. La función del esófago depende del sistema nervioso entérico, específicamente por los plexos de Meissner y Auerbach. (Moore, 2013, p.284).

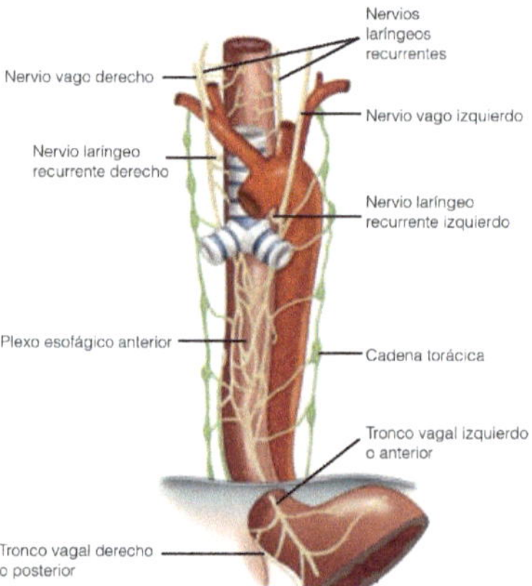

Figura 3 Inervación del esófago. Obtenida de Schwartz Principios de Cirugía, 9na Edición p. 809

BIBLIOGRAFÍA

1.Schwartz B. Principios de cirugía. Mc Graw Hill. 2011. p. 804-812; 890-904.

2.Latarjet M. y Ruíz Liard A. Anatomía Humana. Editorial Médica Panamericana. Barcelona 1993.

3.Moore K.L. Anatomía Humana con Orientación Clínica Editorial Médica Panamericana. 2013. p.283.

4.Sabiston. Tratado de Cirugía. Editorial Elsevier, 19 Edición. Año: 2014.

CAPÍTULO 3 (b.)

Paola Alexandra Palacios Jaramillo
Divertículos Esofágicos

Introducción

Los divertículos esofágicos son infrecuentes su incidencia oscila entre 0,06 hasta el 4%; hay variaciones relacionadas con zonas geográficas como en el norte de Europa donde se presentan con más frecuencia (C.C.D.L.Ríos, 2015); el síntoma principal es la disfagia que se hace progresiva con el crecimiento del divertículo, se describen complicaciones importantes como broncoaspiración, desnutrición, pérdida de peso, e incluso se relaciona con riesgo de malignidad que se relaciona con los divertículos esofágicos. Para confirmar el diagnóstico del divertículo y estudiar su anatomía y su ubicación el estándar de oro es el esofagograma con bario, el complemento para mencionado estudio es la manometría de alta resolución. Según la ubicación y clasificación se decide el tratamiento; todos los divertículos de Zenker deben ser intervenidos quirúrgicamente sea endoscópico o de forma abierta, no así los divertículos epifrénicos en donde la evidencia menciona que el tratamiento clínico es el primer escalón, luego el endoscópico tratando al mismo tiempo la patología responsable de la formación de divertículos, varios autores describen a la cirugía abierta el tratamiento de elección ya que se describe mejores resultados a largo plazo y menos recidiva.

Concepto y generalidades

Son apéndices huecos o protrusiones en forma de saco ciego de la pared esofágica. Se pueden clasificar en divertículos de pulsión y de tracción. Los divertículos de pulsión están compuestos por mucosa y submucosa sin capa muscular, entre los divertículos de pulsión, se encuentran el divertículo de Zenker y el epifrénico; el de Zenker se encuentra posterior a la unión faringoesofágica en la región del músculo cricofaríngeo son los más frecuentes; los de pequeños no requieren tratamiento, solo seguimiento. Los muy sintomáticos o los de tamaño moderado o grande requieren tratamiento quirúrgico. (Zuluaga, 2015) Los divertículos de tracción están compuestos por todas las capas del esófago y se asocian a inflamación granulomatosa y zonas de fibrosis del esófago. Son comunes en áreas endémicas de tuberculosis e histoplasmosis, se ubican preferentemente en el esófago medio. En el esofagograma se encuentran imágenes triangulares e irregulares. (Zuluaga, 2015).

Epidemiología

Los divertículos esofágicos son infrecuentes con una prevalencia que oscila entre; 0,06 y 4%; en series endoscópicas y radiológicas alcanzan hasta el 4%. (C.C.D.L.Ríos, 2015) (Rosales, 2018), en la población su mayor incidencia está entre la tercera y sexta década de vida, es más frecuente en hombre que en mujeres con una relación de 2:1; el divertículo de Zenker es el más frecuente y representa entre 54 y 82 % de todos los divertículos esofágicos; los parabronquiales representan entre 10 y 18 % y los epifrénicos son los más escasos, con una incidencia que oscila entre 2.5 y 14 %. (Garcia, 2006).

En el 25% de los casos, los divertículos esofágicos pueden ser sintomáticos, siendo la disfagia una de las manifestaciones preponderantes. (C.C.D.L.Ríos, 2015) Algunas publicaciones mencionan una distribución geográfica de esta afección, aunque sin especificar las causas, y destacan que es muy poco frecuente en Japón e Indonesia, en tanto que en el norte de Europa es más frecuente respecto del sur de este continente. En los EE.UU., Canadá y Australia es habitual y con una distribución más homogénea. Un estudio llevado a cabo en el Reino Unido estima una incidencia anual de 2 casos por cada 100,000 habitantes. En México no se encuentra un reporte de incidencia concreto, y los pocos estudios realizados hacen alusión a una incidencia baja, como en el Hospital General de México, con una incidencia del 0.04%. (García, 2006).

Patogenia o fisiopatología
Pulsión: Trastorno motor que aumenta la presión de los esfínteres y protruye la mucosa y la submucosa.
Tracción: Trastorno inflamatorio que tracciona externamente todas las capas. Los causados por pulsión llamados también divertículos falsos, pues carecen de capa muscular. También son divertículos adquiridos, que se desarrollan como consecuencia de una obstrucción funcional u orgánica está origina una coordinación deficiente de la fuerza propulsora faringoesofágica o esofágica, con insuficiente relajación del esfínter esofágico superior o inferior respectivamente, aumenta la presión intraluminal que obliga a la formación de los divertículos en el punto más débil de la capa muscular: el triángulo de Laimer-Killian, en el caso del divertículo de Zenker y en los últimos 10 cm del esófago en caso del epifrénico.
Por tracción: en el siglo XIX cuando fueron descubiertos se detectaban con frecuencia en individuos con afección tuberculosa de los ganglios

linfáticos del mediastino, por otra parte, se pensaba que entre los ganglios inflamados del mediastino y el esófago se formaban adherencias, la contracción de las éstas ejerce tracción sobre la pared del esófago e inducía la formación de divertículos; esta teoría se basaba en los datos hallados en disecciones de la época, en las que era habitual encontrar adherencias entre divertículos y ganglios linfáticos. Otras alteraciones relacionadas con la linfadenopatía mediastínica, como infecciones micóticas pulmonares linfa edema o sarcoide, pueden generar divertículos esofágicos por tracción después del tratamiento exitoso. En escasas ocasiones, cuando no se identifica alguna alteración inflamatoria subyacente, puede detectarse un trastorno en la motilidad. (Brunicarni, 2015).

Manifestaciones clínicas
La disfagia es el síntoma que se presenta con mayor frecuencia, al inicio puede ser leve y que progresivamente se intensifican incluso llega a tener imposibilidad completa al paso de los alimentos cuando el divertículo es muy grande ya que produce una compresión extrínseca, (Rosales, 2018) otros síntomas frecuentes son el dolor retroesternal, la regurgitación, los episodios de broncoaspiración, la sensación de masa en el cuello, halitosis, infecciones respiratorias, tos, salivación excesiva, infecciones respiratorias frecuentes, (Soto, 2014) en pacientes ancianos incluso puede manifestarse con desnutrición. (Rosales, 2018).

En los divertículos epifrénicos que la mayoría de veces son asintomáticos sin embargo se describe que en el 45% de los pacientes se evidenciaron neumonía por aspiración, (MD, 2005) la sintomatología se asociada con otras patologías que producen trastornos motores como son acalasia, hipertensión del esfínter esofágico inferior, espasmo esofágico difuso, irregularidad y estenosis de la luz, que forman parte de la fisiopatología del divertículo epifrénico. (Valles, 2011)

Las complicaciones más frecuentemente mencionadas son: Infecciones de vías respiratorias por aspiración del contenido diverticular, perforación que puede llegar a producirse por endoscopia o por la colocación de una sonda, y otras como fistula traqueoesofágica, hemorragia y parálisis de las cuerdas vocales, la posible malignización del divertículo debe de ser sospechada en los pacientes con agravamiento de la disfagia, dolor intenso, episodios de hemoptisis e incremento de la intensidad de las regurgitaciones. (Rosales, 2018).

La mayoría de divertículos medio esofágicos son asintomáticos y son descubiertos de forma incidental. (Brunicarni, 2015).

Exámenes complementarios
Esofagograma
El esofagograma con bario es un estudio sencillo y dinámico que permite la evaluación parcial de la anatomía y la función del esófago, la técnica consiste en la toma de múltiples imágenes secuenciales al 1, 2 y 5 min después de la deglución de un medio contraste (generalmente 100 a 250 ml). Su interpretación requiere de la correlación clínica, hallazgos del examen físico y otros estudios (endoscopia, pH-metría y manometría convencional o de alta resolución. Se debe evaluar la columna del medio de contraste, el vaciamiento esofágico y la integridad de las estructuras anatómicas (paredes esofágicas y unión esofagogástrica) en las tres partes del esófago: cervical, torácica y abdominal. (Segura, 2017).

Endoscopia digestiva alta
Es un examen que se considera complementario para evidenciar cambios estructurales en la mucosa, es controversial ya que algunos autores mencionan que este examen conlleva un riesgo de perforación. (Rosales, 2018).

Manometría de alta resolución
Con este estudio que nos permite diferenciar de forma específica el tipo de divertículo ya que se identifica de forma adecuada cambios en la motilidad del esófago y sus esfínteres (manejo de divertículo de Zenker). Los divertículos epifrénicos y medio esofágicos pueden asociarse a un trastorno motor del esófago concomitante en el 35-100% (hallazgos en la manometría de alta resolución) la manometría de alta resolución es el estándar de oro para evaluar trastornos motores del esófago de forma más precisa que la manometría tradicional con la cual se obtiene falsos negativos hasta del 25% (hallazgos en la manometría de alta resolución); con lo cual ayuda a definir

de forma precisa el tratamiento.

Otros

La tomografía axial computarizada ayuda a identificar de forma precisa la ubicación, se utiliza ante la duda o confusión entre divertículo de Zenker o de Killian-Jamieson, pero no es un estudio que se deba realizar como rutina ya que con los anteriores hay una sensibilidad adecuada para el diagnóstico.

Clasificación

Se clasifica según la localización según su ubicación y la fisiopatología:
Por ubicación son los divertículos faringoesofágicos, lo medioesofágicos y los supra diafragmáticos. Fig. 1. Por la fisiopatología se clasifican por pulsión y por tracción; por pulsión: Los divertículos por pulsión ocurren más a menudo con trastornos de la motilidad inespecíficos, pero pueden aparecer con todos los trastornos primarios de la motilidad. En este último caso, la anomalía de la motilidad casi siempre se diagnostica antes que surja el divertículo.

Entre ellos está el divertículo de Zenker, el de killiam Jameson divertículo de Laimer y divertículo de tracción y en la parte distal del esófago el divertículo epifrénico. El divertículo esofágico epifrénicos es cinco veces menos frecuente que el divertículo de Zenker y el de Killiam Jameson es el menos frecuente llega hasta 0,025% de la población y su ubicación es debajo del cartílago cricofaríngeo con el saco lateral al esófago al contrario del divertículo de Zenker que es sobre el cartílago cricofaríngeo y el saco dirigida hacia atrás del esófago. (Smith, 2017).

Por tracción: Los divertículos de tracción se forman como resultado de la inflamación, que causa cicatrices o adherencias al esófago. La cirugía anterior de la columna cervical anterior también ha sido asociada con el desarrollo de divertículos de tracción. Son poco frecuentes, pero con el abordaje en esta región de la columna cervical anterior es más frecuente. Estos llamados divertículos verdaderos ya que contienen mucosa, submucosa y capas musculares externas. (Smith, 2017).

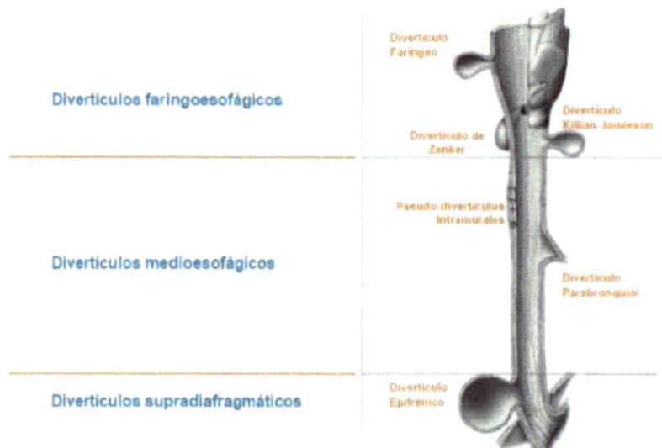

Fig.1 Clasificación por ubicación: divertículos faringoesofágicos, lo medioesofágicos y los supradiafragmaticos. (tomado de la Asociación Española de Enfermería en Endoscopía Digestiva 2014).

Diagnóstico diferencial

Se debe considerar al carcinoma, la acalasia del músculo cricofaríngeo puede producir síntomas similares a los del divertículo de Zenker. La presencia de membranas esofágicas cervicales. (Torres, 2005)

Tratamiento

El divertículo de Zenker debe ser quirúrgico por las complicaciones que produce; para este tipo de divertículos la cirugía puede ser por cervicotomía o por endoscopía, con técnica abierta se realiza miotomía del cricofaríngeo con diverticulopexia o diverticulectomía, en la resección de divertículos hay una mayor tasa de complicaciones por lo cual en mayores de 60 años se prefiere la diverticulopexia; y la resección en jóvenes, en divertículos de más de 6 cm con lo cual disminuye la probabilidad de cáncer en el saco, aunque los avances endoscópicos son importantes se menciona la diverticulectomía transoral con suturas mecánicos, con láser o coagulación, que se emplea especialmente en los pacientes de alto riesgo o de edad avanzada. Se menciona en estudios que los divertículos de menos de 2 cm no se recomiendan realizar vía transoral endoscópica ya que la línea de sección es muy corta y los mayores de 6 cm están contraindicados por la cavidad faríngea muy larga lo que no permite el vaciamiento de la misma. (Rosales, 2018).

Casi siempre se menciona la preferencia de la cirugía abierta a la endoscópica por mejores resultados a largo plazo y menos recidiva. (Rosales, 2018).

En la cirugía abierta se menciona la cricotomía como paso importante y obligatorio en cierta parte ya que permite la descompresión funcional por lo cual se originó el divertículo. En el divertículo epifrénico el tratamiento inicial es farmacológico con relajantes musculares, antisecretores, antidepresivos, el segundo escalón es endoscópica con dilataciones y la toxina botulínica, (Soto, 2014) y como tercero y último escalón la cirugía cuando los síntomas y el tamaño aumenta o si el paciente será intervenido quirúrgicamente por otra patología en el esófago como una hernia hiatal; el abordaje es con toracotomía izquierda por el 6° o 7° espacio intercostal con una esofagomiotomía extramucosa larga hasta el arco aórtico que incluya la unión esofagogástrica con tratamiento antirreflujo de 240° máximo con lo cual se evitará la recidiva del divertículo o filtración en la línea de sutura, esto siempre que la causa sea trastorno motor si no se ha demostrado el trastorno se debe individualizar el tratamiento. (Torres, 2005).

El tratamiento se puede elegir según el tamaño del divertículo por ejemplo la miotomía cricofaríngea está descrita para divertículos pequeños menores de 2 cm; para aquellos de entre 1 y 4 cm diverticulopexia con miotomía del cricofaríngeo el cual consiste en invertir el saco y fijarlo con sutura en la fascia prevertebral, esta técnica como se mencionó antes no está exenta de complicaciones como prolapso del saco, recidiva y el no diagnóstico de carcinoma; para aquellos mayores de 4 cm se prefiere diverticulectomía con miotomía cricofaríngea. (Torres, 2005).

1.C. C. D. L. Ríos, F. C. Rodríguez-Valcárcel, J. Modesto, D. Valdés, and C. De Lucas, *"Divertículos epifrénicos y medio esofágicos: una causa poco frecuente de disfagia esofágica. Hallazgos en la manometría esofágica de alta resolución,"* vol. 107, pp. 316–321, 2015

2.A. Z. S, J. O. G, C. G. M, and N. Z. M, *"Divertículos y Pseudodivertículos del Tracto Digestivo Superior: Hallazgos por Tomografía Computarizada Multidetector (TCMD): Serie de casos Upper Gastrointestinal Tract Diverticulum and,"* vol. 26, no. 1, pp. 4139–4144, 2015.

3.E. Rosales-Castañeda and G. C. G. J. L. Martínez-Ordaz, *"Manejo quirúrgico del divertículo de Zenker,"* pp. 355–358, 2018.

4.M. E. García-rodríguez and P. Figueredo-guerra, *"Divertículo de Zenker. Informe de dos casos,"* no. 4, pp. 283–285, 2006.

5.G. Sauter, E. H. Hammond, A. C. Wolff, D. F. Hayes, and J. N. Schwartz, *"Journal of Clinical Oncology,"* vol. 27, no. 30, pp. 2009–2010, 2009.

6.E. H. Soto, *"Paciente con Patología Esofágica derivada de la disfunción motora."*

7.*"Divertículo epifrénico Descripción de un caso clínico y revisión de la literatura,"* 2011.

8.M. Emilia et al., *"Divertículo epifrénico Epinephrine diverticulum"* vol. 50, no. 2, pp. 223–228, 2011.

9.M. G. R. Bernardo A. Borráez Segura, Daniel F Gómez, Julián A. Meza, Ricardo Oliveros, Raul E. Pinilla, Robin G. Prieto, Ciro Andolfi, *"Esofagograma: imágenes que valen más que mil palabras Esophagograms: Images Worth a Thousand Words,"* Rev Colomb Gastroenterol, vol. 3, no. 32, p. 259, 2017.

10.K. E. Stewart, D. R. K. Smith, and S. L. Woolley, *"Simultaneously occurring Zenker's diverticulum and Killian-Jamieson diverticulum: Case report and literature review,"* J. Laryngol. Otol., vol. 131, no. 8, pp. 661–666, 2017.

11.E. P. Torres, J. P. Pineda, F. B. Sahagún, J. Miguel, A. Francis, and D. M. Domínguez, *"HOSPITAL GENERAL Diagnóstico y tratamiento del divertículo de Zenker,"* vol. 68, no. 3, pp. 155–159, 2005.

CAPÍTULO 3 (c.)

Daniel Revelo Luna
Hernia Hiatal

Una hernia hiatal ocurre cuando una porción del estómago prolapso a través del hiato esofágico diafragmático. La mayoría de las hernias hiatales son asintomáticas y se descubren incidentalmente, pero en raras ocasiones puede presentarse una complicación potencialmente mortal, como vólvulo gástrico o estrangulamiento.

Fisiopatología

El esófago pasa a través del hiato diafragmático en la parte crural del diafragma para llegar al estómago. El hiato diafragmático en sí es de aproximadamente 2 cm de longitud y consiste principalmente en deslizamientos musculotendinosos de la crura diafragmática derecha e izquierda que surgen de cada lado de la columna vertebral y pasan alrededor del esófago antes de insertarse en el tendón central del diafragma. El tamaño del hiato no es fijo, pero se estrecha cada vez que aumenta la presión intraabdominal, como al levantar pesas o toser.

El esfínter esofágico inferior (EEI) es un área de músculo liso de aproximadamente 2.5-4.5 cm de longitud. La parte superior del esfínter normalmente se encuentra dentro del hiato diafragmático, mientras que la sección inferior normalmente es intraabdominal. A este nivel, el peritoneo visceral y el ligamento frenoesofágico cubren el esófago. El ligamento frenoesofágico es una capa fibrosa de tejido conectivo que surge de la crura y mantiene el EEI dentro de la cavidad abdominal. El anillo "A" es una muesca que a veces se ve en los estudios de bario, y marca la parte superior del EEI. Justo debajo de esto hay una parte levemente dilatada del esófago, que forma el vestíbulo. Se puede ver un segundo anillo, el anillo B, justo distal al vestíbulo, y se aproxima a la línea "Z" o la unión escamocolumnar. La presencia de un anillo "B" confirma el diagnóstico de una hernia hiatal. Ocasionalmente, el anillo "B" también se llama anillo Schatzki. (Polomsky, Peters, & Schwartz, 2012)

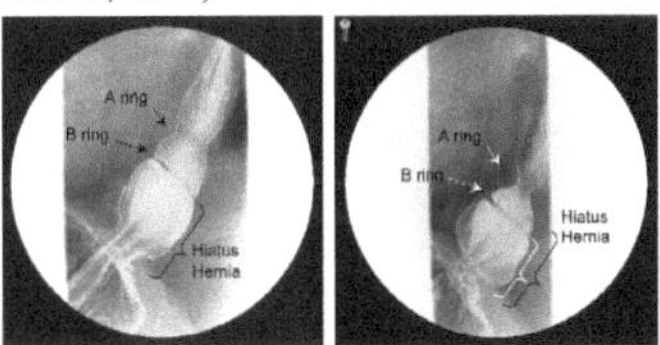

Ilustración 1 Radiografías tomadas secuencialmente durante la deglución de un paciente con una pequeña hernia hiatal, un anillo A bien desarrollado y un anillo B evidente.

La unión gastroesofágica actúa como una barrera para prevenir el reflujo de contenido desde el estómago hacia el esófago mediante una combinación de mecanismos que forman la barrera antirreflujo. Los componentes de esta barrera incluyen la crura diafragmática, la presión basal del EEI y el segmento intraabdominal, y el ángulo de His. La presencia de una hernia de hiato compromete esta barrera anti-reflujo, no sólo en términos de presión reducida del EEI sino también en la eliminación del ácido hacia el estómago. Los pacientes con hernias hiatales también tienen episodios de relajación del EEI transitorios más largos, particularmente durante la noche. Estos factores aumentan el tiempo de contacto del ácido de la mucosa esofágica que predispone a la esofagitis y complicaciones relacionadas.

Las hernias de hiato se subdividen en:

Hernias deslizantes (85-95%).

Hernias paraesofágicas (15.5% del total).

En los casos de deslizamiento de la hernia de hiato, el hiato diafragmático se dilata permitiendo al cardias del estómago herniarse hacia arriba. Las hernias paraesofágicas son menos comunes (5-15% de todas las hernias de hiato). La característica definitoria de una hernia paraesofágica es la asimetría, de tal manera que las vísceras herniadas, pueden ser el estómago, colon, bazo, páncreas o intestino delgado, se hernian adyacentes al curso natural del esófago. La mayoría de las hernias paraesofágicas también tienen un componente de deslizamiento, por lo que son "mixtas".

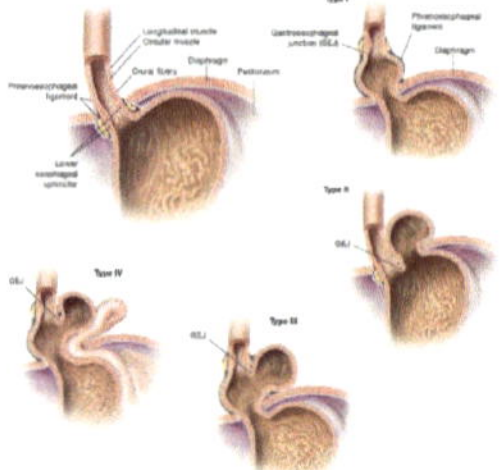

Ilustración 2 Tipo I: existe deslizamiento del cardias hacia el mediastino posterior. Tipo II: hernia paraesofágica existe un desplazamiento del fondo gástrico hacia el mediastino con el cardias en posición normal. Tipo III: hernia mixta hay tanto un desplazamiento del fondo gástrico como del cardias hacia el mediastino. Tipo IV: contiene una vísera diferente al estómago como colon, intestino delgado, etc.

Complicaciones

No existe una correlación clara entre el tamaño de una hernia hiatal y la gravedad de los síntomas. Una hernia hiatal muy grande puede estar presente sin ningún síntoma. Algunas complicaciones son específicas para una hernia hiatal.

Complicaciones esofágicas: Con mucho, la mayoría de las hernias hiatales son asintomáticas. Sin embargo, en casos raros, una hernia hiatal puede ser responsable del sangrado intermitente por esofagitis asociada, erosiones (úlceras de Cameron) o una úlcera esofágica discreta, que conduce a la anemia por deficiencia de hierro. La prevalencia de hernias hiatales grandes en pacientes con anemia por deficiencia de hierro es del 6-7%. Esta complicación particular es más probable en pacientes que están en cama o que toman medicamentos antiinflamatorios no esteroideos. El sangrado masivo es raro. (Al-Tashi et al., 2008)

Complicaciones no esofágicas: El encarcelamiento de una hernia hiatal es raro y se observa solo con hernia paraesofágica. Cuando esto ocurre, puede presentarse abruptamente, con un inicio repentino de vómitos y dolor, que a veces requieren intervención quirúrgica inmediata.

Incidencia

La hernia de hiato es una condición que implica la herniación del contenido de la cavidad abdominal, más comúnmente el estómago, a través del diafragma hacia el mediastino. En los Estados Unidos, la hernia de hiato fue catalogada como una causa primaria o secundaria de 142 ingresos hospitalarios en el año por cada 10000 pacientes hospitalizados entre 2003 y 2006. (Roman & Kahrilas, 2014).

Sin embargo, la prevalencia exacta de la hernia de hiato es difícil de determinar debido a la subjetividad inherente a los criterios de diagnóstico. En consecuencia, las estimaciones varían ampliamente, por ejemplo, del 10% al 80% de la población adulta de América del Norte. Se acepta, sin embargo, que la prevalencia de la hernia de hiato es paralela a la de la obesidad y que aumenta con la edad. (Roman & Kahrilas, 2014) Las hernias hiatales son más comunes en mujeres que en hombres. Esto podría estar relacionado con las fuerzas intraabdominales ejercidas en el embarazo.

Factores de riesgo

La edad y la obesidad son los principales factores de riesgo para el desarrollo de hernia hiatal. Las personas con sobrepeso u obesidad tienen un aumento progresivo de la presión intra-abdominal, que promueve la herniación. (Pandolfino et al., 2006). En un reciente meta-análisis, el odds-ratio para la hernia de hiato en las personas con un índice de masa corporal superior a 25 fue de 1,93 (95% intervalo de confianza 1,10 a 3,39), con un riesgo que aumenta en paralelo con el índice de masa corporal. (Eckel, Meidtner, Kalle-Uhlmann, Stefan, & Schulze, 2016).

En un estudio de casos y controles de los pacientes que fueron sometidos a endoscopia digestiva alta, los controles tenían un índice de masa corporal inferior a 20; el riesgo relativo de la hernia de hiato en los participantes de un peso saludable (índice de masa corporal de 20- 25) fue de 1,9 (IC del 95% 1.1 a 3.2), en los que tenían sobrepeso (25-30) fue de 2,5 (1,5 a 4,3), y en aquellos que eran obesos (30-35) fue de 4,2 (2,4 a 7,6). (Eckel et al., 2016).

Recientemente, los investigadores encontraron que incluso un cinturón apretado alrededor del abdomen de los participantes sanos inducía herniación de la unión esofagogástrica en el hiato diafragmático y un aumento de la exposición del esófago distal al ácido. (Lee et al., 2014). Las hernias paraesofágicas están asociadas con una cirugía previa gastroesofágica (procedimientos antirreflujo, esofagomiotomía, gastrectomía parcial). El traumatismo toracoabdominal (por ejemplo, los incidentes automovilísticos o las caídas desde una altura) también podrían dar lugar a hernias paraesofágicas, con algunos pacientes que presenten síntomas meses o años después de la lesión. Las deformidades esqueléticas y las condiciones congénitas como la escoliosis, cifosis, y pectus excavatum, predisponen a las personas a las hernias. La escoliosis y la cifosis pueden distorsionar la anatomía del diafragma; la escoliosis está presente en casi un tercio de los pacientes con hernias gigantes paraesofágicas. Los defectos congénitos son la causa más común de hernia paraesofágica en niños, a veces asociada a otras malformaciones, como los trastornos de la rotación intestinal. (Polomsky et al., 2012).

Síntomas

Ningún síntoma es específico de hernia de hiato. Sin embargo, la presencia de una hernia se puede sospechar ante los síntomas de reflujo gastroesofágico, incluyendo ardor de estómago, regurgitación, o disfagia. En los casos de hernia para esofágica, la disfagia puede ser causada por el estómago herniado que comprime el esófago distal, lo que resulta en una obstrucción mecánica extrínseca. La hernia de hiato deslizante también puede promover la disfagia secundaria a estasis en el estómago herniado, o a la obstrucción funcional al nivel del diafragma crural, o ambos. (Pandolfino, Kwiatek, Ho, Scherer, & Kahrilas, 2010).

Aunque la gran importancia de las hernias deslizantes es su asociación con la enfermedad de reflujo gastroesofágico (ERGE), la principal importancia clínica de las hernias paraesofágicas radica en su potencial para la obstrucción, isquemia, o vólvulos. Las hernias paraesofágicas, o bien no causan síntomas o están asociados con síntomas no específicos, intermitentes, como el dolor de pecho, dolor epigástrico, plenitud postprandial, náuseas y arcadas; síntomas potencialmente relacionadas con la isquemia o la obstrucción. (Roman & Kahrilas, 2014).

Las hernias de hiato por deslizamiento también pueden conducir al sangrado y anemia por deficiencia de hierro crónica como consecuencia de las erosiones de Cameron. Estas erosiones gástricas lineales pueden ocurrir en las rugosidades donde se cruzan la constricción del hiato, especialmente con grandes hernias. (Annibale et al., 2001).

Examen físico

Generalmente no es útil. Ciertas condiciones predisponen al desarrollo de la hernia de hiato, como se lo mencionó anteriormente.

Diagnóstico

El diagnóstico por lo general se lo realiza por hallazgos incidentales durante el manejo de la enfermedad por reflujo gastroesofágico y la búsqueda de identificación de complicaciones o presentaciones anormales de la misma.
Las principales herramientas diagnósticas son estudios de imagen como el esofagograma baritado o la endoscopía digestiva alta, que son los estudios

con mayor sensibilidad para detectar hernia hiatal.

Imágenes radiológicas

La hernia de hiato puede ser diagnosticada por radiología del tracto gastrointestinal superior aunque con baja sensibilidad para las complicaciones de la mucosa. La radiología normalmente se indica en la evaluación prequirúrgica. Los riesgos están relacionados con la exposición a la radiación y la alergia al bario o al yodo. El embarazo es una contraindicación. La tomografía computarizada no es un procedimiento estándar en pacientes con hernia de hiato. Podría ser útil en la evaluación de un vólvulo gástrico en los casos de hernia paraesofágica y para la detección de otros órganos herniados. La hernia de hiato también puede ser encontrada por casualidad durante la tomografía computarizada para otra indicación.

Esofagograma baritado: Los hallazgos típicos incluyen una descarga de bario en el extremo inferior del esófago, un hiato ancho a través del cual se observan pliegues gástricos en continuo con los del estómago y, ocasionalmente, reflujo libre de bario.

Un estudio de bario ayuda a distinguir un deslizamiento de una hernia paraesofágica (ver las imágenes a continuación).

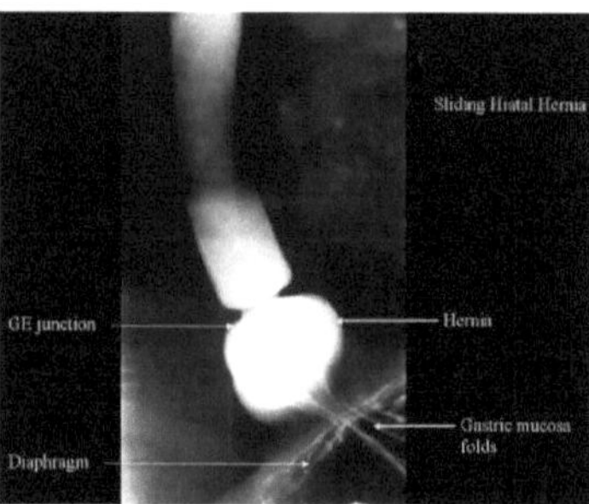

Ilustración 3 El estudio de bario muestra una hernia hiatal deslizante: los pliegues gástricos se pueden ver extendiéndose por encima del diafragma. Cortesía de David Y. Graham, MD.

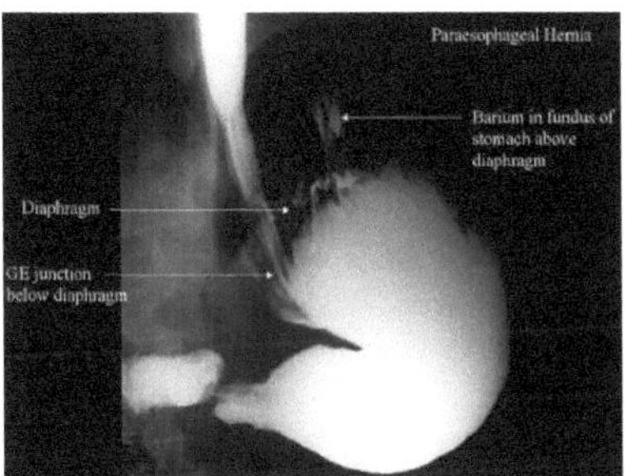

Ilustración 4 La hernia paraesofágica se observa en las series gastrointestinales superiores de bario. Los pliegues de la mucosa se ven subiendo hacia el pecho, al lado del esófago. Cortesía de David Y. Graham, MD

Endoscopía

Las indicaciones clínicas para la endoscopia del tracto gastrointestinal superior son los síntomas típicos de ERGE, pero cuando son refractarios al tratamiento, los signos de alarma (disfagia, sangrado, pérdida de peso, anemia), o los síntomas en los pacientes mayores de 50 años. (Shaheen et al., 2012).

En ausencia de síntomas, no hay ninguna indicación clínica para buscar sistemáticamente la hernia de hiato. No hay ninguna contraindicación absoluta para la endoscopia digestiva alta. Las complicaciones como la perforación o la aspiración son raras, ocurren en menos de 1 por cada 1.000 casos. (Shaheen et al., 2012).

La hernia de hiato por deslizamiento se diagnostica cuando la separación aparente entre la unión escamosa (la transición de la esofágico con el epitelio gástrico) y la constricción formada cuando el estómago atraviesa el hiato es mayor de 2 cm. Pedir a los pacientes que inspiran mientras se observa el estómago proximal podría ayudar a localizar el hiato. La dilatación del hiato también se puede ver desde una vista de retroflexión. Sin embargo, el diagnóstico endoscópico de la hernia de hiato tiene limitaciones: la unión esofagogástrica es móvil (por ejemplo, con la deglución, la respiración y el esfuerzo), lo que puede llevar a una hernia intermitente; metaplasia (esófago de Barrett) o a la inflamación puede hacer que sea difícil localizar la unión escamosa; y el exceso de aire de insuflación del estómago puede exagerar el tamaño de la hernia. (Al-Tashi et al., 2008).

La endoscopia digestiva alta es esencial en la evaluación de las posibles complicaciones de la hernia de hiato que pueden explicar los síntomas (sangrado, disfagia, dolor). El tamaño de la hernia de hiato es el determinante principal de la presencia y de la severidad de la esofagitis. (Shaheen et al., 2012).

Las erosiones de Cameron se deben considerar en casos de anemia o sangrado crónico, o ambos. Incluso sin la visualización de éstos, el hallazgo de una gran hernia de hiato asociada con un resultado de una colonoscopia normal, un resultado de la endoscopia digestiva alta por lo demás normal, y un estudio por cápsula endoscópica normal (pequeña endoscopia del intestino utilizando la ingestión de una cápsula) podría considerarse una explicación adecuada para la anemia por deficiencia de hierro, con erosiones de Cameron intermitentes como un diagnóstico por exclusión. (Annibale et al., 2001).

La endoscopia también permite la biopsia de cualquier área anormal o sospechosa.

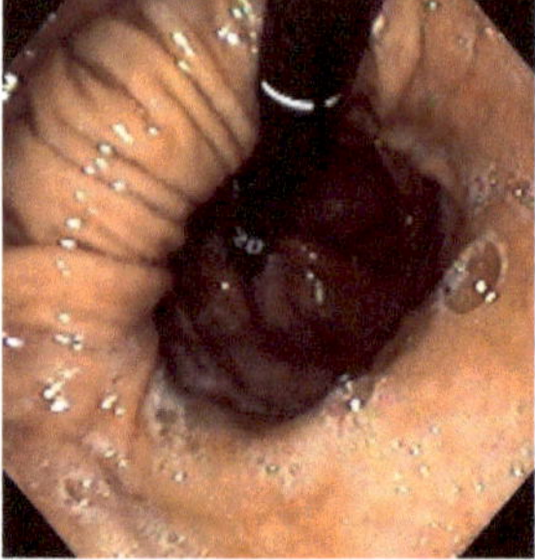

Ilustración 5 Una vista retrógrada de una hernia hiatal vista en la endoscopia muestra los pliegues gástricos a la izquierda del eje del endoscopio que se extiende hasta la hernia. Cortesía de David Y. Graham, MD.

Manometría de alta resolución y seguimiento del reflujo
El estudio funcional esofágico utilizando pruebas de manometría (evaluación de la función contráctil del esófago mediante un catéter esofágico) y el seguimiento del reflujo (evaluación del reflujo del contenido gástrico hacia el esófago mediante una sonda esofágica) se indica cuando se está considerando la cirugía para controlar los síntomas de reflujo gastroesofágico relacionado con una hernia de hiato. Los riesgos de las pruebas funcionales son mínimos. (Pandolfino et al., 2007).

La manometría de alta resolución con trazado topográfico de presión representa el perfil de presión a través de la unión esofagogástrica ayudando a ubicar el diafragma crural y el esfínter esofágico inferior en tiempo real, por lo que es potencialmente una representación más exacta de la relación entre estas estructuras; una separación mayor a 2 cm entre estos define a una hernia de hiato. Sin embargo, la separación entre el esfínter esofágico inferior y el diafragma crural también puede ser intermitente. (Pandolfino et al., 2007).

Por lo tanto, como con la endoscopia y la radiología, la exactitud de la manometría de alta resolución en el diagnóstico de la hernia de hiato no es perfecta. La manometría también verifica la integridad del peristaltismo esofágico, que se considera esencial antes de someterse a una cirugía de funduplicatura. El monitoreo del reflujo no es útil en el diagnóstico de la hernia de hiato, pero se indica para verificar la presencia de ERGE patológico en la ausencia de esofagitis por reflujo de alto grado.

Manejo
No todas las hernias de hiato causan síntomas y, en ausencia de síntomas, el tratamiento rara vez está indicado. Las hernias paraesofágicas podrían ser consideradas para el tratamiento debido a su potencial de complicaciones catastróficas. (Poulose et al., 2008).

De lo contrario, el tratamiento farmacológico de la hernia de hiato tiene como objetivo limitar las consecuencias de la ERGE. El abordaje quirúrgico consiste en el restablecimiento del estómago en la cavidad abdominal y en compensar las anormalidades anatómicas para aproximarlas a la fisiología normal de la unión esofagogástrica. Utilizando el sistema GRADE, los autores de las guías calificaron la calidad de la evidencia y la solidez de las recomendaciones. Cuando la evidencia actual de la literatura no apoyaba una conclusión, confiaban en la opinión de expertos. ("Guidelines for the Management of Hiatal Hernia - A SAGES Publication," n.d.).

Las recomendaciones fuertes incluyen lo siguiente:
- Varias pruebas pueden diagnosticar la hernia hiatal, pero solo se deben hacer si cambia el tratamiento clínico.
- En ausencia de enfermedad por reflujo, la reparación de una hernia tipo I es innecesaria.
- Todas las hernias hiatales paraesofágicas sintomáticas (tipos II-IV) deben repararse, especialmente en presencia de síntomas obstructivos agudos o vólvulo.
- El vólvulo gástrico agudo requiere reducción estomacal, con resección limitada si es necesario.
- Para minimizar los malos resultados, las náuseas y vómitos postoperatorios deben tratarse de forma agresiva.
- Un abordaje transabdominal o transtorácico puede reparar efectivamente la hernia hiatal.
- El abordaje laparoscópico es tan efectivo como (y tiene una morbilidad notablemente menor que) el abordaje abierto y se prefiere para la mayoría de las hernias hiatales.
- Durante la reparación de la hernia hiatal paraesofágica, el saco herniario debe disecarse lejos de las estructuras mediastínicas
- El uso de mallas para reforzar reparaciones de hernia hiatal grande está relacionado con tasas de recurrencia a corto plazo más bajas
- La reparación de la hernia hiatal debe devolver la unión gastroesofágica a una posición infra diafragmática.
- Cuando se completa la reparación, el esófago intraabdominal debe medir 2-3 cm o más (evidencia débil), lo que puede lograrse mediante disección mediastínica del esófago o gastroplastia (evidencia fuerte)
- La gastropexia puede usarse de manera segura además de la reparación hiatal.
- En pacientes seleccionados, la inserción del tubo de gastrostomía puede facilitar la atención postoperatoria.

- Como la disfagia postoperatoria temprana es común, es importante la ingesta calórica y nutricional adecuada.
- En pacientes asintomáticos, los estudios de contraste postoperatorio de rutina son innecesarios.
- Los cirujanos experimentados pueden realizar con seguridad la cirugía laparoscópica de revisión.

Enfoque médico

El alivio de los síntomas de la ERGE es la piedra angular para el tratamiento de la hernia de hiato. Esto se consigue normalmente indirectamente con fármacos que inhiben la secreción de ácido gástrico, evitando así los síntomas o complicaciones relacionadas con el reflujo del ácido gástrico hacia el esófago. Los inhibidores de la bomba de protones (IBP) son los inhibidores más potentes de la secreción de ácido gástrico y los medicamentos más eficaces para tratar la esofagitis por reflujo y los síntomas típicos de la ERGE. Los antagonistas de los receptores de histamina 2 y los antiácidos son alternativas a los IBP, aunque son considerablemente menos eficaces. (Fuchs et al., 2014).

Como el reflujo es generalmente un problema crónico y el enfoque del tratamiento para inhibir la secreción de ácido es compensatoria y no curativa, el tratamiento con IBP a largo plazo de la ERGE es más la regla que la excepción. (Fuchs et al., 2014).

La recomendación habitual es utilizar la dosis mínima IBP que resulte suficiente para controlar los síntomas. Algunos pacientes incluso prefieren el tratamiento a demanda para los síntomas intermitentes, una práctica común en los Estados Unidos, donde ahora los IBP son de venta libre. Los efectos adversos de los IBP incluyen el dolor de cabeza (<5%), diarrea (<5%), y un aumento de la susceptibilidad a los patógenos gastrointestinales, como la gastroenteritis infecciosa y la colitis causada por Clostridium difficile. (Fuchs et al., 2014).

Los antagonistas de los receptores 2 de histamina antagonistas, los antiácidos, y las combinaciones de alginato-antiácido puede reducir la exposición postprandial del esófago para el ácido y por lo tanto disminuir los síntomas de ERGE. Estos tratamientos pueden ser utilizados bajo demanda por los pacientes con síntomas moderados o como agregados al tratamiento si se presentan síntomas a pesar del tratamiento con IBP. (Roman & Kahrilas, 2014).

La eficacia de los fármacos procinéticos como monoterapia o como tratamiento complementario en pacientes con ERGE está respaldada por una evidencia mínima. Las pautas no recomiendan el uso de metoclopramida o domperidona en la ERGE no complicada e incluso desaconsejan la metoclopramida debido a los posibles efectos secundarios neurológicos, incluyendo disquinesia tardía. (Fuchs et al., 2014).

La prolongación del intervalo QT puede dar lugar a arritmias cardíacas mortales que es otro efecto secundario potencialmente peligroso que limita la utilidad de los procinéticos dopaminérgicos o serotoninérgicos (domperidona, cisaprida) en el tratamiento de la ERGE. (Fuchs et al., 2014)
Aunque las modificaciones del estilo de vida se recomiendan de forma rutinaria, las pruebas que corroboren su eficacia son débiles. ("Guidelines for the Management of Hiatal Hernia - A SAGES Publication," n.d.) Las modificaciones de estilo de vida conllevan la pérdida de peso, evitar el "gatillo"; de alimentos específicos, comidas pequeñas, no comer tarde en la noche, y los ajustes posturales tales como permanecer en posición vertical después de comer y elevar la cabecera de la cama para dormir. Elevar la cabecera de la cama por 6-8 pulgadas (15-20 cm) y la evitación de los alimentos tres horas antes de acostarse son especialmente pertinentes para los pacientes que son propensos a tener síntomas por la noche. (Fuchs et al., 2014)

El abordaje quirúrgico
La cirugía es la única manera de restaurar los órganos herniados en la cavidad abdominal y de compensar las anomalías funcionales asociadas con la hernia de hiato. El procedimiento estándar es actualmente la funduplicatura laparoscópica. Los componentes esenciales de esta técnica son la movilización del esófago distal, la reducción de la hernia de hiato asociada, y, o bien la funduplicatura parcial (Toupet 270 °) o completa (360 ° Nissen) alrededor del esófago. (Catarci et al., 2004).

Las directrices recientes enfatizan que reparación quirúrgica de una hernia por deslizamiento no es necesaria en ausencia de ERGE. ("Guidelines for the Management of Hiatal Hernia - A SAGES Publication," n.d.). Cuando se presente, el tratamiento quirúrgico se podría considerar para los síntomas de la ERGE y hernia de hiato deslizante en pacientes con regurgitación persistente a pesar del tratamiento médico, los síntomas como la tos crónica que resultan refractarios al tratamiento con IBP, la intolerancia a los IBP, o (rara vez) la esofagitis refractaria. (Catarci et al., 2004).

Los principales efectos secundarios de la funduplicatura son la disfagia y distensión abdominal, que varían en severidad de leve a grave. El riesgo de complicaciones mayores o muerte es de aproximadamente 1.2%. Es importante destacar que los datos de eficacia de la práctica informan que hasta el 30% de los pacientes reanudan el tratamiento con IBP dentro de los cinco años de la cirugía antirreflujo y la evidencia acumulada sugiere que el riesgo de recurrencia es mucho mayor en presencia de obesidad abdominal. Rehacer la funduplicatura es también común, representa hasta un 50% de las operaciones realizadas en algunos centros de referencia. (Hunter et al., 1999) La reparación laparoscópica de una hernia paraesofágica es una operación compleja, porque en muchos casos la distorsión anatómica asociada es severa. La cirugía incluye la resección completa del saco de la hernia del mediastino, la movilización del esófago, el cierre del hiato (a veces utilizando mallas), y la funduplicatura. Dada esta complejidad, el riesgo de la cirugía debe equilibrarse con el riesgo subyacente de las complicaciones de la hernia paraesofágica, actualmente un tema de considerable controversia. (Morrow & Oelschlager, 2013).

Hay pocos datos disponibles sobre el riesgo de progresión desde la hernia asintomática hasta la hernia paraesofágica sintomática: podría ser alrededor de 14% por año. Sin embargo, el riesgo de desarrollar síntomas agudos que requieran cirugía de emergencia es inferior al 2%. Finalmente, la tasa de mortalidad asociada con la reparación de la hernia de hiato paraesofágica podría ser de hasta 5% cuando la cirugía se realiza en una situación de emergencia. La tasa de recurrencia de la hernia paraesofágica después de la reparación es de hasta 50% a los cinco años. (Roman & Kahrilas, 2014)

BIBLIOGRAFÍA

1.Al-Tashi, M., Rejchrt, S., Kopácová, M., Tycová, V., Siroký, M., Repák, R., ... Bures, J. (2008). Hiatal hernia and Barrett's oesophagus impact on symptoms occurrence and complications. Casopis Lekaru Ceskych, 147(11),564–568. Retrieved from http://www.ncbi.nlm.nih.gov/pubmed/19097360

2.Annibale, B., Capurso, G., Chistolini, A., D'Ambra, G., DiGiulio, E., Monarca, B., & DelleFave, G. (2001). Gastrointestinal causes of refractory iron deficiency anemia in patients without gastrointestinal symptoms. The American Journal of Medicine, 111(6), 439–445. https://doi.org/10.1016/s0002-9343(01)00883-x

3.Catarci, M., Gentileschi, P., Papi, C., Carrara, A., Marrese, R., Gaspari, A. L., & Grassi, G. B. (2004, March). Evidence-Based Appraisal of Antireflux Fundoplication. Annals of Surgery, Vol. 239, pp. 325–337. https://doi.org/10.1097/01.sla.0000114225.46280.fe

4.Eckel, N., Meidtner, K., Kalle-Uhlmann, T., Stefan, N., & Schulze, M. B. (2016). Metabolically healthy obesity and cardiovascular events: A systematic review and meta-analysis. European Journal of

5.Preventive Cardiology, 23(9), 956–966. https://doi.org/10.1177/2047487315623884

6.Fuchs, K. H., Babic, B., Breithaupt, W., Dallemagne, B., Fingerhut, A., Furnee, E., ... European Association of Endoscopic Surgery (EAES). (2014). EAES recommendations for the management of gastroesophageal reflux disease. Surgical Endoscopy, 28(6), 1753–1773. https://doi.org/10.1007/s00464-014-3431-z

7.Guidelines for the Management of Hiatal Hernia - A SAGES Publication. (n.d.). Retrieved October 5, 2019, from https://www.sages.org/publications/guidelines/guidelines-for-the-management-of-hiatal- hernia/

8.Hunter, J. G., Smith, C. D., Branum, G. D., Waring, J. P., Trus, T. L., Cornwell, M., & Galloway, K. (1999).

9.Laparoscopic fundoplication failures: patterns of failure and response to fundoplication revision. Annals of Surgery, 230(4), 595–604; discussion 604-6. https://doi.org/10.1097/00000658-199910000-00015

10.Lee, Y. Y., Wirz, A. A., Whiting, J. G. H., Robertson, E. v, Smith, D., Weir, A., ... McColl, K. E. L. (2014). Waist

11.belt and central obesity cause partial hiatus hernia and short-segment acid reflux in asymptomatic volunteers. Gut, 63(7), 1053–1060. https://doi.org/10.1136/gutjnl-2013-305803

12.Morrow, E. H., & Oelschlager, B. K. (2013). Laparoscopic paraesophageal hernia repair. Surgical Laparoscopy, Endoscopy & Percutaneous Techniques, 23(5), 446–448. https://doi.org/10.1097/SLE.0b013e3182a12739

13.Pandolfino, J. E., El-Serag, H. B., Zhang, Q., Shah, N., Ghosh, S. K., & Kahrilas, P. J. (2006). Obesity: a challenge to esophagogastric junction integrity. Gastroenterology, 130(3), 639–649. https://doi.org/10.1053/j.gastro.2005.12.016

14.Pandolfino, J. E., Kim, H., Ghosh, S. K., Clarke, J. O., Zhang, Q., & Kahrilas, P. J. (2007). High-resolution manometry of the EGJ: an analysis of crural diaphragm function in GERD. The American Journal of Gastroenterology, 102(5), 1056–1063. https://doi.org/10.1111/j.

15.1572-0241.2007.01138.xPandolfino, J. E., Kwiatek, M. A., Ho, K., Scherer, J. R., & Kahrilas, P. J. (2010). Unique features of esophagogastric junction pressure topography in hiatus hernia patients with dysphagia. Surgery, 147(1), 57–64. https://doi.org/10.1016/j.surg.2009.05.011

16.Polomsky, M., Peters, J. H., & Schwartz, S. I. (2012). Hiatal hernia and disorders of the spine: a historical perspective. Diseases of the Esophagus, 25(5), 367–372. https://doi.org/10.1111/j.1442- 2050.2011.01263.x

17.Poulose, B. K., Gosen, C., Marks, J. M., Khaitan, L., Rosen, M. J., Onders, R. P., … Ponsky, J. L. (2008). Inpatient mortality analysis of paraesophageal hernia repair in octogenarians. Journal of

18.Gastrointestinal Surgery : Official Journal of the Society for Surgery of the Alimentary Tract, 12(11), 1888–1892. https://doi.org/10.1007/s11605-008-0625-5

19.Roman, S., & Kahrilas, P. J. (2014). The diagnosis and management of hiatus hernia. BMJ, 349(oct23 1), g6154–g6154. https://doi.org/10.1136/bmj.g6154

20.Shaheen, N. J., Weinberg, D. S., Denberg, T. D., Chou, R., Qaseem, A., Shekelle, P., & Clinical Guidelines

21.Committee of the American College of Physicians. (2012). Upper endoscopy for gastroesophageal reflux disease: best practice advice from the clinical guidelines committee of the American College of Physicians. Annals of Internal Medicine, 157(11), 808–816. https://doi.org/10.7326/0003-4819-157-11-201212040-00008

CAPÍTULO 3 (d.)

Marco Fabricio Bombón Caizaluisa

Enfermedad por Reflujo Gastroesofágico

Introducción

El reflujo gastroesofágico es un proceso fisiológico normal en donde existe el paso del contenido gástrico hacia el esófago. Algunos de los episodios pueden ser breves y no causar síntomas, pueden existir lesiones esofágicas mínimas y otras complicaciones. El reflujo gastroesofágico se convierte en enfermedad cuando existe un daño a nivel macroscópico del esófago con sintomatología acompañante, está generalmente se manifiesta como: acidez estomacal y regurgitación, aunque últimos estudios han designado la pirosis, hipersalivación y reflujo como parte de los síntomas más importantes en pacientes con ERGE (Kahrilas, 2016).

El tratamiento quirúrgico generalmente se reserva para pacientes con complicaciones de reflujo, como esofagitis recurrente o refractaria, estenosis, metaplasia de Barrett, o síntomas de reflujo; persistentes a pesar de la supresión ácida o asma. Los pacientes que no pueden tolerar la medicación, que no cumplen con la medicación o que dependen de la medicación y no están dispuestos a tomar medicamentos de por vida también son candidatos quirúrgicos (Schwaitzberg, 2019).

No hay consenso para la investigación preoperatoria óptima para candidatos quirúrgicos apropiados. La endoscopia superior, la manometría esofágica, una evaluación de la longitud esofágica y el grado de hernia hiatal son las pruebas más útiles para tomar decisiones quirúrgicas. Algunos pacientes pueden requerir estudios de vacío gástrico si los síntomas preoperatorios de distensión abdominal son prominentes, lo que sugiere que el vaciado tardío puede contribuir al reflujo. En este capítulo se revisa la epidemiología, la evolución de la enfermedad, fisiopatología, clínica, diagnóstico y tratamiento de pacientes con enfermedad por reflujo gastroesofágico (ERGE).

Definición

La ERGE se debe al ascenso del contenido gástrico o gastroduodenal por arriba de la unión gastroesofágica, el cual causa síntomas y/o lesiones esofágicas que llegan a afectar la salud y calidad de vida de los individuos que la presentan (Huerta, 2016).

Epidemiología

Teniendo en cuenta como definición la presencia de pirosis y/o regurgitación al menos una vez por semana, la prevalencia de ERGE en América del Norte (19,8-20%) y Europa (9,8- 18%) es similar, aunque posiblemente sea inferior en los países del sur de Europa. Los datos de 28 estudios de prevalencia de ERGE (definidos por síntomas típicos al menos una vez a la semana o la definición de Montreal) indican estimaciones de 18.1–27.8% en Norteamérica, 8.8–25.9% en Europa, 2.5–7.8% en Asia oriental, 8.7– 33.1% en el Medio Oriente, 11.6% en Australia y 23.0% en Sudamérica. La incidencia de ERGE por 1000 personas-año es aproximadamente 5.0 en el Reino Unido general y Poblaciones de EE. UU (El- Serag, 2014).

Los datos más actualizados encontrados en el Ecuador se encuentran en el siguiente estudio realizado en el hospital de Especialidades Eugenio Espejo:

EDAD	N DE CASOS	PORCENTAJE
18-19	60	7.50
20-29	120	15.00
30-39	228	28.50
40-49	170	21.25
50-59	74	9.25
60-69	78	9.75
70>	70	8.75
TOTAL	800	100.00

Tabla 1: Tomado de (Pacheco, 2010). Distribución de enfermedad por reflujo Gastroesofágico según edad y población general adulta de Quito.

Se encuentra una gran cantidad de pacientes con ERGE en los rangos de edad de entre 30 a 39 años con un 28,5% y en el rango de edad de entre 40 a 49 años de un 21,5% (Salis, 2011).

Etiología

Una variedad de mecanismos puede dar como resultado una supresión insuficiente del ácido gástrico. El mecanismo exacto por el cual los episodios de reflujo no ácido producen síntomas sigue siendo incierto. Se presume que la distensión abrupta del esófago inferior estimula los mecanorreceptores en el esófago. Además, la composición (mezcla de líquido y gas) y la extensión proximal del reflujo (episodios que alcanzan el esófago proximal) son determinantes importantes de si los episodios de reflujo son sintomáticos. La presión positiva intraabdominal del estómago y la presión negativa existente en el esófago, es un factor determinante para el aparecimiento de ERGE. He aquí donde los mecanismos antirreflujo jugarán un papel primordial para oponerse a este fenómeno a nivel de la unión gastro-esofágica y van a actuar, así como primera barrera de defensa (Kahrilas,2016).

Además de estos mecanismos nombrados anteriormente, el esófago, a través de sus ondas peristálticas está capacitado para aclarar el contenido intraesofágico a través de estas, por lo tanto el contenido refluido desde el estómago estará en contacto el menor tiempo posible con la mucosa esofágica (Boeckxtaens G, 2014).

Fisiopatología

El desarrollo de la enfermedad por reflujo gastroesofágico (ERGE) refleja un desequilibrio entre los factores nocivos o provocadores de síntomas, como: eventos de reflujo, acidez del reflujo, hipersensibilidad esofágica y factores defensivos, como: aclaramiento del ácido esofágico, integridad de la mucosa (Boeckxtaens G, 2014).

La extensión de los síntomas y de la lesión de la mucosa es proporcional a la frecuencia de los eventos de reflujo, la duración de la acidificación de la mucosa y la potencia cáustica del líquido a reflujo. La inflamación provocada por las citocinas también puede causar alteraciones en la sensibilidad esofágica en ausencia de esofagitis.

Incompetencia de la unión gastroesofágica

La barrera antirreflujo en la unión gastroesofágica es anatómica y fisiológicamente compleja vulnerable a varios mecanismos potenciales de

reflujo. Los tres mecanismos fisiopatológicos dominantes que causan la incompetencia de la unión esofagogástrica, son:
- Relajaciones transitorias del esfínter esofágico inferior (TLESR).
- Un esfínter esofágico inferior hipotenso (EEI).
- Interrupción anatómica de la unión gastroesofágica, a menudo asociada con una hernia hiatal (Kahrilas , 2016).

Alteración del aclaramiento esofágico:
La capacidad del esófago de eliminar el material refluido es lo que conocemos como aclaramiento esofágico. Su retraso origina una mayor exposición de la mucosa esofágica al ácido. Esta mayor exposición se correlaciona con la gravedad de la esofagitis y la presencia de Esófago de Barrett. Los dos mecanismos implicados en el aclaramiento esofágico son:
Peristalsis esofágica: el aclaramiento esofágico se inicia tras el episodio de reflujo con los movimientos peristálticos esofágicos, que empujan nuevamente todo el material refluido hacia el estómago, a lo que contribuye el efecto tamponador y de arrastre de la saliva deglutida.

La peristalsis está inducida por mecanorreceptores situados en la pared esofágica que, al ser estimulados por el material refluido, provocan contracciones que ocluye de forma anterógrada la luz esofágica. Es lo que se conoce como peristalsis secundaria, que, a diferencia de la peristalsis primaria, no está relacionada con la deglución. Sospecharemos la existencia de un vaciamiento esofágico alterado si el paciente mejora sus síntomas de reflujo cuando se incorpora desde la posición de decúbito hasta la de bipedestación, ya que la gravedad ayuda al vaciamiento del esófago. Las alteraciones de la peristalsis están relacionadas con la intensidad de la esofagitis, co relacionándose la exposición de la mucosa al ácido con el grado de inefectividad de la peristalsis.

Saliva: contiene bicarbonato, que neutraliza el ácido refluido en el esófago, y factores de crecimiento, que favorecen la reparación y la defensa de la mucosa esofágica. La reducción de la salivación se ha asociado con un aclaramiento esofágico más enlentecido, como sucede durante el sueño. En situaciones patológicas, como en pacientes con xerostomía (por ejemplo, por síndrome de Sjögren), este retraso en el aclaramiento se asocia con una mayor gravedad de la esofagitis. (Savarino, 2010).

Clínica

En la ERGE, como se mencionó antes, tendremos el síndrome de reflujo típico, el cual va a estar caracterizado por la presencia de molestias ocasionadas por la pirosis y/o regurgitación.

- La pirosis o acidez estomacal se describe típicamente como una sensación de ardor en el área retroesternal, más comúnmente experimentada en el período posprandial. La acidez estomacal se considera problemática si los síntomas leves ocurren dos o más días a la
- semana, o los síntomas moderados a severos ocurren más de un día a la semana.
- La regurgitación se define como la percepción del flujo del contenido gástrico a reflujo hacia la boca o la hipofaringe. Los pacientes típicamente regurgitan material ácido mezclado con pequeñas cantidades de alimentos no digeridos (Rohof, 2014).

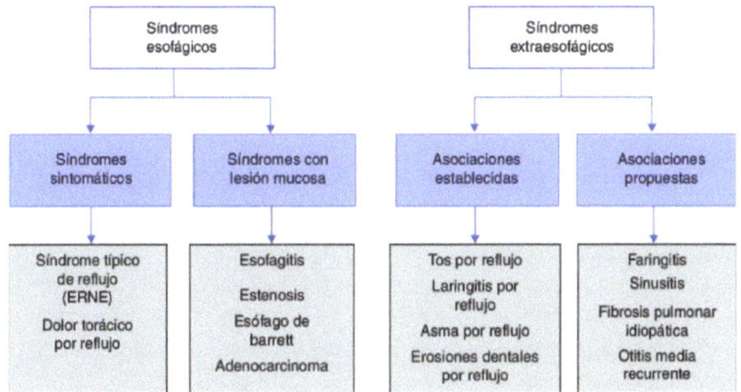

Tomada de: Kahrilas, 2016. Clasificación de Montreal para Erge.

Diagnóstico

Las referencias bibliográficas indican que la mejor manera de diagnosticar la ERGE es mediante una historia clínica detallada, para el consiguiente análisis de los síntomas de esta patología, en segundo lugar, el tratamiento empírico con fármacos Inhibidores de la Bomba de Protones, los cuales representan una sensibilidad del 75% y una especificidad del 80%.

Pacientes con síntomas clásicos: El diagnóstico de enfermedad por reflujo gastroesofágico (ERGE) a menudo se puede basar solo en síntomas clínicos en pacientes con síntomas clásicos como acidez estomacal y / o regurgitación. Sin embargo, los pacientes pueden requerir una evaluación adicional si tienen características de alarma, factores de riesgo para el esófago de Barrett o imágenes gastrointestinales anormales realizadas para evaluar sus síntomas. Aunque del 40 al 90 por ciento de los pacientes con síntomas sugestivos de ERGE tienen una respuesta sintomática a los inhibidores de la bomba de protones (IBP), una respuesta al tratamiento antisecretor no es un criterio diagnóstico para la ERGE. Un metaanálisis de las características de las pruebas de diagnóstico descubrió que una respuesta a los IBP no se co relacionaba bien con las medidas objetivas de ERGE, como la monitorización ambulatoria del pH.

Pacientes sin síntomas clásicos: Pueden observarse otros síntomas (p.Ej., Dolor torácico, sensación de globo, tos crónica, ronquera, sibilancias y náuseas) en el contexto de ERGE, pero no son suficientes para hacer un diagnóstico clínico de ERGE en ausencia de síntomas clásicos de acidez estomacal y regurgitación. Se deben excluir otros trastornos antes de atribuir los síntomas a la ERGE. Como ejemplo, el dolor torácico inexplicable debe evaluarse con un electrocardiograma y una prueba de esfuerzo antes de una evaluación gastrointestinal.

Endoscopia Convencional

La endoscopia entraría como una técnica de elección para evaluar cualquier sospecha de complicación de ERGE, como estenosis esofágica, esófago de Barret o adenocarcinoma esofágico, o se puede utilizar esta técnica cuando el paciente llegara a presentar signos de alarma que la justifiquen.

La Endoscopia digestiva alta, está indicada en pacientes refractarios al tratamiento con IBPs, mientras que la pH metría está indicada en los pacientes refractarios al tratamiento y con una EDA normal (Ness, 2016).

Endoscopia gastrointestinal superior + biopsia

La endoscopia gastrointestinal superior está indicada en pacientes con sospecha de ERGE para evaluar las características de alarma o imágenes anormales si no se realizó en los últimos tres meses. La endoscopia superior también debe realizarse para detectar el esófago de Barrett en pacientes con factores de riesgo. En la endoscopia superior, las biopsias deben dirigirse a cualquier área de metaplasia, displasia o, en ausencia de anomalías visuales, mucosa normal para evaluar la esofagitis eosinofílica. La endoscopia superior no es necesaria para hacer un diagnóstico de ERGE. Sin embargo,la endoscopia superior puede detectar manifestaciones esofágicas de ERGE (p. Ej., Metaplasia de Barrett, esofagitis erosiva) y puede descartar una neoplasia maligna del tracto gastrointestinal superior. La endoscopia superior también puede descartar otras etiologías en pacientes con síntomas de ERGE que son refractarios a un ensayo de terapia con inhibidores de la bomba de protones (Ness, 2016).

Grado A	1 o más erosiones < o = a 5mm de long., que no se extienden entre los extremos superiores de los pliegues de la mucosa esofágica.
Grado B	1 o > erosiones > de 5mm de long. Pero que no se continúan entre los extremos superiores de los pliegues de la mucosa esofágica.
Grado C	1 o > erosiones de la mucosa que se continúan entre los extremos de los pliegues de la mucosa esofágica que comprenden menos del 75% de la circunferencia esofágica.
Grado D	Erosiones que comprenden más del 75% de la circunferencia esofágica.
Grado E	Ulceras, estenosis, Esofago de Barret.

Tomada de: Huerta, 2016. Clasificación de los ángeles de esofagitis.

Esofagograma

El esofagograma no es útil para el diagnóstico de ERGE. Está indicado en la evaluación de estenosis esofágicas, hernias hiatales grandes y sospecha de esófago corto en pacientes candidatos a cirugía antirreflujo. (Saleh C, 2015).

Monitorización del pH esofágico (pH-metría)

La medición ambulatoria del pH esofágico de 24 horas a 48 horas (pH-metría) está indicada en los pacientes con síntomas típicos o extraesofágicos de ERGE, con endoscopia negativa que no responden al tratamiento con IBP y para confirmar la presencia de reflujo patológico en pacientes candidatos a cirugía antirreflujo sin evidencia de lesiones de la mucosa esofágica en la endoscopia. La medición del pH intragástrico, en el esófago proximal o en la hipofaringe no se recomienda de manera rutinaria en la evaluación de los pacientes con ERGE (Hirano, 2007).

PH-impedancia esofágica

La medición ambulatoria de la pH-impedancia esofágica de 24 h está indicada en los casos de ERGE refractaria con el objetivo de identificar el papel del reflujo no ácido en los síntomas persistentes que no responden a IBP. Permite detectar eructos supra gástricos excesivos y descartar rumiación en combinación con la manometría de alta resolución, pero no diagnóstica reflujo biliar. La indicación de realizar la medición del reflujo esofágico con o sin IBP dependerá de la probabilidad preprueba de tener ERGE:

- **a:** Los pacientes con baja probabilidad preprueba de tener ERGE, es decir, aquellos pacientes con síntomas refractarios a IBP, con manifestaciones extraesofágicas, endoscopia negativa o aquellos candidatos a cirugía antirreflujo, pueden evaluarse con pH-metría convencional, pH-impedancia o cápsula Bravo sin tratamiento con IBP.
- **b:** Los pacientes con alta probabilidad preprueba de tener ERGE, es decir, aquellos pacientes con síntomas típicos, endoscopia con hernia hiatal o con respuesta a IBP, deben evaluarse con pH-impedancia y con tratamiento con IBP (Huerta, 2016).

Manometría esofágica

La manometría esofágica no es útil para el diagnóstico de ERGE. Debe realizarse rutinariamente en la evaluación preoperatoria de los pacientes candidatos a cirugía antirreflujo con el objetivo de descartar alteraciones graves de la motilidad esofágica (acalasia, escleroderma). Está indicada para la localización del EEI y colocación apropiada de los electrodos de pH. (Huerta, 2016).

Manometría de alta resolución e impedancia

La manometría esofágica de alta resolución es superior a la manometría convencional en cuanto al rendimiento diagnóstico, ya que utiliza un sistema de medición objetivo y estandarizado, y permite ver la contractilidad de todo el esófago en forma simultánea por lo que los patrones de contractilidad se reconocen más fácilmente y tienen mayor reproducibilidad. Es muy útil en la evaluación de la disfagia después de cirugía antirreflujo. Cuando se combina con impedancia, permite distinguir la rumiación de la regurgitación asociada a ERGE y detecta los eructos supragástricos excesivos asociados a ERGE (Huerta, 2016).

Prueba terapéutica

La prueba terapéutica con IBP puede usarse para el diagnóstico de ERGE en pacientes con síntomas típicos sin datos de alarma. No hay consenso acerca del tipo de IBP, dosis, duración y evaluación de resultados. En general, se recomienda usar dosis doble de IBP por un mínimo de 2 semanas y se considera positiva cuando la mejoría de los síntomas es superior al 50%. Aunque esta prueba es fácil de hacer y ampliamente disponible, su sensibilidad y especificidad son bajas (Huerta, 2016).

Tratamiento

Aunque está generalmente recomendado realizar modificaciones en el estilo de vida, las evidencias que las avalan son prácticamente anecdóticas. Es importante, por lo tanto, limitar estas recomendaciones a una dieta saludable y evitar o utilizar con moderación alimentos o actividades específicas que desencadenan los síntomas. También es razonable recomendar que se evite la ingesta de alimentos, sobre todo con alto contenido graso, por al menos dos o tres horas antes de acostarse, una medida que resultó en mejoría de los síntomas de ERGE y exposición esofágica al ácido en estudios caso-control (Olmos, 2016).

La estrategia de manejo más aceptada para la ERGE es la de reducir la secreción ácida gástrica. Las opciones de tratamiento médico incluyen antiácidos, anti-H2 o IBP. Un metaanálisis demostró un efecto placebo global del 20% en pacientes con ERGE (Cremonini, 2010).

Los IBP han sido asociados a mayores tasas de resolución de la esofagitis y menores tasas de recaída en comparación a los anti-H2 y placebo en pacientes con esofagitis erosiva. Por lo antedicho, los IBP se han convertido en el tratamiento de primera línea.

En general, hay pocas diferencias entre los distintos IBP disponibles. Sin embargo, en pacientes con respuesta terapéutica insuficiente a dosis estándares de IBP pueden beneficiarse del cambio a otro IBP o de la duplicación de la dosis (Olmos,2016).

El tratamiento quirúrgico generalmente se reserva para pacientes con complicaciones de reflujo, como esofagitis recurrente o refractaria, estenosis, metaplasia de Barrett, síntomas de reflujo; persistentes a pesar de la supresión ácida o asma. Los pacientes que no pueden tolerar la medicación, que tienen una mala adherencia al tratamiento farmacológico también son candidatos quirúrgicos. La endoscopia superior, la manometría esofágica y una evaluación de la longitud esofágica y el grado de hernia hiatal son las pruebas más útiles para tomar decisiones quirúrgicas. Algunos pacientes pueden requerir estudios de vacío gástrico si los síntomas preoperatorios de distensión abdominal son prominentes, lo que sugiere que el vaciado tardío puede contribuir al reflujo. La indicación más frecuente para la cirugía antirreflujo ha sido tradicionalmente la ERGE grave que no responde a la terapia médica óptima, que consiste tanto en la terapia con medicamentos como en las modificaciones del estilo de vida (Ness, 2016).

Indicaciones gastrointestinales
- Falló la gestión médica óptima.
- Incumplimiento de la terapia médica.
- reflujo de alto volumen
- Esofagitis severa por endoscopia.
- estenosis benigna
- Epitelio con columnas de Barrett

La experiencia actual con cirugía antirreflujo sugiere que no existe una mejor operación para todos los pacientes (Thomas,2014).

Laparoscopia versus laparotomía: existen varias preguntas importantes sobre la cirugía antirreflujo, como los resultados a corto y largo plazo de las técnicas laparoscópicas en comparación con los enfoques tradicionales y si se justifica la consideración previa de la terapia quirúrgica para prevenir complicaciones de la ERGE.

Disminución de la motilidad: aunque la cirugía no puede influir directamente en la motilidad esofágica en pacientes con ERGE, la funduplicatura de Nissen puede mejorar la amplitud de la contracción esofágica. Este beneficio está limitado a pacientes con amplitudes preoperatorias superiores al quinto percentil (Ness, 2014).

Re operación:

La re operación por cirugía antirreflujo fallida requiere una evaluación individual y la consideración de opciones alternativas para un manejo adicional (Schwaitzberg,2019).

1.Salis G. *Epidemiología de la enfermedad por reflujo gastro esofágico en Latinoamérica. Acta de Gastroenterología de Latinoamérica. 2011; 41: p. 60-65*

2.Thomas E, Wade A, Crawford G y col. *Ensayo clínico aleatorizado: alivio de los síntomas del tracto gastrointestinal superior mediante un antiácido de alginato, un estudio piloto doble ciego controlado con placebo en la enfermedad por reflujo gastroesofágico. Aliment Pharmacol Ther 2014; 39: 595.*

3.Ness-Jensen E, Hveem K, El-Serag H, Lagergren J. *Lifestyle Intervention in Gastroesophageal Reflux Disease. Clin Gastroenterol Hepatol 2016; 14: 175.*

4.Ness-Jensen E, Lindam A, Lagergren J, Hveem K. *Dejar de fumar y mejorar el reflujo gastroesofágico: un estudio de cohorte prospectivo basado en la población: el estudio HUNT. Am J Gastroenterol 2014; 109: 171.*

5.Cremonini F, Ziogas DC, Chang HY, Kokkotou E, Kelley JM, Conboy L, Kaptchuk TJ, Lembo AJ. *Meta-analysis: the effects of placebo treatment on gastro-oesophageal reflux disease. Aliment Pharmacol Ther 2010; 32: 29-42.*

6.Rohof WO, Bennink RJ, de Jonge H, Boeckxstaens GE. *El aumento del reflujo proximal en un esófago hipersensible podría explicar los síntomas resistentes a los inhibidores de la bomba de protones en pacientes con enfermedad por reflujo gastroesofágico. Clin Gastroenterol Hepatol 2014; 12: 1647.*

7.Olmos J, Piskorz MM, Vela MF. *Revisión sobre enfermedad por reflujo gastroesofágico (ERGE). Acta Gastroenterol Latinoamericana 2016;46: 160-172*

8.Huerta-Iga, Bielsa F, Remes JM. *Diagnosis and treatment of gastroesophageal reflux disease: recommendations of the Asociación Mexicana de Gastroenterología. Revista de Gastroenterología de México 2016; 81: 208-222.*

9.Schwaitzberg S. *Surgical management of gastroesophageal reflux in adults. UptoDate 2019.*

10.El Serag HB, Sweet S, Winchester CC, Dent J.*Update on the epidemiology of gastro-oesophageal reflux disease: a systematic review.2014;63: 871-880*

11.Kahrilas PJ. *Convirtiendo la patogenia de la esofagitis péptica aguda de adentro hacia afuera. JAMA 2016; 315: 2077.*

12.Pacheco LS. *Distribución de enfermedad por reflujo gastroesofágico, según edad en población adulta. Repositorio Universidad Nacional de Chimborazo Facultad de Ciencias Médicas. 2010.*

13.Saleh C, Smout J , Bredenoord A. *The diagnosis of gastro-esophageal reflux disease cannot be made with barium esophagograms. Neurogastroenterol Motil, 2015, 195-200.*

14.Savarino E, Zentilin P, Frazzoni M, Cuoco DL, Pohl D, Dulbecco P, et al. *Characteristics of gastro-esophageal reflux episodes in Barrett's esophagus, erosive esophagitis and healthy volunteers. Neurogastroenterol Motil. 2010;22(10):1061-e280.*

15.Hirano, J.E. Richter.*ACG practice guidelines: Esophageal reflux testing. Am J Gastroenterol, 102 (2007), pp. 668-685.*

16.Huerta F, Bielsa M. *Diagnóstico y tratamiento de la enfermedad por reflujo gastroesofágico: recomendaciones de la Asociación Mexicana de Gastroenterología. 2016, pp. 208-222.*

CAPÍTULO 4 (a.)

Erika Johanna Martínez Oviedo
Anatomía del estómago y duodeno

Anatomía del estómago

El estómago y el duodeno corresponden a la porción proximal infradiafragmática del tubo digestivo. El estómago es la porción dilatada del mismo comprendida entre el esófago y el intestino delgado. Es una víscera hueca que funciona como reservorio de alimentos, y es responsable del procesamiento físico y químico de los mismos. El estómago y duodeno ocupan parte del espacio supramesocólico de la cavidad peritoneal, y además, el duodeno ubica su porción distal en el inframesocólico.

El estómago es un órgano intraperitoneal por excelencia, localizado en la celda subfrénica izquierda, con proyección superficial en el epigastrio, e hipocondrio izquierdo. Se ubica por debajo de la cúpula diafragmática izquierda y el lóbulo izquierdo del hígado, superior con respecto al colon transverso y anterior al páncreas. El estómago varía su tamaño de acuerdo al estado de repleción del órgano, cuando ésta es moderada sus diámetros aproximados son 25 x12 x 8 cm. Su capacidad media se aproxima a los 1200 ml en los adultos. La posición del órgano varía de acuerdo a la posición del sujeto: desciende durante la bipedestación desde 2 a 16 cm, y asciende y se localiza en el hipocondrio derecho durante la posición supina. El hábito del individuo también modifica dichos parámetros, siendo el mismo más elongado con eje mayor longitudinal en los asténicos y más horizontalizado en los pícnicos.

Configuración externa

Estómago

- 2 caras: anterior y posterior,
- 2 porciones: vertical y horizontal,
- 2 orificios extremos: proximal o cardias y distal o píloro,
- 2 bordes o curvaturas: derecha o menor e izquierda o mayor,
- 2 prominencias o tuberosidades: proximal o mayor y distal o menor.

Cardias

- Es el orificio que comunica la luz esofágica con la gástrica. Presenta una orientación derecha, superior y anterior. No constituye un verdadero esfínter, pero los elementos que rodean al mismo, contribuyen a evitar el reflujo gastroesofágico, estos son:
- Fibras musculares de disposición elíptica (lazada de Jefferson o corbata

suiza muscular), que son continuación de las fibras longitudinales musculares del esófago.

- Van desde la curvatura menor, rodean al esófago de derecha a izquierda, pasando por su cara posterior y terminando en la cara anterior del estómago.
- Roseta mucosa esofágica: es la protrusión de la misma en la cavidad gástrica.
- Angulo de His o cardioesofagotuberositario: Conocido como incisura cardíaca, formado por el margen izquierdo del esófago abdominal y la tuberosidad mayor gástrica, agudo y con abertura superior izquierda. La distorsión del mismo, hecho visible en las hernias hiatales, es una causa de reflujo gastroesofágico.
- Válvula de Gubaroff: Corresponde al vértice del ángulo de His que protruye en la cara interna del estómago. Asciende, a modo de válvula cuando aumenta la pre-Curvatura mayor Se extiende desde el ángulo de His hasta el píloro y forma el borde izquierdo y convexo del estómago. Mide de 4 a 5 veces más que la curvatura menor. En ella se insertan sucesivamente el ligamento gastrofrénico, y los epiplones gastroesplénico y mayor.
- Clásicamente se divide al estómago en 3 porciones: tuberosidad mayor, cuerpo y antro, mediante 2 líneas convencionales:
- una horizontal que pasa por el cardias, y otra vertical desde la incisura angularis hasta la curvatura mayor.
- El antro se localiza en la porción horizontal del estómago, incluye la tuberosidad menor, tiene una porción amplia o antral propiamente dicha y una porción algo más estrecha de 2-3 cm que termina en el píloro: el conducto (canal) pilórico. Entre ambas existe un ligero surco que las separa.
- Ligamento freno gástrico: Vincula el fundus gástrico con la cara inferior del diafragma, manteniendo el ángulo de His. El ángulo de His, la válvula de Gubaroff y el ligamento freno gástrico suelen ser reparados en las intervenciones quirúrgicas antirreflujo.

Píloro

Es un engrosamiento de la capa muscular circular con algunas fibras longitudinales entrelazadas, constituyendo un verdadero esfínter. Presenta una orientación derecha, superior y posterior. Se halla en un estado de contracción tónica, generando una zona de alta presión que regula el vaciado gástrico hacia el duodeno. Suele visualizarse en la superficie del órgano debido a un surco determinado por dicho esfínter y que habitualmente está recorrido por la vena prepilórica, aunque su reconocimiento palpatorio es más exacto.

Curvatura menor

Se extiende desde el cardias hasta el píloro y forma el borde derecho y cóncavo del estómago en donde se inserta el epiplón gastrohepático. Se identifica en la misma una muesca conocida como ángulo (incisura angularis).

Anatomía de duodeno

El duodeno El es un «recipiente mezclador» que recibe quimo del estómago y secreciones digestivas del páncreas y el hígado. Tiene la forma de un anillo irregular, que mide aproximadamente 25 a 30 cm de longitud y 35 a 40 mm de diámetro, que contornea a la cabeza del páncreas. Está constituido al igual que el estómago por cuatro capas desde superficial a profundo: serosa, muscular submucosa y mucosa, y es un órgano fijo a excepción del bulbo duodenal área móvil e intraperitoneal correspondiente a la primera porción de este. Se distinguen en él 4 porciones:

-Primera porción: continua al píloro, siendo el limite entre éstos el surco duodenopilórico; es horizontal y ascendente. Se dirige hacia la derecha y atrás, hasta la rodilla o genus superior, ángulo que forma con la segunda porción duodenal. Longitud aproximada 5 cm. Es el único segmento móvil y de localización superficial, el resto se halla aplicado a la columna vertebral desde L1 hasta L4.

-Segunda porción: vertical y descendente, se extiende desde la rodilla superior hasta la rodilla o genus inferior, ángulo que forma con la tercera porción. Recibe en su pared interna a los conductos biliares y pancreáticos. Se ubica por detrás de la raíz del mesocólon transverso, el cual determina en la misma dos sectores: supramesocolónico e inframesocolónico. Longitud aproximada 8 cm.

• **Tercera porción:** horizontal, se dirige hacia la izquierda, a partir de la rodilla inferior. Los vasos mesentéricos la cruzan en su cara anterior.

Algunos autores, establecen al cruce mesentérico como límite entre la tercera y la cuarta porción. Longitud aproximada 6 cm.

- **Cuarta porción:** vertical y ascendente, desde la tercera porción se dirige hacia la izquierda hasta formar con la primer asa del yeyuno el ángulo de Treitz (duodenoyeyunal). Longitud aproximada 6 cm.
- **Ángulo duodenoyeyunal o de Treitz:** Es una flexura que marca la transición entre el intestino adherido y el móvil, dispuesto en un plano sagital abierto hacia abajo y con vértice superior tangente a la raíz del mesocolon transverso. Está suspendido por una formación fibromuscular conocida como ligamento de Treitz.

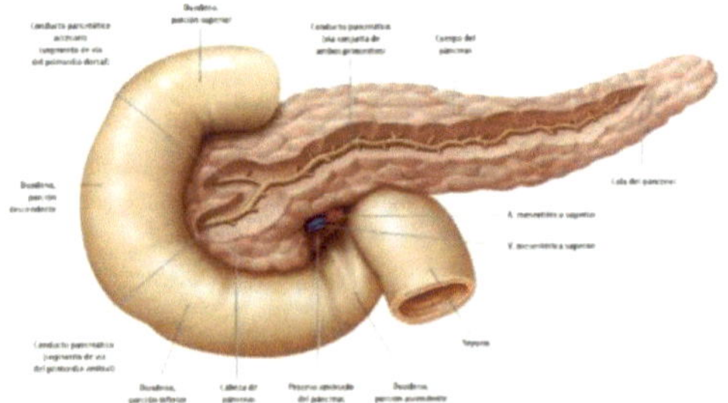

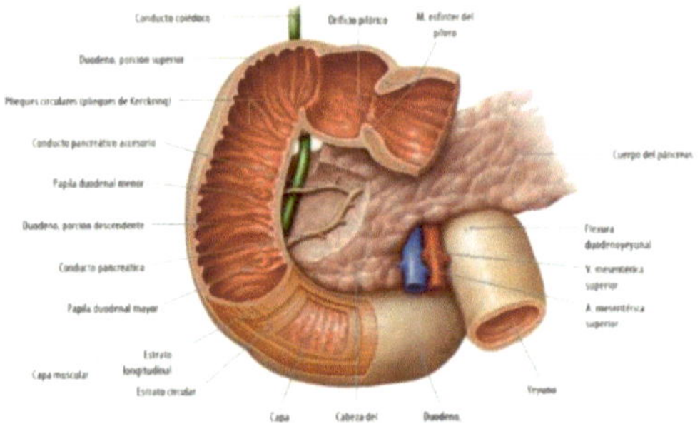

El duodeno y la cabeza del páncreas, dada su contigüidad anatómica, comparten una profusa irrigación a partir de arcadas pancreaticoduodenales formadas por ramas de las arterias gastroduodenal y mesentérica superior. Su retorno venoso está dado por venas satélites de las arterias antes descritas, que drenan en el circuito portal. El arco venoso pancreático-duodenal superior está formado por las venas pancreatico-duodenales superiores derecha e izquierda que drenan en la vena porta y en la vena mesentérica superior, respectivamente. A diferencia de la arteria, la vena transcurre por la cara posterior del colédoco, estando el mismo entre ambos vasos.

La mayor parte del órgano drena hacia cadenas ganglionares pre y retroduodenopancreáticas, adyacentes a las arcadas vasculares. La primera porción duodenal drena hacia los grupos supra e infrapilóricos, mientras que la cuarta lo hace hacia ganglios cercanos al ángulo de Treitz.

El estómago y el duodeno reciben inervación del sistema autónomo simpático y parasimpático a través del plexo solar y de los nervios vagos respectivamente.

1.Navarro Andrea (2009), *Anatomía quirúrgica del estómago y duodeno. Cirugía Digestiva, F. Galindo, www.sacd.org.ar; II-200, pág. 1-22.*

2.Martini . Timmons . Tallitsch (2009). *Anatomía Humana Sexta Edición. Madrid – España. Pearson Educación S. A.*

3.Richard L. Draker, Wayne Volg, Adam W. M, Mitchell (2005). *Gray Anatomía para Estudiantes. Madrid- España. ELsevier – España S.A*

4.E. Pérez Torres, J. M. Abdo Francis, F. Bernal Sahagún, D. Kershenobich Stalnikowitz (2012). *Gastroenterología Primera Edición Hospital General de México. D.F. – México. McGraw-Hill Interamericana Editores, S.A. de C.V.*

CAPÍTULO 4.1

Sofía Lorena Flores García
Úlcera Péptica

La úlcera péptica es una lesión circunscrita de la mucosa que penetra hacia la muscularis mucosa y es resultado del desequilibrio entre factores que agreden la mucosa gastroduodenal y sus factores defensivos, causando lesiones que van desde gastritis hasta la úlcera propiamente dicha. (Lozano, 2000).

La denominación de estas lesiones se define por la ubicación en la que se encuentran:

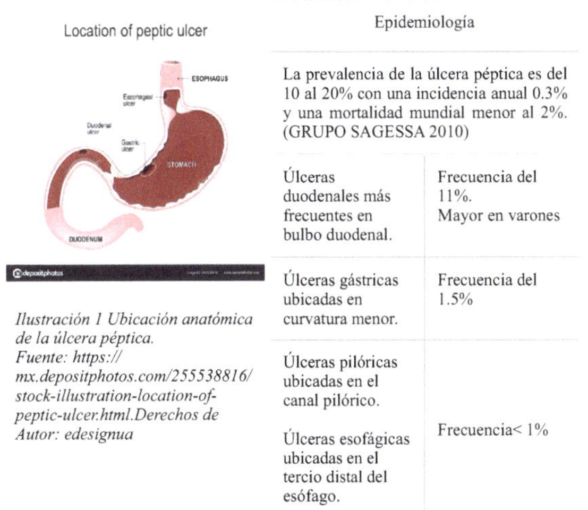

Ilustración 1 Ubicación anatómica de la úlcera péptica.
Fuente: https:// mx.depositphotos.com/255538816/ stock-illustration-location-of-peptic-ulcer.html.Derechos de Autor: edesignua

Epidemiología	
La prevalencia de la úlcera péptica es del 10 al 20% con una incidencia anual 0.3% y una mortalidad mundial menor al 2%. (GRUPO SAGESSA 2010)	
Úlceras duodenales más frecuentes en bulbo duodenal.	Frecuencia del 11%. Mayor en varones
Úlceras gástricas ubicadas en curvatura menor.	Frecuencia del 1.5%
Úlceras pilóricas ubicadas en el canal pilórico.	Frecuencia< 1%
Úlceras esofágicas ubicadas en el tercio distal del esófago.	

Características generales de las úlceras

Las úlceras por lo general presentan una morfología redonda u ovalada con bordes bien definidos y presentan características particulares de acuerdo con su ubicación:

	Úlceras Gástricas	Úlceras Duodenales
Localización habitual	Curvatura menor del estómago rodeando las glándulas oxínticas	Aproximadamente a 3 cm del píloro
Tamaño	De mm a cm	Variable, más pequeña que gástricas. +/- 1 cm
Característica	Gastritis circundante. Puede ser maligna	Casi siempre benignas
Edad de incidencia máxima	25 años en el varón y 45 en la mujer	55 a 65 años
Presencia de Hp	60-80% de los casos	90-95% de los casos

Tabla 1 Características de las úlceras gástricas y Duodenales. Fuente: (Lozano, 2000). Elaboración: MD. Sofía Flores G.

Factores de riesgo

La formación de la úlcera péptica es el resultado del desequilibrio entre factores defensivos de la mucosa gastroduodenal y los factores agresivos, lo que genera lesiones en diversos grados.

Factores defensivos

- Secreción de moco y bicarbonato: por las células epiteliales. Por cada Hidrógeno secretado, una molécula de CO_2 de la circulación sanguínea se convierte en bicarbonato. Por otro lado, la producción de moco protege, hidrata y lubrica la mucosa gastroduodenal.
- Flujo sanguíneo de la mucosa gastroduodenal: permite el intercambio metabólico adecuado que requiere la mucosa en sus distintas funciones. Su integridad depende de una buena irrigación.
- Prostaglandinas: regulan la producción de secreción ácida y activan los mecanismos defensivos como la producción de moco y estimula la regeneración de las células de la superficie. (Lozano, 2000)

Factores agresivos

- Ingesta de antiinflamatorios no esteroideos: las lesiones producidas por estos fármacos dependen la composición química de cada AINE y las condiciones propias del paciente. El mecanismo de acción en común de estos fármacos es la inhibición de la síntesis de prostaglandinas, cuya función al aumentar la secreción de moco, bicarbonato y promover la restauración epitelial con un buen aporte sanguíneo. Es por lo que al inhibir las prostaglandinas se alteran los mecanismos de defensa previamente descritos y aumenta la pepsina y ácido clorhídrico que lesiona la mucosa.

- Colonización por Helicobacter pylori (Hp): el Hp es un bacilo espiral Gram negativo productor de ureasa. Su prevalencia varía de acuerdo con las regiones y sus estudios. En Colombia se obtuvo una prevalencia del 69.1% (Bravo, 2003) ; en Chile es del 86.6% (Ortega, 2010) y Brasil del 62.9% (Rodríguez, 2005) . En Ecuador, los datos sobre la prevalencia de esta infección son escasos, sin embargo, en un estudio se menciona que es del 40.2% (Vásquez Buitrón, 2013) . Su principal forma de contagio es fecal-oral.

La facilidad con que el Hp puede invadir la mucosa gástrica, adherirse al mismo y mediante la transformación de la urea en amonio por medio de su ureasa, le permite crear un entorno alcalino bajo la capa de moco que lo permite sobrevivir a pesar del medio ácido del estómago. Coloniza con mayor predilección el antro gástrico, donde provoca la disminución de la población de células D y por ende la disminución de somatostatina, perdiendo la inhibición de la gastrina y produciendo una hipergastrinemia que aumentará la secreción ácida. (Ferrer López, Pérez Pozo, & Herrerías Gutierrez).

Otros factores
- Estrés: pacientes expuestos a grandes cirugías, estados de sepsis, shock, politraumatizados, terapia intensiva, quemaduras extensas.
- Factores genéticos: su incidencia es dos a tres veces mas frecuente en familiares de primer grado, sin embargo, el antecedente familiar no es un determinante, lo que requiere la influencia de otros factores ambientales. (Truyols Bonet, Martínez Egea, & García Herola, 2006).
- Tabaquismo: el consumo de tabaco retrasa y disminuye la cicatrización de lesiones, favorece la aparición de recidivas.
- Consumo de corticoides: su consumo junto con AINEs o anticoagulantes aumenta el riesgo de hemorragia digestiva.
- Síndrome de Zollinger-Ellison: produce una hipergastrinemia secundaria a un gastrinoma.

Cuadro clínico

El síntoma eje de la úlcera péptica es el dolor abdominal, cuyas características típicas son: localizado en epigastrio, descrito como tipo ardor, corrosivo, urente o hambre dolorosa; el dolor aparece relacionado con la ingesta alimentaria, entre 1 a 3 horas posterior a la alimentación, con capacidad de despertar al paciente por la noche. Mejora con una nueva ingesta o con alcalinos. Su evolución tiende a la cronicidad. (Lozano, 2000). Este cuadro clínico se presenta en el 50 a 70% de úlceras duodenales y 50% de úlcera gástrica. Los demás casos pueden debutar con dolor o molestias atípicas o con complicaciones como sangrado digestivo con o sin dolores previos. (Truyols Bonet, Martínez Egea, & García Herola, 2006).

Diagnóstico

Los principales objetivos al momento del diagnóstico son los siguientes: descartar patología tumoral, confirmar la presencia de úlcera péptica e identificar la presencia o no de Hp.

Examen físico

La exploración física en úlcera péptica no complicada puede ir desde lo normal hasta dolor a la palpación profunda en epigastrio, lo cual es inespecífico para el diagnóstico, por lo que es importante durante la exploración, buscar signos de complicación: palidez mucocutánea (sangrado), abdomen en tabla (irritación peritoneal por perforación). (Truyols Bonet, Martínez Egea, & García Herola, 2006).

Exámenes complementarios
Endoscopía digestiva alta

Es un método diagnóstico invasivo, considerado el Gold Estándar para el estudio de enfermedad gastroduodenal. Se realiza la introducción de un fibroscopio flexible conectado a un video que permite la visualización directa de la anatomía del tracto digestivo alto y la identificación de lesiones y sus características (localización, tamaño, estadiaje) además de tomar al mismo tiempo tomar una muestra para biopsia para estudios complementario como estudio histopatológico, cultivo para Hp y la prueba de ureasa. Sus indicaciones son:

- Diagnosticar úlcera péptica y obtención de biopsia
- Comprobación de cicatrización después de las 8 a 12 semanas de
- tratamiento
- Persistencia de sintomatología después de 8 semanas de tratamiento farmacológico
- Historia previa de úlcera péptica
- Radiología baritada sospechosa
- Diagnóstico de complicaciones

Radiología con contraste baritado

Se administra el contraste por vía oral para identificar las lesiones cuando el bario se deposita en el nicho ulceroso. Tiene una sensibilidad del 90%. Esta técnica ha caído en desuso por el desarrollo de la endoscopía digestiva alta. Su uso se ha limitado en casos de falta de accesibilidad o contraindicación de endoscopia.

Test rápido de ureasa

Permite identificar la presencia o no de Hp ya que este microorganismo produce ureasa que hidroliza la urea en amonio. Si en la muestra está presente el Hp, se produce un cambio de pH al contacto con urea, produciendo un cambio de color de amarillo a rosa. Tiene una sensibilidad del 88-95%, especificidad del 95-100%. (Grupo SAGESSA, 2010).

Tratamiento
Abordaje no farmacológico
- Evitar el consumo de bebidas alcohólicas, café y té.
- Evitar el consumo de leche y derivados ya que la proteína de la leche y el calcio estimulan la producción de ácido.
- Suprimir el consumo de tabaco y abstenerse de fármacos ulcerogénicos.
- Indicar una dieta fraccionada en cinco o seis porciones de alimentos al día, equilibrada y evitando alimentos que generen molestias
- Educar al paciente sobre el cambio de coloración de heces y signos de alarma de sangrado digestivo alto. (Lanas, Piqué, & Ponce, 2001).

Abordaje farmacológico
Esquemas farmacológicos

Asociada a Hp	Erradicación + Tratamiento antisecretor por 2 meses (úlcera gástrica) O Erradicación sin tratamiento antisecretor (úlcera duodenal	1era línea (Triple terapia)	Omeprazol 20 mg c/12h + Claritromicina 500 mg c/12h + Amoxicilina 1 gramos c/12 h x14 DIAS
			Ranitidina 400 mg c/12h + Claritromicina 500 mg c/12h + Amoxicilina 1 gramos c/12 h x14 DIAS
		Alergia a penicilinas	Omeprazol 20 mg c/12h + Claritromicina 500 mg c/12h + Metronidazol 500 mg c12/h x14 DIAS
		2da línea (Cuádruple terapia)	Omeprazol 20 mg c12/h + Bismuto 120 mg c/6h + Tetraciclina 500 mg c/6h + Metronidazol 500 mg c/8h x14 DIAS
Asociada a AINEs	Suspender AINES	Posible	Suspender + Tratamiento antisecretor 6 a 8 semanas (Gástrica) o, Suspender + Tratamiento antisecretor 4-6 semanas
		No posible	IBPs por 12 semanas
No asociada a Hp ni AINEs	Tratamiento antisecretor 6 a 8 semanas (Gástrica) o, Tratamiento antisecretor 4-6 semanas (Duodenal)		

Ilustración 2 Tratamiento de úlcera péptica. Fuente: (Ferrer López, Pérez Pozo, & Herrerías Gutierrez), (Crowe, 2019) Elaboración: MD. Sofía Flores G.

Fármacos antiulcerosos

Inhibidor de la Bomba de Protones (IBPs): actúan inhibiendo la sobre la H*K*ATPasa en las células parietales, impidiendo la liberación de hidrogeniones en la luz gástrica para unirse al cloro y formar ácido clorhídrico. Su efecto es de 24 horas. Dentro de este grupo se encuentra el Omeprazol, lansoprazol, pantoprazol y esomeprazol.

Antagonistas de los receptores H2: bloquean por competencia los receptores H2 de las células parietales inhibiendo la producción de secreción ácida, Deben ser administrados por la noche cuando la producción de histamina es mayor. Su efecto dura 10 a 12 horas. Sus principales exponentes son la ranitidina y la cimetidina.

Uso de antiácidos: Dentro de éstos se encuentran el hidróxido de aluminio y de magnesio en combinación con magaldrato o almagato. Su uso está indicado para el alivio sintomático. Su administración debe ser 1 a 3 horas posterior a la ingesta y una dosis nocturna para contrarrestar la secreción ácida. Sin embargo, puede enmascarar los síntomas por lo que al momento su uso es controvertido.

Protectores de la mucosa: se utilizan como profilaxis en la úlcera por estrés, inhibir la secreción ácida y favorecer la cicatrización. Dentro de ellos se encuentra el sucralfato, citrato de bismuto, el acexamato de zinc y las prostaglandinas.

Erradicación de Helicobacter pylori: el uso de triple terapia (tratamiento de primera línea) ha demostrado la erradicación en el 90% de los casos. Es importante educar sobre la importancia del apego al tratamiento. (Regalado & Sanchez, 2012).

Abordaje quirúrgico

La realización de vagotomía gástrica o troncular se indica en caso de complicaciones como hemorragia, perforación o estenosis, además de úlceras refractarias a los tratamientos descritos.

Criterios de derivación al especialista

- Fracaso de dos tratamientos erradicadores en pacientes ulcerosos.
- Pacientes con sospecha tumoral o con lesión de riesgo de neoplasia que requiere vigilancia estrecha.

Complicaciones

La historia natural de la úlcera péptica presenta una tendencia a la resolución espontánea mediante la cicatrización. La prevalencia de complicaciones es del 35% en pacientes ulcerosos, siendo con mayor frecuencia la penetración y la hemorragia las principales.

Penetración: más frecuente en úlceras duodenales que penetran hacia órganos vecinos como vía biliar, hígado, páncreas, colon y epiplón. Su incidencia ha disminuido gracias a los nuevos abordajes terapéuticos, pero debe sospecharse ante la evolución del dolor, que inicialmente es estacional y se transforma en un dolor prolongado, persistente y con escasa mejoría con la ingesta alimenticia.

Hemorragia digestiva: es la complicación más frecuente, el 50 a 80% de los pacientes requieren hospitalización.

Perforación: ocurre entre el 5 a 10% de pacientes con úlcera, siendo la complicación más grave. Se habla de perforación cuando la lesión penetra la pared de estómago o duodeno y accede hacia la cavidad abdominal, provocando un intenso dolor epigástrico con irradiación hacia espalda u hombro derecho, en la exploración física se encuentra abdomen en tabla y su diagnóstico se realiza mediante radiografía donde se evidencia la presencia de gas libre en cavidad peritoneal. Las perforaciones son una urgencia que requiere manejo quirúrgico inmediato.

Obstrucción pilórica: se produce la reducción de la luz cuando la úlcera se encuentra dentro del canal pilórico y genera una intensa reacción inflamatoria. Esta complicación se presenta en; 5% de pacientes.

1.Bravo, L. (2003). Helicobacter pylori: patología y prevalencia en biopsias gástricas en Colombia. Revista Colombiana Médica Vol 34, 124-131.

2.Crowe, S. (02 de Octubre de 2019). Treatment regimens for Helicobacter pylori. Obtenido de UpToDate.

3.Ferrer López, I., Pérez Pozo, J., & Herrerías Gutierrez, J. (s.f.). Guía de seguimiento farmacoterapéutico sobre úlcera péptica. Granada: Espai Gráfic Anagrafic, S.L.

4.Grupo SAGESSA. (2010). Guía de Manejo de la Úlcera Péptica. Cataluña.

5.Lanas, A., Piqué, J., & Ponce, J. (2001). Estrategia clínica para el paciente que precisa antiinflamatorios no esteroides: posición de los inhibidores de la COX-2. Gastroenterología y Hepatología, 22-36.

6.Lozano, J. (2000). La úlcera péptica y su tratamiento (I). Etiología, clínica, diagnóstico y medidas higienicodietéticas. Offarm, 110-117.

7.Ortega, J. (2010). Infección por Helicobacter pylori en pacientes sintomáticos con patología gastroduodenal benigna: Análisis de 5664 pacientes. Rev. méd. Chile vol.138, 529-653.

8.Regalado, A., & Sánchez, L. (2012). Tratamientos convencionales y medicina alternativa de la úlcera péptica. Revista Cubana de Farmacia, 127-137.

9.Rodríguez, M. (2005). Prevalence of Helicobacter pylori infection in Fortaleza, Northeastern Brazil. Rev. Saúde Pública vol.39, 847-849.

10.Truyols Bonet, J., Martínez Egea, A., & García Herola, A. (2006). Úlcera gástrica y duodenal. Guía de Actuación Clínica en A.P., 1-27.

11.Vásquez Buitrón, P. (Enero de 2013). Repositorio USFQ. Obtenido de Prevalencia de infección por Helicobacter pylori y asociación con patologías gástricas en pacientes adultos de chequeo ejecutivo desde enero del 2010 hasta septiembre del 2012 del Hospital MetropolitanoQuito-Ecuador:http://repositorio.usfq.edu.ec/bitstream/23000/1503/1/104865.pdf

CAPÍTULO 4 (c.)

Juan Francisco Jácome Calle
Hemorragia Digestiva

Introducción

La hemorragia digestiva es toda pérdida sanguínea provocada por una o varias lesiones primarias o secundarias situadas en el tracto gastrointestinal que comprenderá su localización de la boca o esófago (dependiendo del autor) hasta el ano. (Cándido Villanueva, Juan García Pagán y Antonio Hervás, 2015) (Arias, 2013) (Riga, 2017) (Jorge Arap, Orestes Mederos, Juan García y Anniuska Diaz).

Existen distintos tipos de clasificación de las hemorragias digestivas, dependiendo de: sitio de origen de la hemorragia, grado de visibilidad y la cuantía de la pérdida sanguínea. (GALINDO, 2019) (Riga, 2017) (Andrés González, Nelida García y Susana Esteban, 2010).

Sitio de origen
Hemorragia digestiva alta

- Comprende las hemorragias ocurridas desde la faringe hasta el ángulo de Treitz (ángulo duodenoyeyunal).
- Alcance visual de lesiones mediante endoscopía superior.
- El origen gastroduodenal es el más frecuente entre el resto de localizaciones.
- La hemorragia superior / alta es 5 veces más frecuente que las bajas.
- Método de estudio: endoscopia digestiva alta. (GALINDO, 2019) (GALINDO, 2019) (Arias, 2013).

Hemorragia digestiva baja

- Hemorragias que van desde el ángulo duodenoyeyunal hasta el ano.
- Principales métodos de estudio: rectosigmoideoscopìa y la colonoscopia.
- (GALINDO, 2019).

Grado de visibilidad

Visible, hemorragias que se presentan en forma de:

Hematemesis: Pérdida de sangre (fresca) junto a vómito, esta será una señal clara de una hemorragia digestiva alta. Para que esta pérdida se manifieste como melena la pérdida debe corresponder a un mínimo de 50 ml – 60 ml. (Cándido Villanueva, Juan García Pagán y Antonio Hervás, 2015) El origen de la hemorragia puede corresponder a distintos sitios anatómicos como:

- Esófago
- Estómago
- Duodeno
- Primeras asas de yeyuno (GALINDO, 2019).

Pseudo Hematemesis: se da por ingesta reciente de: gaseosas, café, vino tinto, tomate, chocolate negro y cerezas que pueden dar al vómito un aparente aspecto de hematemesis, además los casos de isquemia mesentérica y la obstrucción intestinal mecánica cursan con vómitos de características similares a la digestión hemática. (Jorge Arap, Orestes Mederos, Juan García y Anniuska Diaz).

Melena: deposición fecal negra, alquitranadas, mal olientes, que adquiere estas características por la degradación de la hemoglobina en hematina y la acción de la flora microbiana entérica sobre la sangre. El origen de la pérdida sanguínea está por encima del colon izquierdo, siendo la zona gastroduodenal la que presenta mayor frecuencia de hemorragias. Una vez detenido el origen de la hemorragia que provocó la melena, puede persistir varios días las deposiciones de características melénicas dependiendo de la velocidad del tránsito digestivo que continuará el proceso digestivo de la hemoglobina. (GALINDO, 2019) (Arias, 2013).

Pseudomelenas: La ingestión de ciertos alimentos o medicamentos como: sangre cocida, espinacas, calamares en tinta, sales de bismuto y hierro pueden provocar un aspecto fecal similar a una melena. (Jorge Arap, Orestes Mederos, Juan García y Anniuska Diaz).

Hematoquecia: Es una deposición con sangre rutilante (pura), roja, que puede o no presentar coágulos (su presencia demostraría un retardo en la evacuación), al igual de que puedo o no presentar materia fecal. Las hematoquecias suelen corresponder a orígenes de colon distal y recto. De ser su origen superior al colon distal existiría un tránsito intestinal acelerado. (GALINDO, 2019) La hematoquecia también es signo de una hemorragia digestiva alta masiva que tenga una pérdida de mínimo 1000 ml de sangre que por lo general se acompañará de un tránsito intestinal rápido. (Jorge Arap, Orestes Mederos, Juan García y Anniuska Diaz).

Proctorragía: Al igual que la hematoquecia es sangre roja rutilante pero no mezclada con materias fecales en ningún caso. Esta manifestación la suele encontrar el paciente al defecar o en su aseo diario. De existir coágulos se nos indicaría un retardo en el vaciamiento de la ampolla rectal. (GALINDO, 2019) (Jorge Arap, Orestes Mederos, Juan Garcia y Anniuska Diaz).

Oculta, comprenden esta categoría las hemorragias no evidentes para el médico o el paciente, además de las hemorragias no detectadas por métodos de rutina como sangre oculta en heces, esto se suele presentar en casos como el sangrado mínimo del intestino delgado: (GALINDO, 2019).

- Sangre oculta: sangre que se encuentra en materia fecal, que no se puede
- apreciarse de forma macroscópica por lo que precisa estudio de laboratorio para su detección y confirmación.
- Hemorragia digestiva oculta: hemorragia sospechada por anemia o por hallazgos de sangre oculta en materia fecal, que exige un estudio endoscópico alto y de no encontrarse la fuente en este estudio directo se deberá proceder a realizar una colonofibroscopía, posterior a este par de estudios se podría proceder al estudio del intestino delgado de ser necesario para encontrar el origen de la hemorragia. (GALINDO, 2019) (Jorge Arap, Orestes Mederos, Juan Garcia y Anniuska Diaz).
- El sangrado oscuro: sangrado gastrointestinal que persiste sin una etiología clara encontrada a pesar de la realización de un estudio de endoscópicos, esta categoría presenta dos subdivisiones:
- Sangrado oscuro oculto: presencia de exámenes positivos de sangre oculta en heces con o sin anemia ferropénica y sin una pérdida de sangre franca mencionado por el médico o el paciente.
- Sangrado oscuro evidente se define como un sangrado evidente clínicamente por el paciente que persiste luego de la realización de exámenes endoscópicos donde no se encontraron sitios diana de sangrado. (Alberto Angel MD., Germán Rosero MD.,Mauricio Crispín MD., Joaquín Valencia MD.,Andrés Muñoz MD., Antonio Cadavid MD.*, 2017).

con respecto a la prueba de sangre oculta, existen varias especificaciones que pueden darnos resultados falsos positivos y falsos negativos, estos datos son resumidos en la Tabla 1.

Falsos Positivos	Falsos Negativos
Carne cruda o mal cocida	Vitamina C
Rábanos	Almacenamiento de la muestra
Nabos	por más de cuatro días.
Sulfato ferroso	Reactivos caducados
Tomates	Tránsito intestinal lento
Cerezas frescas	Sobrecrecimiento bacteriano
Sobrecrecimiento bacteriano	
Menstruación	

Tabla 1. Falsos positivos y negativos en examen de Sangre oculta en heces. (Andrés González, Nelida García y Susana Esteban, 2010)

Cuantía de la pérdida sanguínea:

La cuantía de la pérdida sanguínea será evaluada por los signos y síntomas que manifieste el paciente y mediante estos datos se podrá interpretar un valor aproximado de la pérdida. (Tabla 2)

Grado de pérdida sanguínea	Características
HD leve	Pérdida sanguínea <15%/ <750cc de volemia. Cambios hemodinámicos mínimos. De precisar un tratamiento por la pérdida de volemia se puede optar por la ingesta líquida oral o la administración intravenosa de 500 ml de solución salina isotónica.
HD moderada	Pérdida sanguínea entre 15 y 30% de volemia / 750 a 1500cc. Alteraciones clínicas que buscan compensar los cambios (frecuencia cardíaca >100/minuto, pulso de amplitud disminuida y frecuencia respiratoria aumentada)

HD grave	Pérdida sanguínea entre 30 a 40% de volemia /1500 a 2000cc. Paciente confuso, palidez en mucosas, frecuencia respiratoria superior a 30/minuto, frecuencia cardíaca superior a 120/minuto, presión arterial disminuida y llenado capilar lento.
HD masiva	La pérdida sanguínea > 40%de volemia/ > a 2000cc. El paciente se encuentra en un GLASGOW disminuido que puede llegar al coma, palidez en piel y mucosa, frecuencia cardíaca >140/minuto, pulso es filiforme y taquisfigmia, el llenado capilar podría llegar a ser ausente, la presión arterial se encontrará completamente disminuida llegando a ser de difícil hallazgo la presión diastólica y oliguria franca (shock hipovolémico).

Tabla 2. Cuantía de la pérdida sanguínea en Hemorragias digestivas. (Alberto Angel MD., Germán Rosero MD.,Mauricio Crispín MD., Joaquín Valencia MD.,Andrés Muñoz MD., Antonio Cadavid MD.*, 2017) (GALINDO, 2019) (Cándido Villanueva, Juan García Pagán y Antonio Hervás, 2015).

Con esta clasificación de pérdida hemática se puede clasificar el volumen pérdida y el tipo de tratamiento que necesita de forma inmediata para compensar las pérdidas existentes. De esta manera se recuperará la volemia perdida mediante el uso de cristaloides o coloides a un ritmo adecuado dependiendo del caso, ya que si se lo hace muy lento no se podría ayudar a evitar un caso de shock y si se lo hace muy rápido se podría favorecer la pérdida hemática, por lo mismo la importancia de esta clasificación para conocer en qué estadio se encuentra el paciente y realizar la reposición respectiva.

Se necesitará de UCJ para reponer volemia en el caso de descensos de HB por debajo de 7g/dl. (Cándido Villanueva, Juan García Pagán y Antonio Hervás, 2015) (Andrés González, Nelida García y Susana Esteban, 2010).

Tratamiento
El protocolo general a seguir en cualquier caso de hemorragia digestivas, independientemente del origen es:
• Reanimación hemodinámica
• Búsqueda de origen del sangrado
• Detener la hemorragia activa
• Tratar el trastorno base
• Prevenir la recurrencia de la hemorragia. (GALINDO, 2019)

Existen varios factores que han contribuido en gran medida a posponer o evitar el tratamiento quirúrgico en el manejo de las hemorragias digestivas, entre estos factores se destaca el conocimiento de la fisiopatología del shock hipovolémico que ayuda a diagnosticar y tratar de mejor manera a los pacientes con distintos grados de pérdidas hemáticas, a esto se suma la endoscopía que ha podido ser usada como diagnóstico y tratamiento. (GALINDO, 2019) (Arias, 2013) (Cándido Villanueva, Juan García Pagán y Antonio Hervás, 2015).

De existir inestabilidad hemodinámica o riesgos altos de recidivas el paciente debe ser ingresado para un monitoreo cercano estricto, donde un parámetro obligatorio a evaluar y cuantificar será el control de diuresis del paciente para conocer su estado. (Cándido Villanueva, Juan García Pagán y Antonio Hervás, 2015).

Hemorragia Digestiva Alta
La podemos encontrar manifestada en hematemesis, melenas y hematoquecia que ya han sido descritas previamente en este capítulo.

Etiopatogenia Hemorragia Digestiva Alta
Se ha dividido su etiología en relación a sus frecuencias en tres categorías: más frecuente, poco frecuente y causas raras. (Tabla 3).

Frecuencia	Tipo de lesión
La más frecuente	Lesiones agudas de la mucosa gástrica (Gastritis erosiva) Síndrome de Mallory-Weis Úlcera de Dieulafoy Úlcera gastroduodenal Várices esofágicas
Poco frecuentes	Duodenitis erosiva Ectasias vasculares Enfermedad Osler Weber Rendu Esofagitis péptica Gastropatía hipertensiva portal polipos. Hemangiomas Neoplasias
Causas raras	Fístula aorticamesentérica De origen hepatobiliar De origen pancreático

Tabla 3. Etiología hemorragia digestiva alta. (GALINDO, 2019) (Arias, 2013) (Alberto Angel MD., Germán Rosero MD.,Mauricio Crispín MD., Joaquín Valencia MD.,Andrés Muñoz MD., Antonio Cadavid MD., 2017) (Andrés González, Nelida García y Susana Esteban, 2010) (Elena García , Guillermo Alcaín, Juan Cañero, Luis Vazquez , 2003) (Ernesto Casamayor, 2010) (IntraMed, 2019)*

Se debe sumar a la Tabla 3, la posible existencia de hemorragia digestiva alta indeterminadas, donde su origen radica en hemorragias que ya se han detenido y por lo mismo no se las logra apreciar en la endoscopia, más si su afección en alteraciones de biometría hemática. (GALINDO, 2019) (Andrés González, Nelida García y Susana Esteban, 2010). Se debe tener en cuenta la ingesta crónica de AINE como uno de los orígenes probables de la Úlceras, por lo mismo la importancia de una buena anamnesis al paciente posterior a la estabilización del cuadro. (Cándido Villanueva, Juan García Pagán y Antonio Hervás, 2015).

Diagnóstico Hemorragia Digestiva Alta
La endoscopia es el procedimiento idóneo para el diagnóstico, pudiéndose extender su función a evaluación pronóstica y tratamiento de la causa base. Para que se puedan cumplir estas funciones es necesario que el equipo de endoscopia se encuentre correctamente equipado más la existencia de personal de enfermería adiestrado en endoscopia terapéutica, de esta manera la ayuda brindada al paciente será completa disminuyendo así procedimientos posteriores que causarán molestias al paciente en todo sentido. (GALINDO, 2019) (Riga, 2017) (Elena García , Guillermo Alcaín, Juan Cañero, Luis Vázquez , 2003).

Previo a la realización del examen endoscópico, se debe asegurar la vía aérea del paciente, esta forma de preservar vía aérea dependerá del estado de conciencia que presente el sujeto a ser estudiado, pudiendo llegar a ser necesario intubación. (Cándido Villanueva, Juan García Pagán y Antonio Hervás, 2015) De existir sangrados activos de gran cuantía que formen coágulos de gran tamaño que limiten la visibilidad se procederá a realiza un lavado mediante sonda despejando el conducto a ser examinado. (GALINDO, 2019).

En el proceso de endoscopia podemos lograr predecir la probabilidad de recidivas con relación a las características que se vayan encontrando como la presencia de un sangrado activo o no, y el tipo de sangrado encontrado. Existe la clasificación de Forrest que nos ayudará a poder realizar esta predicción. (Tabla 4) (Cándido Villanueva, Juan García Pagán y Antonio Hervás, 2015) (Andrés González, Nelida García y Susana Esteban, 2010) (Elena García , Guillermo Alcaín, Juan Cañero, Luis Vazquez , 2003) (Elena García , Guillermo Alcaín, Juan Cañero, Luis Vázquez , 2003) (Ernesto Casamayor, 2010).

Grado de Forrest	Descripción	% de Recidivas
>Ia	Sangrado activa arterial en jet o en chorro	90%
Ib	Sangrado rezumante o en "sábana"	60-80%
IIa	Vaso visible en el lecho de la lesión.	50%
IIb	Coágulo fresco adherido	25-30%
IIc	Manchas hematínicas (oscuras)	7-10%
III	Lesión con base limpia, cubierta por fibrina.	3-5%

Tabla 4. clasificación de Forrest. (Cándido Villanueva, Juan García Pagán y Antonio Hervás, 2015) (Riga, 2017) (Jorge Arap, Orestes Mederos, Juan Garcia y Anniuska Diaz) (Elena García , Guillermo Alcaín, Juan Cañero, Luis Vazquez , 2003) (Ernesto Casamayor, 2010)

La escala Blatchford, es un método que nos ayuda en los casos de hemorragia digestiva alta no varicosa en su diagnóstico, tratamiento y seguimiento por lo mismo de su importancia en estos puntos. Se usan datos clínicos y analíticos en pacientes carentes de previa endoscopia digestiva alta. Entre menor sea el resultado sumado, mayor será el riesgo del paciente evaluado. (Recio, y otros, 2015) (Winograd, Infante, Guisado, Angulo, Gonzalez, & Williams, 2015) (Tabla 5).

Marcadores de riesgo a la admisión	Valores en la escal
Urea plasmática (mg/dl)	
≥38 < 47	2
≥47 < 58	3
≥58 <147	4
≥147	6
Hemoglobina (g/dl) Varones	
≥12.0 < 13.0	1
≥10.0 < 12.0	3
<10	6
Hemoglobina (g/dl) Mujeres	
≥10.0 < 12.0	1
<10	6
Tensión arterial sistólica (mmHg)	
100-109	1
90-99	2
<90	3
Otros marcadores	

Pulso ≥100 lpm	1
Presentación con melenas	1
Presentación con síncope	2
Enfermedad hepática previa (Historia conocida o evidencia clínica, analítica de enfermedad crónica o aguda)	2
Fallo cardíaco (Historia conocida o evidencia clínica o ecocardiograma de fallo cardíaco.	2

Tabla 5. Escala de Glasgow-Blatchford (Recio, y otros, 2015)
(Winograd, Infante, Guisado, Angulo, Gonzalez, & Williams, 2015)

Tratamiento Hemorragia Digestiva Alta

El tratamiento estará basado en detener la hemorragia activa y prevenir las recidivas a corto y largo plazo. Con el uso de la endoscopia diagnóstica y tratamiento se logra reducir de gran medida el número de recidivas y complicaciones. El tratamiento endoscópico está indicado en las úlceras que presenten hemorragias activas o vasos visibles de forma clara ni sangrantes (GALINDO, 2019) (Cándido Villanueva, Juan García Pagán y Antonio Hervás, 2015) (Clinic, 2019).

Posterior a la estabilización del paciente se debe proceder con la búsqueda de la causa base del sangrado, previamente se ha adjuntado la Tabla 3 con un resumen de etiologías anotado en orden de frecuencia. (Cándido Villanueva, Juan García Pagán y Antonio Hervás, 2015) (Jiménez, 2017).

Para la evaluación del pronóstico del paciente, y con ello la decisión de hospitalización del mismo, tratamiento ambulatorio o UCI existen distintas escalas como el índice de Blatchford y el índice de Rockall (Tabla 6).

Con la siguiente interpretación del índice de Rockall:
- Riesgo bajo: puntuación ≤ 2.
- Riesgo intermedio: puntuación de 3-5.
- Riesgo alto: puntuación de 6-12 (Winograd, Infante, Reyes, Angulo, González, & Williams, 2015).

En dependencia de estos criterios se decide la hospitalización y necesidad o no de UCI del paciente o por lo menos de la preparación de un espacio en UCI de ser necesario. (Winograd, Infante, Reyes, Angulo, González, & Williams, 2015).

Parámetro	Puntuación
Edad	
<60 años	0
60-79	1
≥ 80 años	2
Hemodinámica	
Sin shock (PAS > 100; FC <100)	0
Taquicardia (PAS > 100; FC >100)	1
Hipotensión (PAS < 100)	2
Comorbilidad	
Sin enfermedades asociadas	0
Enfermedades asociadas graves	2
Insuficiencia renal, cirrosis, neoplasias	3

Endoscopias	
Sin lesiones ni signos de hemorragias recientes o signos de Mallory Weiss	0
Resto de lesiones	1
Neoplasias	2
Sin signos de hemorragia (Forrest IIc o III)	0
Sangre fresca (o resto de forrest)	2
Región según el total de puntos	
Riesgo bajo	≤ 2 puntos
Riesgo intermedio	3-4 puntos
Riesgo alto	≥ 5 puntos
PAS = presión arterial sistólica / FC = frecuencia cardiaca	

Tabla 6. Índice de Rockall. (Cándido Villanueva, Juan García Pagán y Antonio Hervás, 2015) (Colomo, 2016) (IntraMed, 2019)

Hemorragia Digestiva Baja
Etiopatogenia Hemorragia Digestiva Baja

Se ha dividido su etiología en relación a grupos etarios: lactantes, niños, adolescentes, adultos ancianos y finalmente se mencionan etiologías que se presentan en todas las edades. (Tabla 7).

Grupo etario	Principales etiologías
Lactante	Inavaginación intestinal Obstrucción intestinal Diarreas infecciosas Divertículo de Meckel
Niños	Invaginación intestinal Divertículo de Meckel Enfermedades inflamatorias (colitis) Pólipos juveniles Duplicación intestinal Malformaciones vasculares Angiodisplasias del intestino delgado
Adolescentes	Divertículo de Meckel Pólipos colorectales Enfermedades inflamatorias (colitis ulcerosa) Enterocolitis infecciosa Malformaciones vasculares
Adultos	Enfermedad diverticular del colon Enfermedades inflamatorias (Crohn, colitis ulcerosa) Cáncer colorectal Patología orificial Pólipos de colon y recto Angiodisplasia
Ancianos	Enfermedad diverticular del colon Isquemia intestinal Angiodisplasia Cáncer colorectal Ectasias vasculares del colon

Tabla 7. Etiopatogenia Hemorragia Digestiva Baja. (GALINDO, 2019) (Riga, 2017) (Andrés González, Nelida García y Susana Esteban, 2010) (OLGA MERINO, JAVIER BUSTAMANTE Y JOSÉ RAMÓN, 2003).

Las etiologías que se presentan independientemente de edad son: enterocolitis severa de cualquier Origen y discrasias sanguíneas. (GALINDO, 2019)

Diagnóstico Hemorragia Digestiva Baja

El estudio de la hemorragia digestivas bajas se procede a dividir en tres regiones: anoscopia, rectosigmoidoscopia y colonoscopia. Estos exámenes serán operador dependientes basados en la habilidad para la búsqueda, lavado y aspiración del contenido para buscar las lesiones ya mencionadas y según el caso se podrá analizar la posibilidad de poder realizar un tratamiento y posiblemente con ello dar por concluido el caso o causa de la lesión. (GALINDO, 2019) (Andrés González, Nelida García y Susana Esteban, 2010) (Carmenza Sandoval, Adán Lúquez, Hernando Marulanda y William Otero , 2017).

Colonoscopia

Ventajas	Desventajas
Método de primera elección en hemorragia digestiva baja.	Limitaciones: Mala limpieza del colon Hemorragia cuantiosa Falta de experiencia del operador
Alta probabilidad de llegar a un diagnóstico (90%) en condiciones adecuadas y proceder con el tratamiento de forma inmediata.	En malas condiciones diagnóstico entre el 30% - 80%.
Se puede realizar un tratamiento inmediato con electrocoagulación.	Se necesita preparación previa de paciente que podría agravar lesiones (limpieza colon)

Tabla 8. Ventajas y desventajas de la colonoscopia. (GALINDO, 2019) (Nantes Castillejo, Borobio Aguilar Y Borda Celaya., 2019)

Cápsula endoscópica

Ventajas	Desventajas
Usada principalmente en hemorragia de causa no diagnosticada por métodos endoscópicos.	Preparación del paciente con tres días de antelación con dieta pobre en residuos.
Fácil deglución por su diámetro (2.6 x 1.1cm.).	Se requiere del uso de laxante 24 horas antes del examen.
Grabación de imágenes en registrador tipo "Holter".	Se requiere de un ayuno mínimo de 12 horas.

Entre los factores pronósticos del paciente podemos encontrar sus signos villares y más manifestaciones estipuladas entres los siete factores predictivos de Strate. (Tabla 10)

Factores Pronóstico de Strate
1.- Frecuencia cardíaca ≥ 100
2.- Tensión arterial sistólica ≤ 115
3.- Síncope
4.- Abdomen no doloroso
5.- Sangrado en las primeras 4 horas de hospitalización
6.- Presencia de 2 o más comorbilidades
7.- Medicación con ácido acetilsalicílico
Riesgo según el total de puntos

Riesgo alto	≥ 4 factores
Riesgo medio	1 a 3 factores
Riesgo bajo	ningún factor

Tabla 10. Factores pronósticos de Strate (Cándido Villanueva, Juan García Pagán y Antonio Hervás, 2015) (Jorge Arap, Orestes Mederos, Juan Garcia y Anniuska Diaz)

Tratamiento Hemorragia Digestiva Baja

De forma ventajosa el 70 por ciento de las hemorragias digestivas bajas se detienen de forma espontánea. Posterior a la identificación del sitio de origen de la hemorragia se buscará la hemostasia ya sea por vía endoscópica o endovascular. (GALINDO, 2019) (Cándido Villanueva, Juan García Pagán y Antonio Hervás, 2015) (David De Rungs, Marivi Ruiz, Luis Charúa y André Baldin, 2014).

Como última elección y posterior a agotar todos los recursos previos la laparotomía exploradora donde se usarán los métodos de transiluminación para realizar el diagnóstico y posterior a esto tomar la decisión de tratamiento a seguir en la cirugía. (GALINDO, 2019) (Andrés González, Nelida García y Susana Esteban, 2010) (Carmenza Sandoval, Adán Lúquez, Hernando Marulanda y William Otero , 2017).

1.Elena García , Guillermo Alcaín, Juan Cañero, Luis Vazquez . (8 de 04 de 2003). HEMORRAGIA DIGESTIVA EN EL ÁREA DE URGENCIAS . Obtenidohttp:// w w w . m e d y n e t . c o m / u s u a r i o s / j r a g u i l a r / Manual%20de%20urgencias%20y%20Emergencias/hemodige.pdf

2.Alberto Angel MD., Germán Rosero MD.,Mauricio Crispín MD., Joaquín Valencia MD.,Andrés Muñoz MD., Antonio Cadavid MD.*. (01 de 08 de 2017). Comité de Cirugía Gastrointestinal ACC. Obtenido de https://www.ascolcirugia.org/images/resources/PDF/ guiasCirugia/sangradoDigestivo.pdf

3.Andrés González, Nelida García y Susana Esteban. (2010). Hemorragia gastrointestinal. Protocolos diagnóstico-terapéuticos de Urgencias Pediátricas SEUP-AEP, 103-115.

4.Arias, M. (2013). SANGRADO DIGESTIVO. REVISTA MEDICA DE COSTA RICA Y CENTROAMERICA LXX , 705-707.

5.Cándido Villanueva, Juan García Pagán y Antonio Hervás. (2015). Hemorragia gastrointestinal. Práctica Clínica en Gastroenterología y Hepatología, 55-85.

6.Carmenza Sandoval, Adán Lúquez, Hernando Marulanda y William Otero . (2017). Small Bowel Bleeding: Approach and Treatment. Asociaciones Colombianas de Gastroenterología, Endoscopia digestiva, Coloproctología y Hepatología, 245-257.

7.Clinic, M. (2019). Mayo Clinic. Obtenido de https://www.mayoclinic.org/es-es/diseases-conditions/gastrointestinal-bleeding/symptoms-causes/syc-20372729

8.Colomo, A. (2016). Hemorragia Digestiva alta: prevención y tratamiento . Universidad Autónoma de Barcelona.

9.David De Rungs, Marivi Ruiz, Luis Charúa y André Baldin. (2014). Manejo de la hemorragia del tubo digestivo bajo. MEDIGRAPHIC, 194- 202.

10.Ernesto Casamayor, Z. R. (2010). Upper digestive bleeding: current considerations about its diagnosis and treatment. SciELO Analytics.

11.GALINDO, F. (2019). Hemorragia digestiva. BUENOS AIRES: Universidad Católica Gastroenterológica.

12.IntraMed. (2019). Hemorragia Digestiva Alta. Libros Virtuales IntraMed.

13.Jiménez, L. (2017). UPPER GASTROINTESTINAL BLEEDING. Revista Médica Sinergia, 6-9.

14.Jorge Arap, Orestes Mederos, Juan García y Anniuska Diaz. (s.f.). HOSPITALES UNIVERSITARIOS CALIXTOGARCIA Y MANUEL FAJARDO . Obtenido de http:// www.sld.cu/galerias/pdf/uvs/cirured/sda_supercurso_1.pdf

15.Nantes Castillejo, Borobio Aguilar Y Borda Celaya. (2019). HEMORRAGIA DIGESTIVA BAJA. En B. A. Nantes Castillejo, HEMORRAGIA DIGESTIVA BAJA.

16.OLGA MERINO,JAVIER BUSTAMANTE Y JOSÉ RAMÓN. (2003). Hemorragia digestiva baja. GH CONTINUADA, 49-53.

17.Recio, J., Pilar, M., Peñ, J., Romero, E., Peña, M., Campo, E., y otros. (2015). Capacidad predictiva de la escala de Glasgow-Blatchford para la estratificación del riesgo de la hemorragia digestiva alta enun servicio de urgencias. Revista Española de Enfermedades Digestivas , 262-267.

18.Riga, C. (20 de 10 de 2017). organizacion SAP de Argentina. Obtenido de

19.https://www.sap.org.ar/docs/Congresos2017/CONARPE/Mi%C3%A9rcoles%2027-9/ dra_Riga_hemorragia_digestiva.pdf

20.Winograd, R., Infante, M., Guisado, Y., Angulo, O., Gonzalez, I., & Williams, E. (2015). Escalas de predicción en el pronóstico del paciente con hemorragia digestiva alta no varicosa. Revista Cubana de Medicina Milita, 73-85.

CAPÍTULO 4 (d.)

Luis Xavier Armijos León
Cirugía Bariátrica

Introducción

La obesidad se está convirtiendo en un problema sanitario de primera magnitud debido al rápido crecimiento de esta patología en los países occidentales y a las dificultades que entraña tanto su prevención como tratamiento. La obesidad es responsable directa del incremento progresivo en la incidencia de diabetes mellitus tipo 2, resistencia a la insulina, hipertensión arterial o dislipemia, factores que incrementan el riesgo cardiovascular. La obesidad se acompaña también de un aumento del riesgo de padecer otras comorbilidades que merman la capacidad física del individuo: síndrome de hipoventilación y trastornos respiratorios del sueño, reflujo gastroesofágico, colelitiasis, hígado graso, degeneración articular, disfunción hormonal femenina (amenorrea, infertilidad e hirsutismo), incontinencia urinaria y diferentes tipos de neoplasias (próstata, colon, mama, útero...), entre otras. Las personas con exceso de peso son frecuentemente estigmatizadas y, en consecuencia, padecen baja autoestima, dificultades en las relaciones interpersonales, disminución de la calidad de vida y posible discriminación en la búsqueda de empleo. (obesidad., 2004).

En Ecuador, entre las principales causas de muerte ocurridas en el 2016, se registraron las enfermedades isquémicas del corazón (10.15%) la Diabetes Mellitus (6,17 %), las enfermedades hipertensivas (4,35 %), enfermedades asociadas a obesidad, además tenemos un 26% de la población que sufre de sobrepeso u obesidad. (INEC, 2013).

En el año 2016 en el mundo existían 650 millones de obesos, cerca del 13% de la población adulta, 11% de hombres y 15 % de mujeres. El 39% de las personas adultas de 18 o más años tenían sobrepeso, (Organization., 2017).

Definición de obesidad

El sobrepeso y la obesidad se definen como una acumulación anormal o excesiva de grasa que puede ser perjudicial para la salud. El índice de masa corporal (IMC) es un indicador simple de la relación entre el peso y la talla que se utiliza frecuentemente para identificar el sobrepeso y la obesidad en los adultos. Se calcula dividiendo el peso de una persona en kilos por el cuadrado de su talla en metros (kg/m 2). (Salud., 2018).

Tabla 1. Clasificación de la Obesidad según el IMC.

	Valores límite del IMC(Kg/m2)
Peso insuficiente	<18.5
Normopeso	18.5 - 24.9
Sobrepeso grado I	25 - 26.9
Sobrepeso grado II (pre-obesidad)	27 - 27.9
Obesidad tipo I	28 - 34.9
Obesidad tipo II	35 - 39.9
Obesidad tipo III (mórbida)	40 - 49.9
Obesidad tipo IV (superobesidad)	50 - 59.9
Obesidad tipo V (súper superobesidad)	>60

Tomado y adaptado de la Sociedad Española para el estudio de la Obesidad (SEEDO 2004).

Indicaciones de Cirugía para la obesidad.

De acuerdo a las guías Europeas para el manejo de la obesidad los criterios de selección son personas que tengan un edad entre 18 a 60 años, IMC >40kg/m2, o > de 35 kg/m2 con comorbilidades asociadas psicopatológicas, cutáneas, ortopédicas, cardio-respiratorias, endocrinas, o metabólicas, que la obesidad mórbida esté establecida al menos 5 años, fracasos continuados a tratamientos conservadores debidamente supervisados, ausencia de trastornos endocrinos que sean causa de la obesidad mórbida, estabilidad psicológica, ausencia de abuso de alcohol o drogas, ausencia de alteraciones psiquiátricas mayores (esquizofrenia, psicosis), retraso mental, trastornos del comportamiento alimentario (bulimia nerviosa), capacidad para comprender los mecanismos por los que se pierde peso con la cirugía y entender que no siempre se alcanzan buenos resultados, comprender que el objetivo de la cirugía no es alcanzar el peso ideal, compromiso de adhesión a las normas de seguimiento tras la cirugía, consentimiento informado después de haber recibido toda la información necesaria (oral y escrita), las mujeres en edad fértil deberían evitar la gestación al menos durante el primer año post cirugía. (Yumuk V, 2015).

Cirugía Metabólica y Bariátrica
En 1981, Fabito, según citan Buchwald et al, introduce el concepto de gastroplastia vertical y, ese mismo año, Laws fue quizá el primero en asociar al grapado en continuidad gástrico un anillo de silastic para calibrar el orificio de salida e impedir así que su dilatación facilitase el vaciamiento del reservorio. La modificación de Mason en 1980, asociando un orificio que atravesaba todo el estómago y facilitaba la colocación del grapado y la anilla, ha sido la intervención de este tipo que más ha sobrevivido y más se ha realizado. (Buchwald, 2014).

Estas cirugías reducen el peso corporal y resuelve ampliamente las comorbilidades. Actualmente la cirugía Bariátrica es la más efectiva, segura y una opción terapéutica durable para pacientes con obesidad. (O, 2018) Los procedimientos más frecuentemente realizados en el mundo, con buenos resultados y seguimientos de 10 a 30 años son en orden de frecuencia, manga gástrica 45.9%, bypass gástrico en Y de Roux, 39.6%, banda gástrica ajustable laparoscópica 7.4%, derivación biliopancreática con cruce duodenal 1.1%. (Angrisani L, 2014).

Manga Gástrica
Inicialmente introducida como el primer paso para procedimientos como derivación biliopancreática o bypass gástrico, luego popularizado por Gagner por los buenos resultados a principios del 2000. (Gagner M, 2016) Indicaciones para este procedimiento incluyen pacientes considerados de alto riesgo, pacientes con trasplante renal y hepático, pacientes con IMC de 30 a 35 con comorbilidades. Las contraindicaciones son enfermedad por reflujo gastroesofágico, esófago de Barrett y la hernia hiatal. (RJ, 2012) En el 2017 una revisión sistemática mostró una pérdida de peso de 58% a 5 años de control. (Juodeikis, 2017).

En el 2016 una revisión sistemática mostró una resolución de la diabetes del 60.8%, con una disminución de la hemoglobina glicosilada de 8.3 a 6.7 % respectivamente. (NJ, 2016) En centros adecuados la morbilidad es de un 2.2% y la mortalidad de 0.0%. (N, 2010) Las complicaciones fueron de un 8.4%, fuga de 7.6% y se asoció a una alta tasa de mortalidad, a largo plazo la enfermedad por reflujo y el Barret son complicaciones de esta cirugía. (ES, 2016).

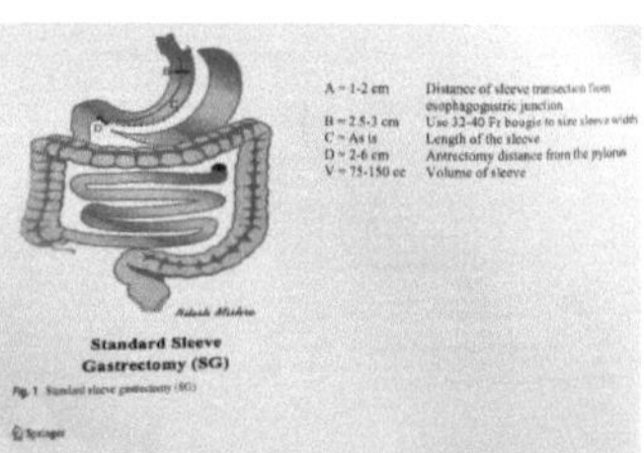

Imagen 1. Manga gástrica. Imagen recopilada del consenso mundial de procedimientos bariátricos (2019).

Banda gástrica más manga gástrica

La re-ganancia de peso y el la enfermedad por reflujo gastro-esofágico son complicaciones que se han visto a los 3 y 6 años de los controles de este tipo de cirugía. (Himpens J, 2010).

La pérdida de peso ha sido reportada 72.8% a los 3 años y 57.3 % a los 6 años de seguimiento. (J, 2010) El reservorio ha mostrado dilatarse en un estudio se revisó 88 de 937 pacientes en 6 años de seguimiento. (I, 2009)

Las indicaciones son en pacientes que tiene claras contraindicaciones para realizarse bypass gástrico o derivación bilio-pancreática. En estudios comparativos entre manga gástrica se apreció una pérdida de exceso de peso de 77.4 % al año, la misma que aumentó a 80% en la combinación de manga gástrica más banda gástrica a los 5 años. No se observó re ganancia de peso en el 97 % de los pacientes con manga más banda vs 80 % en la manga gástrica. (L,2018).

Las complicaciones incluyen erosión, infección, o contaminación de la banda, desplazamiento o rotación de la misma, e intolerancia a la comida sólida. (JM, 2017).

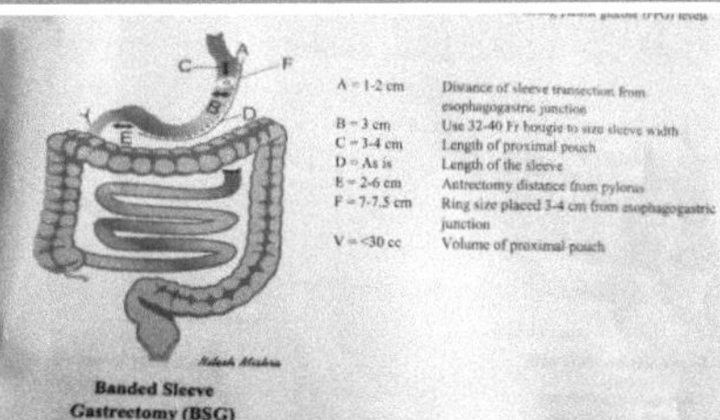

Imagen 2. Manga gástrica mas banda.
Imagen recopilada del consenso mundial de procedimientos bariátricos (2019).

Bypass Duodeno-ileal de una anastomosis con manga gástrica

Conocida como SADI-S, fue descrito y popularizado por Sánchez Pernaute y colaboradores. (Sánchez-Pernaute, 2017). Una manga gástrica más una duodeno-ileostomía a 250 cm de la válvula ileocecal ha demostrado ser más efectiva que la derivación biliopancreática con menos incidencia de diarrea y malabsorción de proteínas. (WA, 2018).

Está indicado para pacientes súper obesos, que ameriten gran pérdida de peso y control metabólico, o que han ganado peso luego de un procedimiento. (Sánchez.Pernaute, 2013).

Las complicaciones tempranas fueron pocas incluyen náusea, sangrado, y fuga anastomótica, a largo plazo complicaciones nutricionales tales como hipoalbuminemia, déficit de hierro, y también reflujo gastro-esofágico. (Brown WA, 2018).

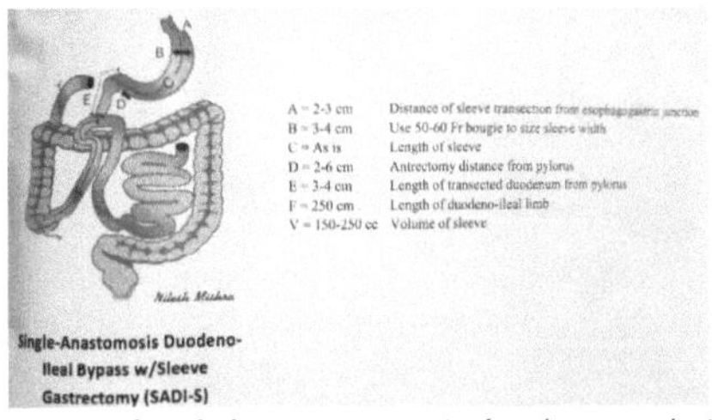

Imagen 3. Bypass Duodeno-ileal con anastomosis simple, más manga gástrica. Imagen recopilada del consenso mundial de procedimientos bariátricos (2019).

Bypass gástrico en Y de Roux

Es uno de los procedimientos más usados hoy en día previene el reflujo gastro-esofágico, siendo confiable, en la mayoría de los pacientes mejora o resuelve la hipertensión, dislipidemia, apnea del sueño, artritis, insuficiencia cardiaca congestiva, además que es utilizada como cirugía de revisión o conversión. (Rubino F, 2017).

Posee una pérdida de exceso de peso de 56 a 66 % a los dos años, con un 50% de mantenimiento a largo plazo. (Buchwald H, 2004) En estudios de seguimientos a 10 años resuelve el 50.0 a 80. 0 de Diabetes mellitus depende de la severidad y la duración de la enfermedad. (Mehaffey J, 2004).

La morbilidad es de 3.6 %, y la mortalidad de 0.14% la re ganancia de peso se la asocia a la bolsa gástrica muy grande y el lento vaciamiento gástrico. (Riccioppo D, 2018).

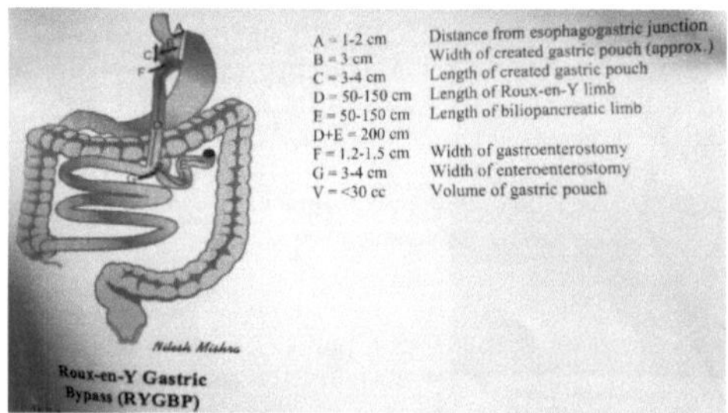

Imagen 4. Bypass gástrico en Y de Roux.
Imagen recopilada del consenso mundial de procedimientos bariátricos (2019).

Bypass Gástrico de una anastomosis

Conocido como OAGB, en este procedimiento la pérdida de peso es más rápido que el bypass gástrico en Y de Roux y la derivación biliopancreática. Está indicado para obesos y super-obesos, asociada a mal absorción de proteínas y una alta probabilidad de esófago de Barret con malignidad. (Fisher BL, 2001) (Motamendi MAK, 2017) Las complicaciones fueron mortalidad de 0.3% reflujo biliar en menos del 1%, úlceras marginales 0.6%, anemia 7.6%. (Palmar CD, 2018).

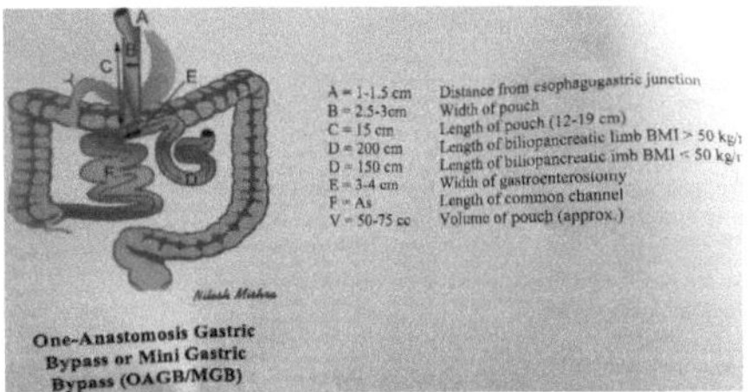

Imagen 5. Bypass gástrico de una anastomosis. Imagen recopilada del consenso mundial de procedimientos bariátricos (2019).

Derivación Biliopancreática

Este procedimiento, posee un excepcional rendimiento en la pérdida de peso, con una remisión de la Diabetes en el 95% de los casos. La malnutrición proteica puede ser una seria complicación temprana, y otras de baja incidencia como obstrucción intestinal, úlceras marginales, desmineralización ósea, neuropatía periférica, necesitando largo tiempo suplementos nutricionales y vitaminas liposolubles. (Cossu ML, 2007).

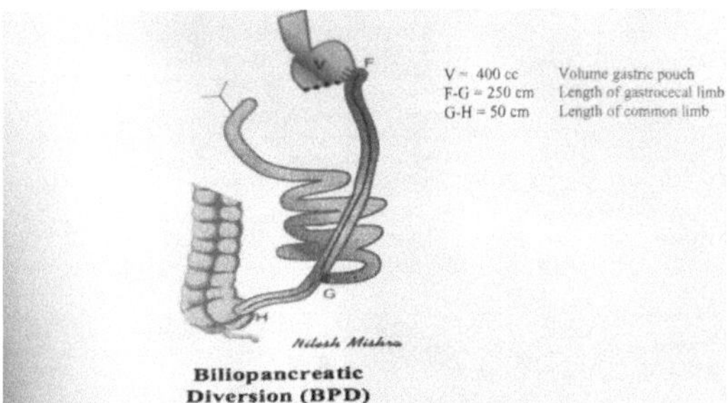

Imagen 6. Derivación biliopancreática.
Imagen recopilada del consenso mundial de procedimientos bariátricos (2019).

1.Angrisani L, S. (2014). *Bariatric surgery and endoluminal precedures. IFSO worldwide survey, 2279-2289.*

2.Brown WA, O. G. (2018). *Single anastomosis duodenal ileal bypass with sleeve gastrectomy/ one anastomosis duodenal switch(SADI-S/OADS). Obes Surg, 1207-1216.*

3.Buchwald. (2014). *The evolution of metabolic/Bariatric surgery. Obes Surg, 1126-1135.*

4.Buchwald H, A. Y. (2004). *Bariatric Surgery, . JAMA, e8632.*

5.Cossu ML, M. G. (2007). *Emergency surgical condition after biliopancreatic diversion. Obes Surg, 637-641.*

6.ES, A. (2016). *Safety and efficacy of 1020 consecutive laparoscopic sleeve gastrectomies. Surg Endoscopic, 2673-2678.*

7.Fisher BL, B. H. (2001). *Mini gastric bypass, controversy. Obes Surg, 773-777.*

8.Gagner M, H. C. (2016). *Current status of sleeve gastrectomy. Surg Obes, 750-756.*

9.Himpens J, D. (2010). *Long term results of laparoscopic sleeve gastrectomy for obesity. Ann Surg, 319-324.*

10.I, B. (2009). *Evaluation the radiological gastric capacity and evolution of the BMI 2-3 years after sleeve gastrectomy. Obes Surgery, 1262-1269.*

11.INEC. (2013). *Sobrepeso y obesidad en la poblacion Ecuatoriana. Quito.: Ministerio de salud pública.*

12.J, H. (2010). *Long-term results of laparoscopic sleeve gaastrectomy for obesity. Ann Surgery, 319-324.*

13.JM, F. (2017). *Banding the sleeve improves weigth loss in midterm follow-up. Obes Surg, 1098-1103.*

14.Juodeikis. (2017). *Long-term results after sleevegastrectomy, a systematic review. Surg Obes, 693-699.*

15.L, L. (2018). *Banded sleeve gastrectomy . Obes Surg, 2687-2695.*

16.Mehaffey J, H. m. (2004). *10 year outcomes after Roux-en-Y gastric bypass. Ann Surg, 121-126.*

17.Motamendi MAK, B. M. (2017). *Severe fatal protein malnutrion and liver failure . J Surg, 71-74.*

18.N, B. (2010). *Hospital complication rates with bariatric surgery in Michigan. JAMA, 435-442.*

19.NJ, S. (2016). *Sleeve gastrectomy and type 2 diabetes mellitus. Obes Surg, 1616-1621.*

20.O, R. (2018). *Asociation of bariatric surgery using laparoscopic banding, Roux-en-Y gastric bypass, or laparoscopic sleeve gastrectomy vs usual care obesity. JAMA, 279-290.*

21.obesidad., S.-S. S. (2004). *Documento de consenso sobre cirugía bariátrica. Madrid.: Revista española de cirugía.*

22.Organization., W. H. (2017). *Obesity and Overweight. Ginebra: WHO.*

23.Palmar CD, M. K. (2018). *One anastomosis gastric bypass is now stablished bariatric procedure. Obes Surg, Online july11.*

24.Riccioppo D, S. M. (2018). *Small volumen, fast emptying gastric pouch leads to better long-term weigth loss and food tolerance after Roux en Y gastric bypass. Obes Surg, 693-701.*

25.RJ, R. (2012). *best practice guidelines based on experiencia of 12000 cases. Surg Obes, 8-19.*

26.Rubino F, N. D. (2017). *Metabolic Surgery Summit. Obes Surg, 2-21.*

27.Salud., O. M. (2018). *Obesidad y sobrepeso. Ginebra: OMS.*

28.Sánchez.Pernaute. (2013). Single anastomosis duodeno-ileal bypass with sleeve gastrectomy, metabolic improvement and weigth loss. Surg Obes, 731-735.

29.Sánchez-Pernaute. (2013). Single anastomosis duodeno.ileal bypas with sleeve gastrectomy: metabolic improvement and wigth loss in first 100 patientes. Surg Obes, 731-735.

30.Sánchez-Pernaute. (2017). Proximal duodenal-ileal end-to-side bypass with sleeve gastrectomy: proposed tecnique. Obes Surg, 1614-1618.

31.WA, B. (2018). Single anastomosis duodenal ileal bypass with sleeve gastrectomy/ one anastomosis duodenal switch(SADI-S/OADS). Obes Surg, 1207-1216.

32.WA, B. (2018). Single-anastomosis duodenal-ileal bypass with sleeve gastrectomy SADI-S. Surg Obes, 1207-1216.

33.Yumuk V, T. F. (2015). European guidelines for obesity managementg in adults. Estambul: Obes fact.

CAPÍTULO 4 (e.)

Katherine Lissette Jaramillo G.
Cáncer Gástrico

Introducción

El cáncer gástrico es una de las principales causas de muerte a nivel de todo el mundo. Según la organización mundial de la salud en el año 2018 reporta un total de 18 millones de casos nuevos, de los cuales 9 millones fallecieron a causa de esta patología (OMS, 2018). Entre los factores de riesgo que en mayor prevalencia se encuentran asociados como causantes del cáncer gástrico encontramos: la infección por helicobacter pylori por su prevalencia muy elevada en la población general, por su cepa Caga el cual está más implicada en el proceso carcinogénico, otra de ellas es el presentar tipo de sangre A, además de asociarse con los antecedentes familiares de cáncer gástrico, especialmente en familiares de primer grado el cual se asocia 2 a 3 veces mayor riesgo de desarrollar esta neoplasia. El consumo de alcohol y tabaco, así como el consumo excesivo de sal. En cuanto al sexo, se ha visto mayor prevalencia en hombres que en mujeres, y en relación con el estado socioeconómico es más frecuente en países en vías de desarrollo. Se ha encontrado relación con otros trastornos de origen hereditario como el síndrome de Peutz-Jeghers, la poliposis adenomatosa familiar, el y el síndrome de Lynch. Se han encontrado mutaciones en el gen de la e-cadherina que está vinculado en la génesis de la enfermedad, así como en la mutación de varios genes como el p53 y el APC.

En cuanto a la incidencia en los últimos años ha ido disminuyendo el número de casos de cáncer gástrico, debido a la disminución de la prevalencia de la infección de helicobacter pylori, la mejora en la higiene y en la preparación de alimentos, pero es un desafío en los países en vías de desarrollo el cual se mantienen todavía medidas no higiénicas de preparación y consumo tanto de las mismas. En cuanto en la clínica de la enfermedad en estadios tempranos es asintomática, encontrándose síntomas cuando ya se está en estadios avanzados de la enfermedad. La clasificación que más se utiliza para la estratificación, como en la mayoría de las neoplasias es la del TNM, que nos permite delimitar la invasión del tumor, la presencia de ganglios regionales y de metástasis tanto regional como a distancia. El único tratamiento curativo de la enfermedad es la resección quirúrgica del tumor, no pudiendo realizarla en caso de presentar metástasis, en estos casos el tratamiento paliativo se recomienda para proporcionar una mejor calidad de vida. El uso de quimioterapia en combinación con radioterapia en adyuvancia del tratamiento quirúrgico ha demostrado resultados beneficiosos mejorando la sobrevida de los pacientes. Hasta el momento en nuestro país no se realiza el screening temprano de la enfermedad, diagnosticado tardíamente los mismos.

Epidemiología
La frecuencia de cáncer gástrico y sus tasas de mortalidad a tenido una disminución notable en las últimas décadas, tanto en Estados Unidos como en la mayoría de los países occidentales industrializados, el patrón descendente de esta enfermedad se observa a nivel global, sin embargo, su incidencia sigue siendo relativamente alta en países como Chile, Japón, China e Irlanda. El cáncer gástrico ocupa el quinto lugar en incidencia a nivel mundial en el año 2018 y el tercer lugar de mortalidad. (Longo, 2015)(F. Charles Brunicardi, MD & DeBak, n.d.).

En lo que respecta a Latinoamérica, las mayores tasas de incidencia por cáncer de estómago en hombres y mujeres se presentan en Guatemala, Honduras, Ecuador y Chile, y los países con las menores tasas son Estados Unidos de América, Puerto Rico y Canadá. En lo que respecta a mortalidad, Ecuador ocupa el cuarto lugar, precedido por países como Chile, Uruguay y Bolivia. La supervivencia de 5 años del cáncer de estómago entre los hispanos es de aproximadamente 28%. (Andrade, 2017) Según la organización mundial de la salud, la incidencia del cáncer de estómago en Ecuador es del 13,8% y de mortalidad del 10,8 % en el año 2018 (Figura 1), con 2589 (9.2%) casos nuevos (figura 2), y un número estimado de muertes de 2085 con el 14.3 % ocupando el puesto # 1 en muertes por cáncer. (Figura 3) (OMS, 2018)

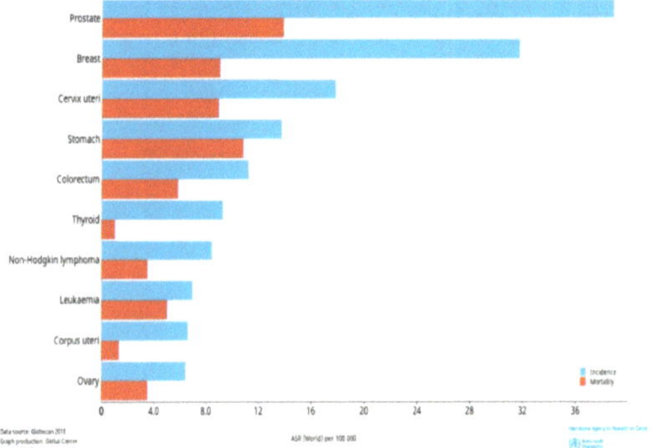

Figura 1. Tasas de incidencia y mortalidad estandarizadas por edad (Mundial) en 2018, Ecuador, en ambos sexos y todas las edades. Fuente: (OMS, 2018)

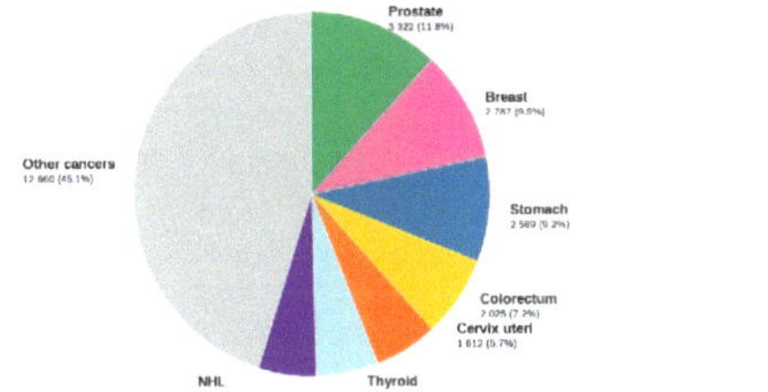

Figura 2 .Número estimado de nuevos casos de cáncer en el año 2018 en Ecuador, en ambos sexos y todas las edades
Fuente: (OMS, 2018)

Figura 3. Número estimado muertes por cáncer en el año 2018 en Ecuador, en ambos sexos y todas las edades
Fuente: (OMS, 2018)

De acuerdo con numerosos estudios, se ha encontrado que el cáncer de estómago es mucho más frecuente en hombres con una relación 2:1 en comparación con las mujeres. El argumento hipotético por lo que se plantea que el cáncer gástrico es menos frecuente en mujeres es debido a su efecto protector que ejecutan las hormonas femeninas, y por la dieta y hábitos que son más frecuentes en hombres. El rango de edad más frecuente en el cual se presenta el cáncer gástrico es entre los 40 y 70 años.

Se considera que menos del 2% se presenta en personas menores a 35 años, y en estos casos el cáncer gástrico tiende a ser más agresivo. Según la condición socioeconómica, se considera que más del 70% de los casos de cáncer gástrico se presentan en países en vías de desarrollo, mientras que menos del 30% se presenta en países desarrollados. En el Ecuador, según datos del INEC, en el año 2016 hubo un total de 1.128.004 egresos hospitalarios a nivel nacional, de los cuales 3291 fueron de cáncer gástrico, lo cual representa el 0,002%, o 2 casos por cada 1000 egresos hospitalarios. De éstos, la provincia con mayor número de casos fue Pichincha con un 28% de los casos, seguido por Guayas con un 13%, Manabí con un 10%, Azuay con un 9% y Loja con un 8%. El grupo de mayor afectación estuvo constituido por las personas mayores a 65 años. El sexo masculino ocupó un 60% del total, mientras que el sexo femenino ocupó un 40%. En el 2014, en nuestro país, el cáncer gástrico ocupa el décimo puesto como causa de mortalidad en el sexo femenino, y el décimo segundo puesto en el sexo masculino. Existen reportes que en Ecuador ha existido un aumento de 14,5% en cuanto a mortalidad se refiere desde 1990 hasta el 2010.

En lo que respecta a Quito, según datos recopilados de la Sociedad Oncológica contra la Lucha del Cáncer "SOLCA", entre el periodo 2006-2010, el cáncer de estomago ocupó el segundo lugar en frecuencia en el sexo masculino, precedido por el cáncer de próstata; mientras que en las mujeres ocupó el cuarto puesto, precedido por el cáncer de mama, tiroides y cérvix uterino. En el año 2013, a nivel mundial, Quito ocupa el decimosexto puesto en cuanto a incidencia de cáncer gástrico en el sexo masculino y el noveno lugar en el sexo femenino. El grupo de edad de mayor afectación tanto en hombres como en mujeres se encontró en personas mayores de 75 años. (Andrade, 2017)

Etiología

El cáncer gástrico es más común en personas con antecedentes familiares de cáncer gástrico, sin embargo se ha evidenciado disminución de esa incidencia en las generaciones siguientes cuando los pacientes migran a una región de baja incidencia, desde una región con incidencia alta, lo cual sugiere influencia ambiental, asociado mayormente a la forma intestinal, más no a la difusa, es más común en pacientes con anemia perniciosa y tipo de sangre A en comparación con el grupo sanguíneo O, debido quizá por la diferencia en la secreción de la mucosa, que altera su protección contra factores carcinógenos. (F. Charles Brunicardi, MD & DeBak, n.d.).

En regiones de riesgo elevado es característica la dieta predominante en carbohidratos, encurtidos, desecados, salados, ahumados, en los cuales los nitratos se encuentran presentes, los mismos que han sido señalados como causa posible del desarrollo de cáncer gástrico. Se estima que las bacterias gástricas convierten a los nitratos en nitritos (carcinógenos). (Longo,2015).

Se ha relacionado el consumo de dieta rica en frutas, verduras, vitaminas C y E con disminución de esta patología, de igual forma la disponibilidad de refrigeradores, así como la mejor conservación de alimentos se señala como probable causa del descenso de la frecuencia en América del Norte y Europa occidental. El tabaco se ha descrito como probable causa de incremento del riesgo, y el alcohol posiblemente no tenga relación. El consumo habitual de ácido acetilsalicílico podría ser un factor protector. El riesgo se incrementa casi tres veces en pacientes con infección crónica por Helicobacter pylori, esta bacteria contribuye al desarrollo de gastritis crónica, disminución de la acidez gástrica, y por tanto al crecimiento bacteriano excesivo. (Longo, 2015)(F. Charles Brunicardi, MD & DeBak, n.d.).

Los pacientes sin infección, con úlcera gástrica tienen mayor posibilidad de desarrollar cáncer gastrico (relación de incidencia 1.8, CI 95% 1.6 a 2.0), que los pacientes con Ulcera Duodenal (relación de incidencia 0.6, CI 95%, 0.4 a 0.7).sch (duodenal no se asocia con ca harrison) En las endoscopias realizadas a pacientes con gastritis atrófica se ha demostrado la sustitución de mucosa gástrica por células intestinales, esta metaplasia origina atipia y finalmente neoplasia. La variedad difusa y proximal de carcinoma gástrico no se ha asociado con H. pylori. Algunas neoplasias gástricas malignas se han asociado además a úlceras gástricas, y pólipos adenomatosos, la enfermedad de Menetrier que consiste en una hipertrofia extrema de los pliegues gástricos se ha relacionado con transformación maligna (con una frecuencia atípica de transformación maligna) (Longo, 2015).

Se ha descrito también una mutación de patrón autosómico dominante, de la línea germinativa en el gen de la E-caderina (CDH1), que codifica una proteína de adhesión celular, frecuentemente en portadores asintomáticos jóvenes como cáncer gástrico oculto. El cáncer gástrico de tipo intestinal se expresan como primeros episodios las mutaciones K-ras, la expresión C-met se amplifica en uno de cada cinco casos, y guarda relación con estadios avanzados de la enfermedad. Prácticamente la mitad de tumores de tipo intestinal tiene supresiones en TP53, TP73, APC (poliposis adenomatosa de colon [adenomatous polyposis coli]), TFF (familia de factores trefoides [trefoid factor family]), DCC (eliminado en el cáncer de colon [deleted in colon cáncer]) y FHIT (tríada de histidina frágil [fragile histidine triad]) que son genes supresores tumorales. La ciclina E expresada excesivamente se relaciona con la progresión de la displasia. Las variaciones epigenéticas, en especial la metilación, se ha relacionado con mayor riesgo de desarrollar cáncer invasor. Se ha observado catenina β en el núcleo de las células tumorales en el borde principal de la invasión. (Longo, 2015)(F. Charles Brunicardi, MD & DeBak, n.d.).

Patogenia
El desarrollo del Adenocarcinoma gástrico de tipo intestinal es un proceso secuencial, parecido al del cáncer colorrectal.Este modelo refiere a que existe una serie de procesos secuenciales de cambios premalignos que conducen al cáncer. Continuación se detalle la secuencia de cambios premalignos hasta el desarrollo de cáncer. (Elizalde, Soriano, & Castells, n.d.) En cuanto a la variedad difusa no se conoce hasta ahora que existe una progresión histopatológica similar a la forma intestinal. Sin embargo también se reconoce que en algunos pacientes la infección por Helicobacter Pylori genera una gastritis corporal con infiltrado inflamatorio de tipo agudo, que se asocia más a cánceres de cuerpo y fondo, de tipo difuso, mixto o mal diferenciado, por lo que no todos los tumores asociados al Helicobacter Pylori son intestinales. La patogenia de tipo difuso, también denominado hereditario, esta es una vertiente patogénica que se ha ido reconociendo y caracterizando progresivamente en los últimos años.

Nuevamente, hoy se reconoce una variedad de tumores de tipo hereditario. El mejor definido, pero infrecuente, es aquel que proviene del déficit del gen de la E-Cadherina; este tumor es de tipo difuso, es claramente familiar e identificable con los estudios genéticos adecuados por lo que permite un algoritmo de control y de prevención que puede llegar hasta la gastrectomía profiláctica. En la Tabla 1 se resumen los requisitos para establecer el diagnóstico de cáncer familiar. En la práctica, esta posibilidad debe tenerse presente cada vez que uno se enfrente a un paciente con cáncer gástrico que tenga menos de 40 a 50 años de edad, con un cáncer difuso o bien cuando se documenta este diagnóstico en más de un integrante de una misma familia, especialmente si son menores de 50 años y su parentesco es de primer grado.Se puede observar en la Tabla 2, la diferencia entre el subtipo intestinal y el tipo difuso con sus respectivas características por la Clasificación de Lauren.

Tabla 1
Requisitos para el diagnóstico de cáncer hereditario

A. Cáncer hereditario difuso – criterio ampliado

Cualquier paciente con dos casos documentados de cáncer difuso en familiares de primer o segundo grado, uno de ellos menor de 50 años.
Tres o más casos documentados de cáncer difuso en familiares de primer o segundo grado, a cualquier edad.
Cualquier individuo con cáncer difuso menor de 40 años.
Cualquier individuo con cáncer difuso y cáncer lobular de mama.
Un familiar con cáncer difuso del estómago y otro con cáncer lobular de mama.
Un familiar con cáncer difuso del estómago y otro con cáncer de colon de células en anillo de sello.
B. Criterios para el Diagnóstico de Cáncer Hereditario de tipo intestinal en países de alta incidencia.
Tres casos documentados en una familia, siendo uno de ellos familiar de primer grado de los otros 2.
Compromiso de 2 generaciones sucesivas.
Diagnóstico bajo los 50 años en uno de los casos.

Fuente: (DR. SERGIO GUZMÁN, 2014)

Tabla 2
Clasificación de Lauren

Subtipo intestinal 53%	Subtipo difuso 33%
•Zonas de alta incidencia de Ca Gástrico Estructura glandular	•Predominio en Mujeres
•Localización antro	•Grupos etáreos mas jóvenes.
•Asociado a gastritis atrófica y Metaplasia intestinal frecuente	•Localización fondo
•Diseminación hematógena	•Diseminación transmural, linfática.
•Predominio en hombres	•Mas disperso por toda la mucosa
•Incrementa la incidencia con la edad	•Pronostico mas desfavorable
	•Inactivación de p53 y p16
	•Frecuente en regiones de baja incidencia

Figura 4
Secuencia de cambios premalignos hasta el desarrollo de cáncer gástrico

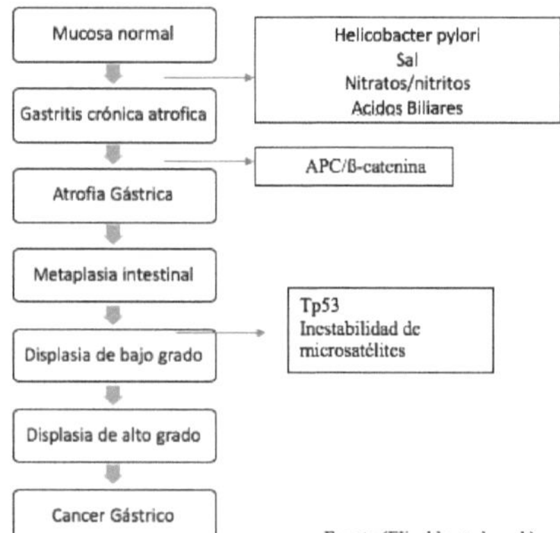

Fuente:(Elizalde et al., n.d.)

Anatomía patológica

Cerca del 85% de las neoplasias malignas gástricas corresponde a adenocarcinomas, mientras que el 15% restante lo componen linfomas y tumores del estroma gastrointestinal (GIST, gastrointestinal stromal tumors) y leiomiosarcomas.

Los adenocarcinomas se dividen en:

Tipo difuso: caracterizado por células neoplásicas donde no existe cohesión celular, de esta forma las células aisladas provocan en la pared gástrica aumento, mediante infiltración y aumento de su espesor, formando un tumor no delimitado.

Son más frecuentes en jóvenes, se forman en todo el estómago, la elasticidad de la pared gástrica se pierde (linitis plástica), su pronóstico es peor. La adhesión intercelular es deficiente mediada por falta de expresión de E-caderina.

Tipo intestinal: Caracterizado por células neoplásicas cohesivas, las cuales forman estructuras tubulares que recuerdan a las glándulas intestinales. Su predominio se da en zonas de alto riesgo mencionadas anteriormente. Sus lesiones generalmente son ulceradas, y se presentan con mayor frecuencia en antro y curvatura menor del estómago, frecuentemente las preceden cambios precancerosos prolongados, iniciados habitualmente por H. pylori, afecta más frecuentemente a personas de edad avanzada (Longo, 2015)(F. Charles Brunicardi, MD & DeBak, n.d.).

Cáncer gástrico Incipiente

Por el uso frecuente de la endoscopía en Japón, fue posible la observación y el reconocimiento de un tipo superficial de cáncer gástrico. Esta entidad se clasificó como cáncer gástrico temprano o incipiente el cual sugiere una lesión clínica inicial que se define en términos anatomopatológicos como una enfermedad que afecta solo a la mucosa o submucosa la cual guarda relación con síntomas abdominales vagos y tal vez ganglios positivos del 5 - 20% de los casos.El cáncer gástrico temprano ocurre sobre todo en la parte distal del estómago. Se describen tres tipos de lesiones macroscópicas:

Tipo I: Lesión xerofítica extendida dentro del lumen gástrico.

Tipo II: Variante superficial.

    a.   IIa: Lesión elevada con un grosor no mayor que la mucosa adyacente.

    b.   IIb: Lesión plana.

    c.   IIc: Lesión deprimida con erosión pero que no es una úlcera en apariencia.

Tipo III: lesión excavada que puede extenderse dentro de la muscularis propia junto con invasión a esta capa.

La sobrevida a los 5 años después de resección de Cáncer Gástrico temprano es bastante frecuente y varía entre el 70 y el 95 %.

Figura 5
Clasificación macroscópica del cáncer gástrico incipiente

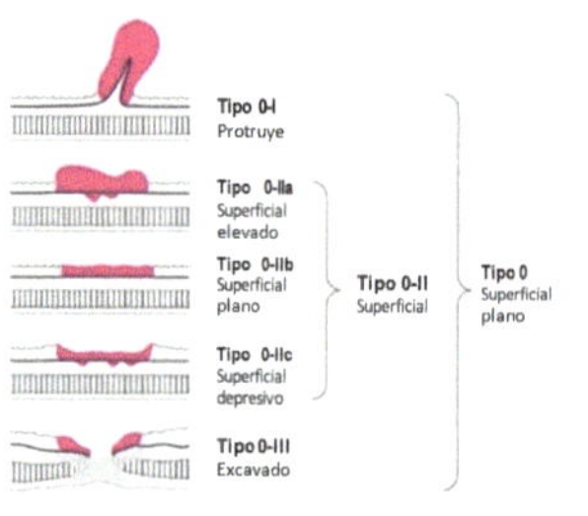

Fuente: (Garc & Condes, 2013)

Cáncer gástrico avanzado

En tanto que el Cáncer Gástrico temprano indica una lesión que se extiende solo hasta la submucosa y que por tanto puede curarse, el Cáncer Gástrico Avanzado designa la invasión de la capa muscular o más allá. Como estas lesiones suelen guardar relación con extensión lejana o contigua, a menudo no se pueden someter a resección curativa. El noventa y cinco por ciento de los cáncer gástricos son adenocarcinomas y entre otras formas histológicas se incluyen: carcinoma de células escamosas, adenoacantomas, tumores carcinoides, tumores de estroma gastrointestinal y linfomas. En términos generales, la mayor parte de los carcinomas avanzados del estómago se clasifica en uno de los 5 tipos propuestos por Bormann y actualmente es usada para la clasificación endoscópica de los hallazgos:

Tipo I: Lesión polipoide o pediculada
Tipo II: Lesiones ulceradas definidas por bordes elevados
Tipo III: Lesiones ulceradas con infiltración a la pared gástrica
Tipo IV: Lesiones infiltrativas difusas (linitis plástica es el término que describe un carcinoma tipo 4 cuando envuelve el estómago completo)
Tipo V: Lesiones que no se incluyen en las categorías anteriores

Figura 6. Clasificación macroscópica del cáncer gástrico avanzado

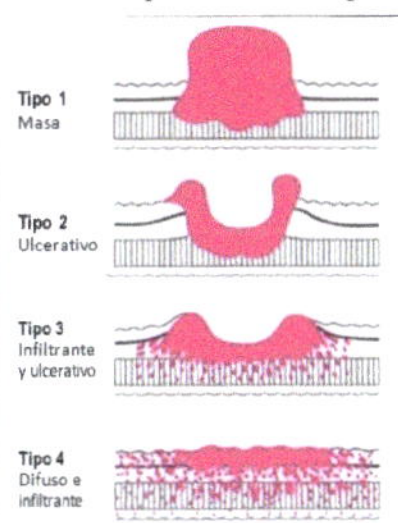

Fuente: (Garc & Condes, 2013)

Manifestaciones clínicas

La mayoría de pacientes con cáncer gástrico en Estados Unidos generalmente se encuentra en una fase avanzada de la enfermedad al momento del diagnóstico, estadios III o IV. Cuando el tumor crece provoca en algunos pacientes dolor gradual de intensidad variable en la parte superior del abdomen, e incluso una sensación vaga de plenitud posprandial, pérdida de peso, disminución del consumo de alimentos acompañado saciedad precoz, distensión abdominal, anorexia, náusea y vómito que predominan en los tumores del píloro, disfagia en tumores del cardias gastrico.Se define en la tabla 3 de acuerdo a su frecuencia los principales síntomas del cáncer de estómago. (Longo et al., 2012).

Tabla 3

Presentación de síntomas de cáncer gástrico según la frecuencia

Síntoma	Porcentaje
Pérdida de peso	62
Dolor abdominal	52
Náusea	34
Disfagia	26
Melena	20
Saciedad precoz	18
Dolor tipo úlcera	17

Fuente: (Andrade, 2017)

La pérdida crónica de sangre oculta en heces, suele manifestarse como anemia ferropénica y tanto en hombres como en mujeres obliga a la búsqueda de una lesión oculta en el tubo digestivo la exploración física generalmente es normal, es importante la exploración minuciosa de cuello, tórax, abdomen, recto y pelvis, ya que podría evidenciarse linfadenopatías cervicales, supraclaviculares (izquierdo ganglio de Virchow), axilares. Derrame pleural por metástasis, en el abdomen una tumoración abdominal podría indicar la presencia de un tumor primario voluminoso, de crecimiento prolongado y extensión a nivel regional. Son habituales las metástasis intraabdominales, y los nódulos metastásicos en ovarios denominado tumor de Krukenberg, en región umbilical palpable (nódulo de la hermana María José) patognomónico de enfermedad avanzada, o en el fondo de saco de Douglas palpable por tacto rectal o vaginal (cresta de Blumer), también podría presentarse ascitis maligna que puede ser la primera indicación de carcinomatosis peritoneal. (Longo, 2015).

Manifestaciones paraneoplásicos: Las manifestaciones sistémicas de cáncer gástrico en relación con fenómenos paraneoplásicos rara vez se ven en la presentación inicial. Los hallazgos dermatológicos pueden incluir la aparición repentina de queratosis seborreicas difusas (signo de Leser-Trélat) o acantosis nigricans , que se caracteriza por parches aterciopelados y de pigmentación oscura en los pliegues de la piel. Ninguno de los hallazgos es específico para el cáncer gástrico. Otras anomalías paraneoplásicas que pueden ocurrir en el cáncer gástrico incluyen una anemia hemolítica microangiopática, nefropatía membranosa y estados hipercoagulables (síndrome de Trousseau). La poliarteritis nodosa se ha descrito como la manifestación única de un cáncer gástrico precoz y curable quirúrgicamente. Los carcinomas gástricos se diseminan por extensión directa, por vía linfática, o siembra de superficies peritoneales, a veces se adhieren a órganos vecinos, o por diseminación hematógena (hígado es el más frecuente) (Andrade, 2017).

Diagnóstico
El diagnóstico de Cáncer gástrico es histopatológico, y el gold estándar es la Endoscopia Digestiva alta. Desgraciadamente en nuestro país todavía en la mayoría de los casos se hace el diagnóstico cuando la enfermedad ya está

avanzada. Solo en aproximadamente el 15 % de los pacientes llega al tratamiento en etapa precoz o incipiente. Los pacientes de 45 años o más con dispepsia de inicio reciente, y síntomas de alarma tales como pérdida ponderal, vómito recurrente, indicios de sangrado y / o anemia, además de antecedentes familiares de cáncer deberán ser sometidos con brevedad a una endoscopia digestiva alta y biopsia. En caso de que la sospecha sea alta y la biopsia negativa, deberá repetirse este estudio efectuando biopsias más numerosas.

En un paciente con molestias epigástricas el procedimiento diagnóstico más sencillo es la realización de un examen radiológico con doble contraste, los detalles de la mucosa se definen de mejor manera lo cual ayuda a detectar pequeñas lesiones (sensibilidad hasta 75%), la elasticidad reducida del estómago es en ocasiones el único indicador de carcinoma infiltrante difuso, es posible también la detección de úlceras gástricas, la ubicación de estas no constituye un indicio de cancer, muchas veces es imposible el diferenciar lesiones benignas y malignas.

Es recomendada la toma de una biopsia gastroscopia, y un estudio citológico por cepillado, en todo paciente con úlcera gástrica para descartar un posible tumor maligno. Es indispensable la identificación de úlceras gástricas malignas antes de que produzcan infiltración de los tejidos adyacentes, el índice de curación de lesiones de mucosa o submucosa es mayor al 80%. Para realizar una diferenciación entre carcinoma gástrico y linfoma gástrico es necesaria la toma de una biopsia endoscopica a la mayor profundidad posible dado que la localización de los tumores linfoides es en la submucosa. (Longo et al., 2012).

Estudios de Extensión
El estadiaje preoperatorio de cáncer gástrico es determinado con mayor exactitud con rastreo por CT de abdomen y pelvis con contraste oral e intravenoso, los resultados obtenidos con resonancia magnética pueden resultar similares. La mejor técnica para determinar la estadificación del tumor local es la ultrasonografia endoscopica, que proporciona informacion precisa (80%) que indica la profundidad de la penetracion tumoral en la pared gástrica y que indica casi siempre ganglios linfaticos crecidos(5mm) de

la región perigástrica y celiaca, La ultrasonografia endoscopica, es más precisa para distinguir el cáncer gástrico temprano (T1) de las formas tumorales más avanzadas.

La tomografía por emisión de positrones (PET) de cuerpo completo se basa en el principio de que todas las células tumorales acumulan de manera preferencial 18F-fluorodesoxiglucosa, emisora de positrones. Esta modalidad es muy útil para detectar las metástasis distantes del cáncer gástrico pero puede ser útil para la estadificación locorregional ademas es util para determinar el cáncer gástrico en estadios iniciales. La PET es más útil cuando se combina con TAC. La laparoscopia puede ser más útil en personas con tumores proximales o con adenopatía en la TAC espiral. Aunque un procedimiento de estadificación laparoscópica extenso es muy preciso, no se ha adoptado en muchas instituciones. Lamentablemente, no existen en la actualidad marcadores tumorales séricos específicos para este tipo de tumor. Sin embargo, aunque la monitorización de los niveles del antígeno carcinoembrionario no es útil para el diagnóstico precoz de estos pacientes, sí puede servir en su seguimiento postoperatorio. (Longo et al., 2012)

Estadificación del Cáncer Gástrico
Para la estadificación del cáncer gástrico, se emplea el sistema TNM donde se valora tres aspectos, la letra T que describe el tamaño del tumor y la diseminación del cáncer hacia el tejido cercano; la letra N describe la diseminación del cáncer hasta los ganglios linfáticos cercanos y la letra M describe las metástasis. (Tabla 3) (Andrade, 2017).

Tabla 3
Clasificación TNM del cáncer gástrico

GRADO DE AFECTACIÓN TRANSMURAL (T)

Tx	El tumor primario no puede evaluarse
T0	No hay evidencia de tumor primario
Tis	Tumor intraepitelial que no invade la lámina propia
T1	El tumor invade la lámina propia, muscularis mucosae o la submucosa.
T1a	El tumor invade la lámina propia o la muscularis mucosae.
T1b	El tumor invade la submucosa
T2	El tumor invade la capa muscular propia
T3	El tumor afecta la subserosa
T4	El tumor invade la serosa (peritoneo visceral) o las estructuras adyacentes
T4a	El tumor invade la serosa (peritoneo visceral).
T4b	El tumor invade las estructuras adyacentes.

GRADO DE AFECTACIÓN DE GANGLIOS LINFÁTICOS (N)

N0	No están afectados los ganglios regionales
N1	Afectación de 1 a 2 ganglios regionales
N2	Afectación De 3 a 6 ganglios regionales
N3	Afectación de 7 a 15 ganglios regionales (N3a) o más de 15 ganglios regionales (N3b)

METÁSTASIS (M)

MX	Las metástasis a distancia no pueden establecerse.
M0	Ausencia de metástasis a distancia
M1	Presencia de metástasis a distancia

•Estadio 0 o carcinoma in situ: Es la etapa más inicial del cáncer. Se localiza en la parte más superficial de la mucosa, y no infiltra las otras capas del estómago, no invade los ganglios regionales ni produce metástasis a distancia.
•Estadio I: El tumor no llega a la serosa. Después del estadio 0, es el más favorable (= mejor pronóstico).
•Estadio II y Estadio III: Son etapas intermedias. El estadio II tiene mejor pronóstico que el III. Para establecer estos estadios, se tienen en consideración tanto el nivel de afectación de la pared gástrica como el número de ganglios afectados por el tumor.
•Estadio IV: Es la etapa más avanzada. Su pronóstico es el peor. Existe metástasis a distancia, por ejemplo: metástasis en hígado, pulmón, huesos, ovarios, ganglios alejados del estómago, etc.

La supervivencia de los pacientes con cáncer gástrico se relaciona con estos estadios, siendo 95% en el estadio 0 y va descendiendo a medida que aumenta el estadio. El estadio IV es el de menor supervivencia (menos tasa de curación). (Andrade, 2017).

Cadenas ganglionares del Estómago

Drenaje linfático del estómago y grupos ganglionares:

- La diseminación del adenocarcinoma gástrico es fundamentalmente locoregional. En general, los grupos ganglionares 1 al 6 constituyen el nivel 1, y los grupos 7 al 11 el nivel 2; la afectación de los niveles 3 y 4 (grupos 12 o superior) se consideran metástasis.

- Anatómicamente estos grupos ganglionares corresponden a las siguientes áreas:

Nivel 1: corresponde a los ganglios perigástricos.
- Grupo 1: cardial derecho
- Grupo 2: cardial izquierdo
- Grupo 3: curvatura menor
- Grupo 4: curvatura mayor
- Grupo 5: suprapilóricos
- Grupo 6: infrapilóricos

Nivel 2: corresponde a los ganglios localizados en los troncos arteriales principales del estómago.
- Grupo 7: arteria coronaria estomáquica o gástrica izquierda
- Grupo 8: arteria hepática
- Grupo 9: tronco celíaco

- Grupo 10: hilio esplénico
- Grupo 11: arteria esplénica
Nivel 3: corresponde a los ganglios alejados del estómago.
- Grupo 12: ligamento hepatoduodenal
- Grupo 13: retropancreáticos
- Grupo 14: arteria mesentérica superior
- Grupo 15: arteria cólica media

Figura 7 . Cadenas ganglionares del Estómago

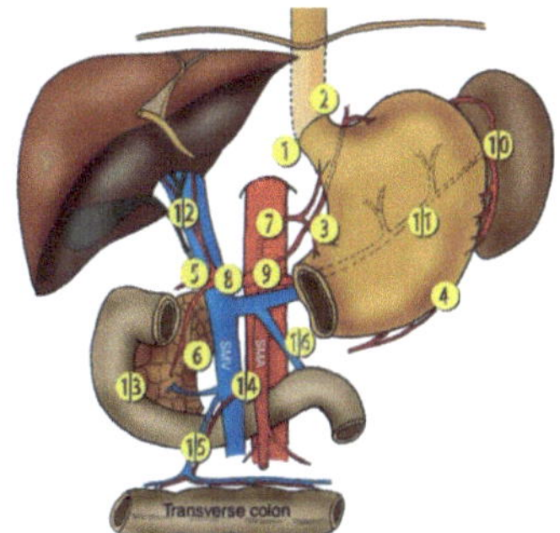

Fuente: (Elizabeth, 2017)

En la práctica, los niveles ganglionares 1 ó 2 (linfadenectomías D1 ó D2) dependen de la localización del tumor primario:

Tabla 4
Niveles ganglionares del Estómago

Localización tumoral	Nivel ganglionar 1	Nivel 2
Fundus (tercio proximal)	Grupos 1 al 4	Grupos 5-6 y 7-11
Cuerpo (tercio medio)	Grupos 1 y 3 al 6	Grupos 2 y 7-11
Antro (tercio distal)	Grupos 3 al 6	Grupo 1 y del 7 al 9

(Elizabeth,2017)

Tratamiento del Adenocarcinoma gástrico

El único tratamiento curativo para el cáncer gástrico es la extirpación quirúrgica completa del tumor, con resección de ganglios linfáticos vecinos, lo cual es posible solo en el 33% de los casos. Se exceptúan pacientes incapaces de soportar una cirugía abdominal y con metástasis extensa. En carcinomas proximales la indicación es realización de gastrectomía subtotal o total, en los distales el tratamiento más adecuado es la realización de una gastrectomía subtotal. La disección ganglionar puede ser un factor predisponente para provocar complicaciones sin aumentar la supervivencia de los pacientes.

Tanto la extensión a ganglios regionales, el grado de infiltración en la pared gástrica, la invasión vascular y el contenido de DNA anómalo (aneuploidía), son determinantes en cuanto al pronóstico posterior a la resección quirúrgica completa. Un 25-30% de pacientes sometidos a resección quirúrgica completa de cáncer gástrico tienen una probabilidad de supervivencia menor al 10% en tumores proximales, y del 20% aproximadamente en tumores distales, en un periodo de cinco años. Las recidivas continúan durante al menos ocho años tras la intervención quirúrgica. La resección de lesión primaria se debe intentar en pacientes que no presenten metástasis hepáticas, peritoneales extensas, ascitis, incluso en pacientes considerados como incurables por medio de cirugía, dado que la reducción del volumen del tumor es el mejor tratamiento paliativo para aumentar la posibilidad de beneficiar a estos pacientes mediante la quimioterapia, radioterapia o ambas. (Longo et al., 2012).

Para contener de manera adecuada al adenocarcinoma gástrico, el mismo que es relativamente radioresistente, se requieren dosis de irradiación externa que exceden la tolerancia de estructuras adyacentes como la médula espinal y la mucosa intestinal. Es por ello que en los pacientes con cáncer gástrico la aplicación principal de la radioterapia es atenuar el dolor. La radioterapia aislada posterior a la resección completa no prolonga la supervivencia. En el caso de tumores limitados a epigastrio no resecables por medio de cirugía pacientes que reciben 3500 a 4000 cGrays no tienen mayor tiempo de supervivencia en comparación con pacientes no irradiados, sin embargo, se ha evidenciado que tras la administración de 5-fluorouracilo (5-FU) más leucovorina en combinación con la radioterapia la supervivencia se prolonga un poco, con una sobrevida de 41% en el tratamiento solo y 50% en el tratamiento combinado. (Longo et al., 2012).

Los fármacos citotóxicos combinados generalmente comprenden cisplatino con epirrubicina y 5- fluorouracilo en goteo intravenoso o con irinotecán, en los pacientes con carcinoma gástrico avanzado están asociados con respuestas parciales en un 30 al 50% de los casos, en los pacientes que responden al tratamiento ofrece beneficios significativos.

Sin embargo la desaparición completa del tumor es poco frecuente, las respuestas parciales son temporales, el efecto general sobre la supervivencia de este tratamiento con múltiples fármacos sigue siendo objeto de debate. Después de la resección completa de cáncer gástrico tratado con quimioterapia coadyuvante aislada, la supervivencia se prolonga muy poco. Una supervivencia más prolongada con menor tasa de recidiva se ha visto en pacientes que han recibido quimioterapia postquirúrgica más radioterapia. (Longo et al., 2012).

Tratamiento del cáncer gástrico incipiente
Hasta hace una década el tratamiento del cáncer gástrico incipiente era la cirugía radical . Sin embargo, la irrupción de la endoscopía y la laparoscopia ha cambiado el enfoque de manejo. Las lesiones incipientes con compromiso solo de la capa mucosa, de pequeño tamaño y no ulceradas son factibles de resecar por vía endoscópica. Evidentemente que esta técnica avanzada debe ser realizada en centros con alto entrenamiento, de manera de garantizar que los resultados obtenidos sean similares a los de la cirugía clásica. Existen dos técnicas endoscópicas disponibles: la mucosectomía y la resección endoscópica submucosa. La mucosectomía consiste en la elevación de la lesión por medio de la inyección submucosa de una solución líquida y resección por medio de un asa de alambre que permite a su vez electrofulguración para hemostasia. La resección endoscópica submucosa es más compleja que la anterior y consiste en la disección por el plano submucoso, de una placa o estampilla, a veces bastante extensa, de mucosa. La curabilidad de este tipo de tratamiento, cuando se cumplen los criterios de respetabilidad, alcanza el 100% de los casos.

Las lesiones incipientes con compromiso hasta submucosa tienen una posibilidad de metástasis linfáticas locales de 15 a 20% por lo que un tratamiento endoscópico local gástrico no está indicado. Este tipo de lesiones requiere, al igual que las lesiones avanzadas, una cirugía con resección del tumor primario gástrico y una disección linfática. La cirugía para este tipo de tumores tiene una cura cercana al 95% (46). Por lo tanto para el cáncer gástrico incipiente, el tratamiento endoscópico está claramente indicado en los pacientes en que existe un mínimo riesgo de metástasis linfáticas y las que es posible resecar en block la lesión gástrica. La sociedad japonesa de cáncer gástrico define criterios estándar y criterios extendidos para tratamiento endoscópico.Los criterios estándar tienen indicación de mucosectomía y los criterios extendidos de disección endoscópica submucosa.

La definición de procedimiento potencialmente curativo definitivo lo otorga el estudio de anatomía patológica. La pieza extraída debe ser extendida y fijada de inmediato y posteriormente analizada por el patólogo con el fin de establecer los límites radiales y en profundidad. En la Tabla 5 y 6 se muestran los criterios endoscópicos de curabilidad de una resección endoscópica. Cuando no se cumplen estos criterios en general se debe recurrir a la cirugía clásica.

Como el compromiso linfático del cáncer gástrico incipiente es como máximo 20%, hay un 80% de pacientes en la cual sí se sometieron a cirugía y disección linfática clásica tendrían una cirugía innecesaria. Para evaluar el compromiso linfático en forma exacta durante la cirugía. se ha ideado la técnica de linfonodo centinela, (49, 50), con resultados dispares y aún no definitivos, por lo tanto es considerada actualmente con una técnica en investigación, compleja y controvertida. La irrupción de la laparoscopia es otro avance en la cirugía del cáncer gástrico incipiente.

La gastrectomía laparoscópica más disección linfática D1+ ha demostrado en grandes series orientales, resultados similares a la gastrectomía mediante laparotomía. Sin embargo, esta es una técnica demandante, que requiere gran entrenamiento y dado el bajo porcentaje de lesiones incipientes en nuestro medio, la experiencia suele ser más bien acotada y anecdótica.

De todos modos la gastrectomía laparoscópica D1+ es estándar de tratamiento para el cáncer gástrico incipiente no susceptible a terapia endoscópica

Tabla 5
Criterios endoscópicos estándares y extendidos de Cáncer gástrico incipiente

Criterios estandares: indicación de mucosectomía	Criteriors extendidos : disección endoscópica
1.-Compromiso solo de la mucosa(T1a)	1.-Compromiso solo de la mucosa
2.-Adenocarcinoma gastrico bien diferenciado	2- Diferenciado, no ulcerado, > de 2 cm.
3- No ulcerados	3- Diferenciado, ulcerado y < de 3 cm.
4- Diametro menor de 2 cm.	4- Indiferenciado, no ulcerado y < de 2 cm.

Fuente: (Garc & Condes, 2013)

Tabla 6
Criterios de resección endoscópica curativa en cáncer gástrico incipiente

Resección en bloque - márgenes horizontal y vertical (-) invasión linfovascular (-)			
Tipo histológico	Tamaño	Ulceración	Profundidad
Diferenciado	> 2cm.	(-)	T1a
Diferenciado	< 3 cm.	(+)	T1a
Indiferenciado	<2 cm.	(-)	T1a
Diferenciado	<3 cm.		T1b Sm1

Fuente: (Garc & Condes, 2013)

Tratamiento del cáncer gástrico avanzado

El pilar fundamental del tratamiento del cáncer gástrico avanzado es la cirugía. El objetivo de esta es lograr una resección R0. Los puntos controversiales de la cirugía R0 en cáncer gástrico avanzado son:

Márgenes de resección

La gastrectomía con intención curativa debe asegurar suficiente márgenes del tumor primario que garanticen su erradicación completa. Se recomienda un margen proximal de 3 cms para lesiones tipo Borrmann I y II y de 5 centímetros para lesiones Borrmann III y IV.

La biopsia rápida es fundamental para la evaluación del margen proximal en cáncer gastroesofágico.

Linfadenectomía

Este es quizás el aspecto más controversial de la cirugía en cáncer gástrico. Dos series prospectivas randomizadas europeas han puesto en duda la efectividad de este procedimiento en cuanto a mejoría de la supervivencia. Sin embargo en el análisis de supervivencia a 15 años de la serie holandesa se demostró beneficio a favor de la linfadenectomía extendida tipo D2. Existen también otros reportes tanto nacionales como orientales, que apoyan la superioridad de la linfadenectomía extendida D2, ya que es posible realizarla con cifras de morbimortalidad menores a las reportadas en las series europeas mencionadas. Si para los autores japoneses la superioridad de la cirugía D2 es un hecho indiscutible, se plantearon la necesidad de evaluar el valor de realizar una cirugía aún más extendida, como la linfadenectomía para-aórtica. La serie que probó dicha postura fue llevada a cabo por Sasako, en un estudio randomizado y prospectivo.

Los resultados fueron publicados el año 2008, y no se demostró una mejor supervivencia del grupo con disección para-aórtica versus la disección estándar D2. Por estas razones, la disección linfática de la segunda barrera (D2) es aceptada actualmente como la linfadenectomía estándar para el tratamiento quirúrgico del cáncer gástrico avanzado. D1 es cuando se extirpan los ganglios N1 para esa localización; D2 cuando se extirpan los N1 + N2; D3 cuando se extirpa los N1, N2 y N3.Figuras 8 y 9.

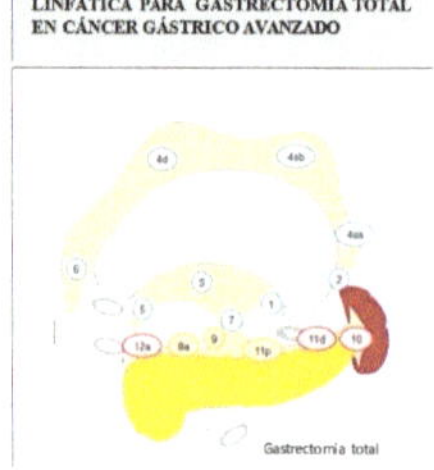

FIGURA 8. DEFINICIÓN DE DISECCIÓN LINFÁTICA PARA GASTRECTOMÍA TOTAL EN CÁNCER GÁSTRICO AVANZADO

D0: Linfadenectomía menor a D1
D1: 1-7
D1+: D1+ grupos 8-9-11p
D2: D1+ grupos 8-9-10-11p-11d- 12a

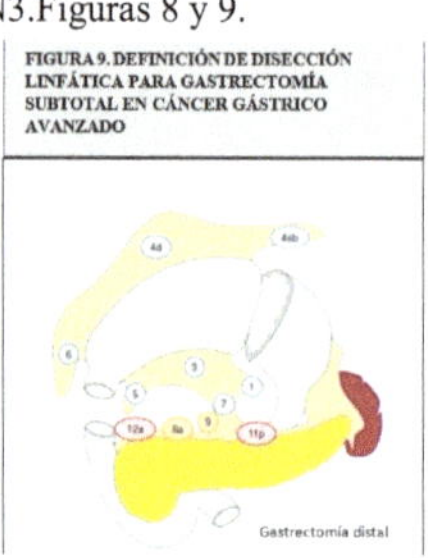

FIGURA 9. DEFINICIÓN DE DISECCIÓN LINFÁTICA PARA GASTRECTOMÍA SUBTOTAL EN CÁNCER GÁSTRICO AVANZADO

D0: Linfadenectomía menor a D1
D1: Grupos 1-2-3-4d-s4b-5-6-7
D1+: D1+grupos 8a-9
D2: D1+grupos 8a-9-11p-12a

Esplenectomía

El objetivo de la esplenectomía es realizar un adecuado vaciamiento linfonodal del pedículo esplénico como parte de la disección tipo D2. Sin embargo, diversos autores han mostrado cifras de supervivencia similares para los grupos con y sin esplenectomía, pero con mayor morbilidad para el grupo respectivo. La indicación actual de esplenectomía en cáncer gástrico avanzado son aquellas lesiones de tercio superior y curvatura mayor gástrica o aquellos casos con evidente compromiso linfonodal a este nivel.

Pancreatectomía

La pancreatectomía distal fue parte la cirugía estándar del cáncer gástrico avanzado hasta hace algún tiempo. El objetivo era la resección en block de los linfonodos de la arteria esplénica por el borde superior del páncreas. Esta resección implicaba de todos modos un aumento de la mortalidad y morbilidad posoperatoria. Maruyama, demostró resultados de supervivencia similares entre grupos con pancreatectomía distal y aquellos con disección linfática de la arteria esplénica sin pancreatectomía, pero con disminución significativa de la morbi-mortalidad. La indicación actual de la pancreatectomía distal es la invasión directa del órgano por el tumor primario o el compromiso linfonodal evidente de la arteria esplénica.

Omentectomía

La resección del omento mayor forma parte de la cirugía estándar del cáncer gástrico avanzado. No implica riesgo de la morbo-mortalidad y asegura la resección de una barrera tumoral biológica. En lesiones incipientes es posible la preservación de la mayor parte del epiplón, resecando los vasos gastroepiploicos y su cadena linfática.

Tabla 7 Tratamiento quirúrgico y clínico del Cáncer Gástrico según las etapas clínicas

---

Tratamiento por etapas clínicas

Estadio 0
Cirugía + linfadenectomía regional.
Estadio IA
Cirugía + linfadenectomía regional tipo D1
Estadio IB
Cirugía + linfadenectomía regional tipo D2, seguido de:
RT más QT adyuvante concurrente para pacientes con ganglios metastásicos
(N1) e invasión de la capa muscular (T2)
Estadio II-III y IV (resecables sin metástasis a distancia M0)
Cirugía + linfadenectomía regional tipo D2, seguido de:
Radioterapia más Quimioterapia adyuvante concurrente
Estadio IV (con metástasis a distancia M1)
Todos los pacientes con M1 deben considerarse candidatos para inclusión en
ensayos clínicos. remisiones duraderas. La cirugía es el mejor tratamiento
paliativo, en particular si existe obstrucción o hemorragia.
Cirugía paliativa: Resección gástrica sólo si sangrado u obstrucción, o la
derivación sin resección.
Quimioterapia paliativa
Recanalización endoscópica con láser o colocación de endoprótesis trans-
tumoral.

*Nota: Rt: Radioterapia, Qt:Quimioterapia Linfadenectomía D1:(Gangliosperigástricos)
Linfadenectomía D2:(Ganglios perigastricos, ganglios del tronco celíaco,de la arteria
hepática común, de la arteria esplénica y del hilio esplénico. Fuente: (Otero &
Santana, n.d.)*

Pronóstico

El pronóstico de los pacientes con adenocarcinoma gástrico se relaciona con
el estadio evolutivo del tumor. La supervivencia global del cáncer gástrico a
los 5 años es del 19% en hombres y del 25% en mujeres, mientras que el
cáncer gástrico precoz(limitado a la mucosa o submucosa) puede ser
superior al 90%.Sin tratamiento la supervivencia media de los pacientes con
metástasis hepáticas es de cuatro a seis meses, y la de aquellos con
carcinomatosis peritoneal, de cuatro a seis semanas. (Elizalde et al., n.d.)

Otros tipos de Cáncer Gástrico
Linfoma gástrico

El 4% de las enfermedades malignas de estómago están representadas por linfomas gástricos, más del 50% de pacientes con linfoma no Hodgkin tiene afección del tubo digestivo, la ubicación extraganglionar más común del linfoma gastrointestinal primario es el estómago, y más del 95% está conformada por linfoma no Hodgkin. Clínicamente la diferenciación entre linfoma y adenocarcinoma gástrico es difícil, ya que ambos son detectables con mayor frecuencia en el sexto decenio, se caracterizan por dolor en epigastrio, saciedad precoz y fatiga generalizada, el método de imagen por radiografías con contraste se caracteriza por presentar úlceras con patrón deshilachado y engrosado. El diagnóstico de linfoma muchas veces suele establecerse por medio del cepillado citológico de mucosa gástrica, sin embargo suele necesitar una biopsia obtenida por medio de laparotomía o gastroscopia.

Ocasionalmente puede pasarse por alto el infiltrado linfoide más profundo en biopsias superficiales, es por ello que en una biopsia gastroscopia que no permite detectar un linfoma no debe considerarse concluyente ya que gran parte del tumor podría ubicarse en submucosa, por tanto debe efectuarse una biopsia adecuada. Además la anatomía patológica macroscópica del adenocarcinoma puede simular también la del adenocarcinoma, y se caracteriza por ser una lesión ulcerada y voluminosa localizada en cuerpo o antro, o una transformación difusa diseminada por toda la submucosa gástrica llegando incluso hasta el duodeno. Microscópicamente hablando la mayoría de tumores linfoides gástricos están constituidos por Linfoma no Hodgkin de células B, se cree que se desarrolla a partir del tejido linfoide asociado a la mucosa (MALT, mucosa- associated lymphoid tissue), la enfermedad de Hodgkin con lesión gástrica es inusual.

Aproximadamente la mitad de linfomas gástricos es de bajo grado y la otra mitad de alto grado. Al padecer gastritis crónica, el estómago adquiere MALT, la infección por H. pylori aumenta el riesgo de linfoma gástrico, y particularmente de linfoma MALT. En un inicio los linfomas gástricos se extienden hasta los ganglios regionales (anillo de Waldeyer) y posteriormente se diseminan. (Longo et al., 2012).

Al erradicar H. pylori y haber una disminución de la gastritis, el linfoma de bajo grado de MALT frecuentemente desaparece, ha resultado en regresión en casi un 75%. Es por ello que el linfoma de bajo grado de MALT no requiere extirpación quirúrgica. Sin embargo un seguimiento cuidadoso es necesario, especialmente en lesiones con translocación t(11:18), considerada factor de riesgo para una lesión MALT más agresiva, con falta de respuesta al tratamiento antimicrobiano, además es necesario el seguimiento. Si a pesar de erradicar el H. pylori el linfoma de bajo grado persiste, es necesario considerar la radioterapia en lesiones etapa I (estómago), en estadios más avanzados debe usarse la quimioterapia con o sin radiación. (Longo, 2015).

Los pacientes que padecen linfoma gástrico de alto grado precisan tratamiento oncológico intenso para su curación, aproximadamente el 50% de estos pacientes presentan síntomas sistémicos tales como fiebre, pérdida ponderal y diaforesis nocturna, podría producirse también sangrado y/o obstrucción por parte de los tumores, las linfadenopatías y/o visceromegalias podrían sugerir enfermedad sistémica. Antes de diagnosticar linfoma gástrico primario debe realizarse una búsqueda exhaustiva de enfermedad extragástrica mediante EUS, CT de tórax, abdomen y pelvis, de igual forma debe realizarse biopsia de la médula ósea. El tratamiento de la mayoría de pacientes con linfoma de alto grado hoy en día se realiza con con quimioterapia y radiación sin resección quirúrgica. En casos donde la enfermedad está limitada al estómago y ganglios regionales se puede realizar gastrectomía D2 subtotal radical, el tratamiento del linfoma gástrico primario debe ser establecido por un grupo multidisciplinario de profesionales. (Longo,2015).

Sarcoma Gástrico (no linfoide)
Los leiomiosarcomas y los tumores gastrointestinales estromales (GIST) constituyen del 1 al 3% de las neoplasias gástricas. Frecuentemente se ulceran y sangran, y están ubicados principalmente en el fondo gástrico en sus paredes anterior y posterior. Inclusive las lesiones de aspecto histológico benigno pueden comportarse de forma maligna. Los leiomiosarcomas pueden diseminarse hacia hígado y pulmones, por vía hematógena, aunque raramente invaden las vísceras contiguas, y en ocasiones se encuentran ganglios linfáticos positivos. La resección quirúrgica es el tratamiento más adecuado,

la poliquimioterapia está indicada únicamente en pacientes con enfermedad metastásica. Estos tumores deben ser estudiados para determinar si existe mutación en el receptor de c-kit. El pronóstico de los pacientes con tumores GIST depende principalmente de el tamaño y el recuento mitótico. (Longo, 2015).

Adyuvancia y neoadyuvancia en cáncer gástrico
La cirugía extendida tipo D2 en cáncer gástrico avanzado logra cifras de supervivencia inferiores al 50% a 5 años, por lo que el valor de la adyuvancia es un tema de actualidad y con grandes perspectivas a futuro. Existe especial interés sobre los promisorios resultados de la quimioterapia neoadyuvante y la quimio-radioterapia adyuvante. El año 2006 se publicaron los resultados del estudio MAGIC, que comparó dos grupos de pacientes con estadios II y III sometidos a quimioterapia perioperatoria (quimioterapia-cirugía-quimioterapia) versus cirugía exclusiva. En el grupo con quimioterapia se observó una disminución del estadio y tamaño tumoral y más importante aún una mejora significativa en el tiempo libre de enfermedad y supervivencia a 5 años. La conclusión final es que este es el primer estudio prospectivo y randomizado que demostró beneficios de la quimioterapia perioperatoria en cáncer gástrico avanzado. Estos resultados han sido confirmados en distintas series con esquemas similares, aunque no iguales, de quimioterapia.

La quimioterapia adyuvante (indicada posterior a cirugía) ha sido investigada desde hace bastante tiempo para tratar de disminuir las recurrencias y mejorar la supervivencia en cáncer gástrico avanzado . Los resultados iniciales fueron desalentadores. Sin embargo el año 2007 se publicaron los resultados de un estudio comparativo y randomizado japonés que comparó la supervivencia a 5 años entre pacientes que recibieron quimioterapia postoperatoria en base a S1 (fluoropiridimina oral) versus cirugía exclusiva. El grupo que recibió S1 presentó una supervivencia a 3 años superior en 10% con el grupo de cirugía exclusiva. Con estos resultados, en oriente, la adyuvancia estándar para el cáncer gástrico es la quimioterapia en base a S1.

Los resultados publicados por McDonald empleando quimio y radioterapia post operatoria en cáncer gástrico avanzado también son interesantes y alentadores, aunque controversiales.

El tratamiento adyuvante consistió en cinco ciclos post-operatorios de 5-fluoruracilo y Leucovorina más 45 Gy de radioterapia externa. Esta serie demostró una supervivencia a tres años significativamente mayor para pacientes sometidos a quimio-radioterapia post operatoria. Las críticas fundamentales a este trabajo se refieren a la calidad de la cirugía, ya que en el 90% de los casos fue una resección gástrica D1. Además se critica la tolerancia limitada del tratamiento ya que sólo el 64% del grupo total completo el tratamiento planeado. Todos estos elementos han hecho que la quimio y radioterapia postoperatoria no sean aceptadas ampliamente en Japón y en Europa. Existe además publicada una serie coreana con quimio radioterapia postoperatoria más cirugía D2, con resultados favorable a la adyuvancia, sin embargo este es un estudio no aleatorio.

Tratamiento Paliativo
Esta modalidad tiene por objeto paliar o atenuar los síntomas en pacientes incurables o fuera de alcance terapéutico. En ocasiones esto ocurre porque la edad del paciente, sus condiciones generales o sus comorbilidades impiden cualquier acción terapéutica de intención curativa. Hoy en día no existen límites fijos de edad para contraindicar la cirugía. En esta decisión influye más la condición del paciente que su edad cronológica. Así también es de importancia central la voluntad que el paciente manifieste luego de ser informado de su enfermedad. El tratante debe complementar los conocimientos técnicos con el reconocimiento de la situación que está viviendo el paciente con su familia.

En otras oportunidades la decisión de paliación pasa por la enfermedad diseminada al peritoneo o a otros órganos. Nuevamente debe considerarse el potencial beneficio de alguna terapia contra el deterioro en la calidad de vida que esta puede significar. La información no sesgada contribuye a facilitar la decisión.En ocasiones la paliación consiste en aliviar una obstrucción o un sangrado para lo cual existen recursos que deben indicarse caso a caso y que pueden incluir una intervención QUIRÚRGICA sin pretensión curativa, llamada a veces de aseo. Su buena indicación puede prolongar y aliviar la sobrevida.En los grupos de manejo multidisciplinario se incluye hoy en día a especialistas en el manejo del dolor, a oncólogos geriatras y médicos generales que actuando en conjunto tienen la responsabilidad del mejor manejo médico para la paliación en estos pacientes.

Screening y prevención

Desde principio de la década del 60 se han realizado estudios masivos de detección radiológica del cáncer gástrico en Japón . Esta conducta ha demostrado con los años disminuir radicalmente la mortalidad por cáncer gástrico. En países occidentales en que la incidencia de esta neoplasia es mucho menor, la utilidad de estas pesquisas son más discutibles por su baja relación costo beneficio. Por otra parte dada la ¿letalidad? del cáncer gástrico y su asociación con la infección crónica por Helicobacter pylori, se han realizado estudios de erradicación masiva a población de alto riesgo, no demostrándose fehacientemente que esta sea una medida significativa en la reducción de la mortalidad. Uno de los pocos estudios prospectivos demostró que pacientes tratados endoscópicamente por un cáncer gástrico incipiente, tenían una menor incidencia de recurrencia cuando se erradicar el Helicobacter pylori. Mientras esperamos la aparición de estudios aleatorizados o prospectivos y placebo-control para evaluar este problema, parece razonable la prevención y erradicación en grupos de mayor riesgo.

1.Andrade, C. (2017). *Identificación de prevalencia, factores de riesgo y métodos resolutivos quirúrgicos y/o paliativos en pacientes con cáncer gástrico del Hospital Carlos Andrade Marín en el periodo enero hasta diciembre del 2016. Pontifice Universidad Católica del Ecuador.*

2.DR. SERGIO GUZMÁN. (2014). *Cáncer gástrico. 25(1), 106–113.*

3.Elizalde, I., Soriano, A., & Castells, A. (n.d.). *Tumores malignos del estómago. (figura 1), 291–298.*

4.F. Charles Brunicardi, MD, F., & DeBak. (n.d.). *PRINCIPIOS DE CIRUGÍA SCHWARTZ (Novena Edi; F.charles Brunicardi, Ed.). Houston, Texas.*

5.Garc, C., & Condes, L. (2013). *ACTUALIZACIÓN DEL DIAGNÓSTICO Y. 24(4), 627–636.*

6.Longo, D. L. (2015). *Harrison: principios de medicina interna (18a. ed.) (McGraw Hill Mexico, Ed.). Retrieved from https://books.google.com.ec/books? id=PiMnCgAAQBAJ&dq=medicina+interna+de+harrison&hl=es&sa=X&ved= 0ahUKEwicleLnteLhAhVNMt8KHYbAAE0Q6AEIKDAA*

7.Longo, D. L., Fauci, A. S., Kasper, D., Hauser, S., Jameson, L., & Loscalzo, J. (2012). *Harrison. Medicina Interna. In Proceedings of the National Academy of Sciences of the United States of America (Vol. 104). https://doi.org/10.1073/pnas. 0703993104*

8.Otero, J. C. C., & Santana, J. R. C. (n.d.). *CÁNCER DE ESTÓMAGO. 2015.*

9.OMS. (2018). *GLOBOCAN WEB. Obtenido de http://gco.iarc.fr/today/online-analysis-pie? v=2018&mode=cancer&mode_population=continents&population=900&popula tions=218&key=total&sex=0&cancer=39&type=0&statistic=5&prevalence=0& population_group=0&ages_group%5B%5D=0&ages_group%5B%5D=17&nb_i tems=7&group_*

10.Elizabeth, P. M. (2017). *Sobrevida comparativa entre D1 vs D2, en adenocarcinoma gástrico entre los hospitales: Carlos Andrade Marín y Solca Quito; durante los años 2005 -2010. QUITO: UNIVERSIDAD CENTRAL DEL ECUADOR .*

CAPÍTULO 5 (a.)

Jorge Paúl Jiménez Guerra
Anatomía del Páncreas

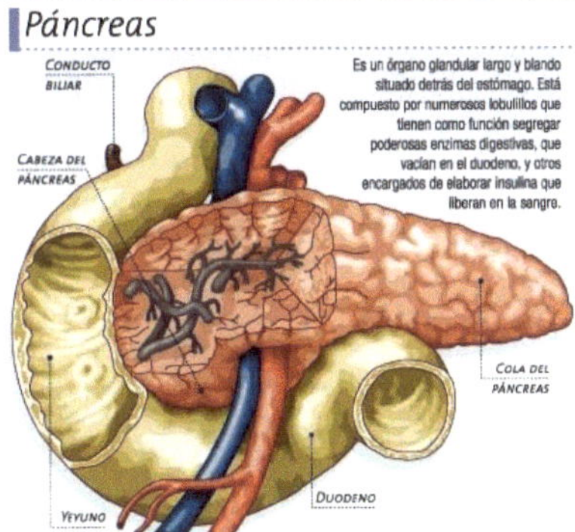

Fuente: https://www.pinterest.de/pin/733312751798267098/

El páncreas (del griego πάνκρεας) (1). El páncreas es una glándula de color rosa grisáceo, de 12 a 15 cm de longitud, que se extiende en sentido casi transversal sobre la pared abdominal posterior, desde el duodeno (que es la primera parte del intestino, justo a la salida del estómago) hasta el bazo, por detrás del estómago. Es tanto una glándula exocrina como endocrina. Como endocrina tiene la función de secretar al torrente sanguíneo varias hormonas importantes, entre las que se encuentran insulina, glucagón, polipéptido pancreático y somatostatina.

Como exocrina secreta jugo pancreático al duodeno a través del conducto pancreático. Este jugo contiene bicarbonato, que neutraliza los ácidos que entran en el duodeno procedentes del estómago; y enzimas digestivas, que descomponen los carbohidratos, proteínas y lípidos de los alimentos. (2) El páncreas, en los seres humanos, se encuentra por detrás del estómago, entre el bazo y el duodeno, a nivel de la primera y segunda vértebras lumbares y junto a las glándulas suprarrenales; forma parte del contenido del espacio retroperitoneal. Tiene forma alargada y se divide en varias partes llamadas cabeza, cuello, cuerpo y cola. En la especie humana mide entre 15 a 20 cm de largo, 4 a 5 de grosor, con un peso que oscila entre 70 y 150 gr.

Su porción más hacia la derecha se le denomina cabeza y se conecta con el cuerpo por un cuello; la extremidad izquierda (más estrecha) se conoce como cola, llegando a contactar con el bazo. Debido a su localización, el páncreas está en contacto con gran cantidad de vasos sanguíneos y linfáticos, así como de estructuras nerviosas, no sólo propias, sino también de los órganos que le rodean. (3)

Función Del Páncreas

El páncreas es una glándula, constituida por lobulillos que se agrupan entre sí, desembocando en pequeños conductos. Participa de forma fundamental en los procesos digestivos del cuerpo, ya que se encarga de elaborar y secretar al tubo digestivo gran cantidad de enzimas y sustancias necesarias para el proceso de digestión y absorción de los alimentos.

Esta función de síntesis de las diferentes sustancias que forman las secreciones digestivas la ejercen la mayor parte de las células pancreáticas. Posteriormente estos jugos pancreáticos son conducidos a través del conducto secretor, hasta un conducto común al que también derivan las secreciones de la vesícula biliar, para llegar finalmente al intestino. Entre estas estructuras lobulares, se encuentran repartidos grupos especiales de células llamadas "islotes de Langerhans". Constituyen, aproximadamente, un 5 por ciento del total de células del páncreas, y su función es la síntesis de hormonas como insulina, glucagón, y somatostatina. (4) Estas sustancias pasan directamente a la sangre y son necesarias para el metabolismo de los nutrientes, y sobre todo para mantener los niveles adecuados de glucosa, que es la fuente de energía esencial de nuestro cuerpo.

Estructura

En este órgano se distinguen principalmente:

Cabeza: es la parte más gruesa, está situada a la derecha, colocada por detrás del hígado y rodea parcialmente al duodeno (primera porción del intestino delgado)

Cuello: porción comprendida entre la cabeza y el cuerpo de la glándula. Delante de vena mesentérica superior.

Cuerpo: situado por detrás del hígado e intestino delgado, parte media comprendida entre la cola y el cuello. Por detrás discurre la arteria mesentérica superior

Cola: es la parte más estrecha está en contacto con la cara posterior del estómago y con el bazo, extremo izquierdo de la glándula, se encuentra en las proximidades del hilio esplénico.

Proceso uncinado: prolongación de la cabeza que se incurva hacia la izquierda y por debajo del cuerpo del páncreas. Por delante cruzan la arteria y vena mesentérica superior.

El acceso quirúrgico al páncreas es difícil debido a que está situado por detrás del estómago, ya que está rodeado por grandes vasos. (5)

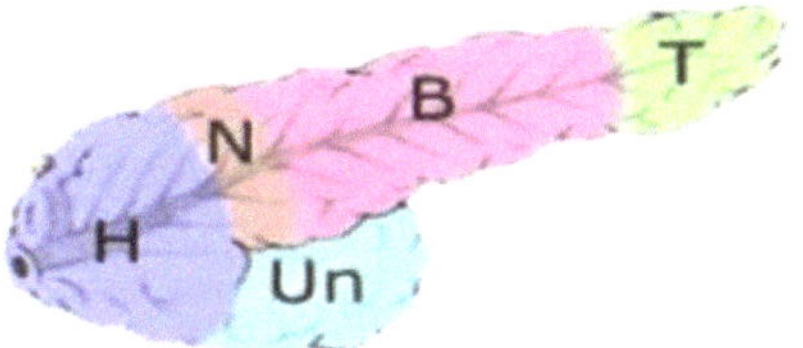

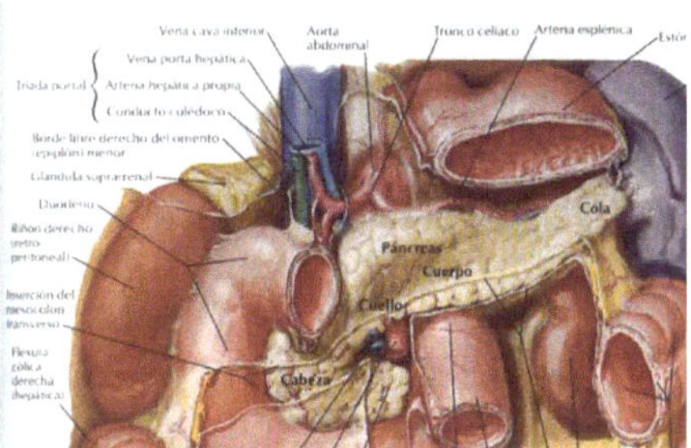

Fuente: Imagen anatómica del páncreas.
Referencia: Atlas de Anatomía Humana. Frank H. Netter. 4° edición.

Conductos Pancreáticos
El conducto principal o Wirsung
Se inicia en la cola del páncreas y sigue toda la longitud de la glándula hasta la cabeza, en su trayecto recibe múltiples conductillos desemboca en la segunda porción del duodeno junto al colédoco en la papila duodenal mayor (habiendo formado la ampolla de Vater). (6)

El conducto accesorio o Santorini
Drena la parte superior de la cabeza, es un reservorio, desemboca en la papila duodenal menor.

Vascularización
Distinguimos dos grandes núcleos de vasos: en la cabeza y en la cola. En la cabeza, cerca del proceso uncinado y cuello, tenemos dos arterias principales: Arteria pancreático-duodenal superior, da ramas duodenales y pancreáticas que llegan por la parte superior. Esta arteria es rama de la gastro-duodenal, rama de la hepática propia, da dos ramas, anterior y posterior.
Arteria pancreático-duodenal inferior, que viene de la arteria mesentérica superior. Da dos ramas, anterior y posterior.
La cola y el cuerpo reciben ramas pancreáticas de la arteria esplénica.
La arteria esplénica va por encima el páncreas y da ramas tanto para el cuerpo como para la cola.
Para el cuerpo a partir de:
- pancreática mayor
- pancreática inferior
- pancreática dorsal

Drenaje Venoso
El drenaje venoso de cabeza del páncreas tiene lugar a través de las venas pancreatoduodenales. El drenaje venoso de cuerpo y cola del páncreas tiene lugar a través de ramas pancreáticas de la vena esplénica. Todo acaba en la vena porta.

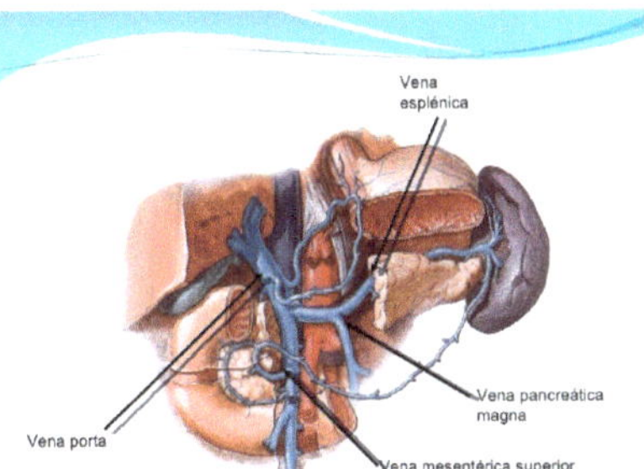

Fuente: https://es.slideshare.net/Alejoalta/irrigacin-pancreas

Drenaje Linfático

El drenaje linfático ocurre a través de los ganglios mesentéricos superiores y los ganglios celíacos.

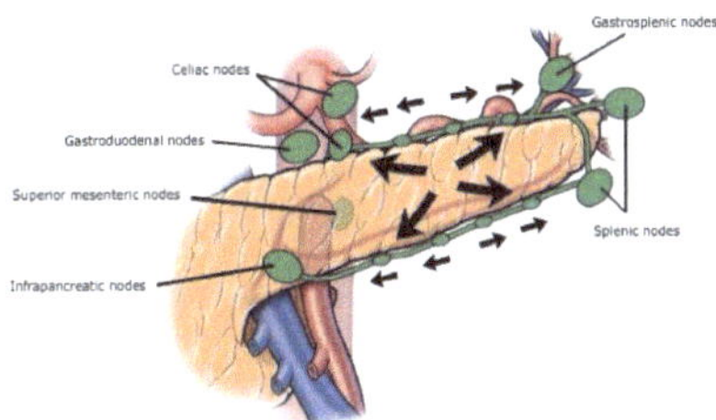

Fuente: https://www.emaze.com/@ACQWWZLC

Inervación

La inervación se realiza de dos formas:

Simpática: Ramas del ganglio celíaco.

Parasimpática: La inervación parasimpática ocurre a través de los

plexos esplénico y pancreático. Las dolencias pancreáticas son percibidas en forma de cinturón en la parte superior del abdomen e incluso en la parte inferior del tórax. (7)

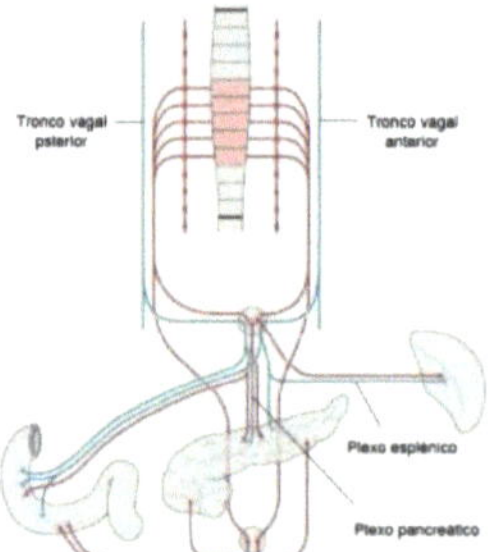

Pólipos

Un pólipo es una tumoración o protuberancia circunscrita visible macroscópicamente, un crecimiento de tejido anormal en una membrana mucosa. Se denomina pólipo a todo tumor circunscrito que protruye desde la pared hacia la luz intestinal. La definición obedece, por tanto, a una descripción macroscópica, con independencia de las características histológicas de la lesión. (8)

Tipos más comunes:

- Pólipo de colon: pequeña acumulación de células que se forma en el revestimiento del colon o el recto.
- Poliposis nasal: neoplasia indolora y benigna que crece en la pared de la nariz y los senos paranasales.
- Pólipo endometrial: Neoplasia generalmente benigna en la pared interna del útero.

Según la histología

1. Pólipo neoplásico epitelial o pólipos adenomatosos o adenomas: Adenoma tubular, adenoma tubulovelloso y adenoma velloso.

2. Pólipo neoplásico no epitelial: Leiomiomas, lipomas, neurofibromas y hemangiomas.

3. Pólipo hamartomatoso: Pólipo juvenil, pólipo de Peutz-Jeghers.

4. Pólipo inflamatorio: Pólipo linfoide benigno. No suelen ser malignos.

5. Pólipo hiperplásico: No tienen potencial maligno. (9) Su clasificación como subgrupo de los pólipos serrados puede generar confusión pues este incluye además los adenomas serrados sésiles y los adenomas serrados tradicionales los cuales sí tienen potencial maligno. (9)

Según la forma de crecimiento

1. Pólipo pediculado: Tienen un tallo de implantación de unos 1,5 cm e implican menos malignidad porque la degeneración cancerosa tarda en llegar más a la base de sujeción.

2. Pólipo sésil: Tienen una base de implantación amplia (sin tallo) de unos 2 cm e implican mayor malignidad porque la degeneración cancerosa llega antes a la base.

La mayoría de cánceres colorrectales proceden de un adenoma, previamente benigno posteriormente malignizado. Los adenomas son los tumores benignos más frecuentes del intestino, la mayoría de ellos localizados en colon y recto. El tiempo necesario para que se produzca la transformación adenoma-carcinoma es superior a los 5 años, con una media entre 10-15 años.

Poliposis Intestinal

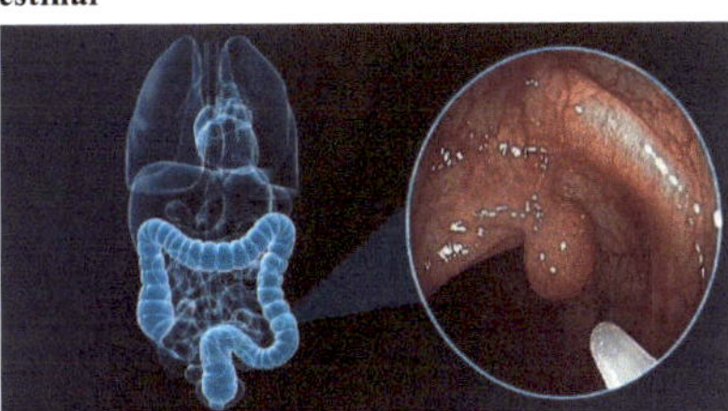

Fuente: Dr.Pedro Pinheiro, Equipo de médicos del MD. Saúde 03 julio 2019
https://www.mdsaude.com/es/gastroenterologia-es/polipos-intestinales/

Se llama pólipo de colon a toda prominencia de tejido que protruye hacia la luz de este órgano. Es decir, son una especie de "bultos" que salen en la mucosa que recubre interiormente el intestino grueso. Se dividen según su aspecto en pediculados (tienen un tallo) y sésiles (no lo tienen). Son importantes también su tamaño y su número. Si son más de 100, hablamos de poliposis. Las características microscópicas dividen a los pólipos de colon en neoplásicos (adenomas) y no neoplásicos (hiperplásicos, hamartomatosos, inflamatorios.). Los pólipos adenomatosos o neoplásicos pueden ser histológicamente tubulares, vellosos o mixtos. Cuando más vellosos y más grandes, más posibilidades hay de que se transformen en cáncer. Los pólipos no neoplásicos pueden muy ocasionalmente desarrollar cáncer, pero esto siempre ocurre sobre una transformación adenomatosa previa, parcial o total, siendo esta parte la que degenera.

Síntomas

La mayoría de los pólipos de colon son asintomáticos y se descubren de forma casual durante una exploración indicada por otro motivo. Algunos adenomas pueden sangrar: En menos del 5% de los pacientes con pólipos se puede encontrar sangre oculta en heces. Si son grandes y pediculados pueden provocar dolor o alteraciones de la motilidad con diarrea. El adenoma velloso puede producir gran cantidad de moco que es eliminado en forma de falsa diarrea. Si la pérdida es continua y abundante provoca una pérdida abundante de potasio, lo que genera hipocalemia, a la que suelen añadirse hiponatremia e hipocloremia. (9)

Factores De Riesgo Para El Desarrollo De Pólipos Intestinales

No sabemos exactamente por qué ocurren los pólipos, pero algunos factores de riesgo son bien conocidos:
- Edad superior a 40 años.
- Enfermedad inflamatoria del intestino.
- Historia familiar de pólipos intestinales.
- Tabaquismo.
- Estilo de vida sedentario.
- Obesidad.
- Dieta rica en grasas saturadas.
- Dieta pobre en frutas, vegetales, fibras y calcio.
- Consumo excesivo de alcohol.

Diagnóstico

Los pólipos de colon se suelen detectar por endoscopia (proctosigmoidoscopia o colonoscopia) o por enema opaco. Tras la detección de un pólipo adenomatoso, se debe estudiar todo el intestino grueso, ya que en un tercio de los casos hay lesiones coexistentes. La colonoscopia se debe repetir periódicamente, incluso si antes no se haya demostrado malignidad, porque estos pacientes tienen una probabilidad de un 30 a un 50% de presentar otro adenoma, y su riesgo de padecer cáncer colorrectal es superior a la media.

Tratamiento

Actualmente se considera que se debe extirpar todo tipo de pólipo (polipectomía) porque éstos revisten riesgo potencial, a pesar de que la polipectomía endoscópica no está exenta de riesgos, entre 1-2% casos (principalmente hemorragia y/o perforación de colon, requiriendo a veces cirugía urgente para su resolución). Si el adenoma es menor de 1 cm, tienen bajo riesgo de malignización. Si el pólipo mide más de 2 cm ya puede haber degenerado. Si el adenoma es mayor de 1 cm, se extirpan vía endoscópica (polipectomía endoscópica) aquellos en los que el tamaño, situación y grado de malignidad lo permita. Se utilizarán las técnicas de resección por vía endoanal o la vía posterior transesfinteriana para aquellos adenomas vellosos malignizados que no han sobrepasado la capa muscular. En los tumores con signos de malignización situados en tercios medio y superior se hará resección anterior del recto. (10)

Síndromes de poliposis

Hay algunas enfermedades raras de origen genético que se manifiestan con docenas de pólipos en el tracto digestivo, aún en la juventud, asociados con otros síntomas en varias partes del cuerpo. Entre estos síndromes podemos citar:
- Lynch.
- Gardner.
- Turcot.
- Cronkhite-Canada.
- Peutz-Jeghers.
- Cowden.

Estos pacientes presentan elevado riesgo de desarrollar cáncer de colon. (11)

1.*Real Academia Española y Asociación de Academias de la Lengua Española (2014). «páncreas». Diccionario de la lengua española (23.ª edición). Madrid: Espasa. ISBN 978-84-670-4189-7.*

2.*Varios autores (2006). Técnicos Especialistas de Radiodiagnóstico Del Servicio Navarro de Salud 1 (3ª edición). España. p. 245. ISBN 84-665-5075-5.*

3.*nzunza Hernández, Óscar; Koenig Samohod, Cecilia; Salgado Alarcón, Guillermo (2005). «Glándulas anexas del aparato digestivo». Morfología humana. Ediciones Universidad Católica de Chile. ISBN 978-956-14-1516-4.*

4.*Páncreas divisum en la revista Cirujanos, publicada por Cirujanos de chile.cl*

5.*Schoenwolf, Gary C. (2009). Larsen's human embryology (En inglés) (4th edición). Philadelphia: Churchill Livingstone/Elsevier. pp. 241-244. ISBN 978-0-443-06811-9.*

6.*Romer, Alfred Sherwood; Parsons, Thomas S. (1977). The Vertebrate Body (En inglés). Philadelphia, PA: Holt-Saunders International. pp. 357-359. ISBN 0-03-910284-X.*

7.*https://www.studocu.com/es/u/2510046*

8.*Winawer, Sidney J. (2014). «The History of Colorectal Cancer Screening: A Personal Perspective». Digestive Diseases and Sciences.*

9. *«Understanding your pathology record. (Sessile or Traditional Serrated Adenomas)» [Entendiendo tu informe de patología. (Adenoma Sésil o Adenoma Tradicional Serrado)].*

10.*Moreira, Leticia (2011). «Pólipos serrados: detección, riesgo de cáncer colorrectal y estrategias de tratamiento y vigilancia». Gastroenterología y Hepatología.*

11.*https://www.mdsaude.com/es/gastroenterologia-es/polipos-intestinales/*

CAPÍTULO 5 (b.)

Juan Carlos Heredia Cedeño
Pancreatitis Aguda

Introducción

La pancreatitis aguda es una enfermedad inflamatoria del páncreas caracterizada clínicamente por dolor abdominal y elevación de las enzimas pancreáticas en la sangre. La pancreatitis aguda es una de las principales causas gastrointestinales de hospitalización en los Estados Unidos (1). La fisiopatología de esta enfermedad no se entiende completamente. Varias condiciones clínicas están asociadas con la pancreatitis aguda, siendo los cálculos biliares y la ingesta crónica de alcohol las causas más frecuentes, representando aproximadamente dos tercios de los casos.

Epidemiología

La incidencia anual de pancreatitis aguda en los Estados Unidos varía de 4.9 a 35 por cada 100.000 habitantes [2]. La incidencia de pancreatitis aguda está aumentando en todo el mundo debido a las mayores tasas de obesidad y cálculos biliares [3]. El tabaquismo puede aumentar el riesgo de pancreatitis no relacionada con cálculos biliares por mecanismos que no están claros y pueden potenciar el daño al páncreas inducido por el alcohol [4-9].La mortalidad en la pancreatitis aguda generalmente se debe al síndrome de respuesta inflamatoria sistémica y a la disfunción multiorgánica en las primeras dos semanas de evolución, mientras que después de las dos semanas generalmente se debe a la sepsis y sus complicaciones [10,11]. La mortalidad general es de aproximadamente del 5%, que puede variar desde el 3% en pacientes con pancreatitis intersticial y del 17% en pacientes con pancreatitis necrotizante [12].

Fisiopatología

Para comprender la fisiopatología de la pancreatitis aguda se ha desarrollado varios modelos en animales, pero ninguno es comparable con la condición humana [1]. Sin embargo, los cambios estructurales y bioquímicos observados en las fases tempranas de la pancreatitis aguda son similares.

Alteraciones iniciales

Aunque hay varias situaciones que pueden precipitar la pancreatitis aguda, solo un pequeño porcentaje de los pacientes con estos factores predisponentes desarrollan la enfermedad, observándose en el 3 al 7% de los pacientes con cálculos biliares [2], en menos del 10 % de los pacientes con ingesta por alcohol [3] y en pocos pacientes con hipercalcemia [4]. Se desconoce el mecanismo exacto de inducción de la pancreatitis por estos agentes.

Pancreatitis por alcohol: se han propuesto varios mecanismos [5]:
- Sensibilización de las células acinares a la activación prematura de zimógenos inducida por colecistoquinina
- Potenciación del efecto de colecistoquinina sobre la activación de factores de transcripción, factor nuclear kB y activación de proteína-1
- Generación de metabolitos tóxicos como el acetaldehído y los ésteres etílicos de ácidos grasos.
- Sensibilización del páncreas a los efectos tóxicos del virus coxsackie.
- Activación de células estrelladas pancreáticas por acetaldehído y estrés oxidativo y posterior aumento de la producción de colágeno y otras proteínas de la matriz.

Pancreatitis por cálculos biliares: se han sugerido dos factores como el posible evento iniciador en la pancreatitis de cálculos biliares[6,7]:
- Reflujo de la bilis hacia el conducto pancreático debido a la obstrucción transitoria de la ampolla durante el paso de los cálculos biliares.
- Obstrucción en la ampolla secundaria a los cálculos o edema resultante del paso de un cálculo.

Pancreatitis por hiperlipidemia: los triglicéridos séricos liberan ácidos grasos libres en concentraciones tóxicas por la acción de la lipasa pancreática dentro de los capilares pancreáticos [8].

Mutaciones genéticas en la pancreatitis hereditaria: hay una serie de mutaciones genéticas conducen a la activación prematura de los zimógenos pancreáticos dentro del páncreas, siendo el más conocido la mutación del regulador de la conductancia transmembrana de la fibrosis quística (RCTFQ) [9 -13].

Respuestas locales

El páncreas exocrino sintetiza y secreta una variedad de enzimas digestivas que normalmente se activan después de llegar al duodeno. Pequeñas cantidades de tripsinógeno se activan espontáneamente, pero el páncreas tiene mecanismos para eliminar rápidamente la tripsina activada, por varios mecanismos:

• Inhibidor de la tripsina secretora pancreática, que puede unirse e inactivar aproximadamente el 20% de la actividad de la tripsina.
• La autolisis de la tripsina activada prematuramente.
• Producción de meso tripsina y la enzima Y, que produce lisis e inactivación de la tripsina.
• Antiproteasas inespecíficas como la alfa-1 antitripsina y la alfa-2-macroglobulina están presentes en el intersticio pancreático.

Activación intraacinar de enzimas proteolíticas: uno de los primeros procesos en el desarrollo de la pancreatitis aguda es el bloqueo de la secreción de enzimas pancreáticas mientras haya una síntesis continua normal, con una activación intraacinar de estas enzimas proteolíticas(tripsina, fosofolipasa, quimiotripsina y elastasa), creando un círculo vicioso, que finalmente conduce a una lesión autodigestiva de la glándula y el tejido peripancreático [14 - 17].

Lesión microcirculatoria: la liberación de enzimas pancreáticas daña el endotelio vascular y el intersticio, así como las células acinares. Los cambios microcirculatorios, incluyen vasoconstricción, estasis capilar, disminución de la saturación de oxígeno e isquemia progresiva. Estos cambios conducen a una mayor permeabilidad vascular e inflamación de la glándula (pancreatitis edematosa o intersticial). La lesión vascular podría conducir a una falla microcirculatoria local y a la amplificación de la lesión pancreática [18 - 20].

Quimiotaxis leucocitaria, liberación de citocinas y estrés oxidativo: existe una invasión glandular por macrófagos y polimorfonucleares en las primeras etapas de la pancreatitis aguda. La activación del complemento y la posterior liberación de C5a tienen un papel importante en el reclutamiento de estas células inflamatorias. La activación de granulocitos y macrófagos provoca la liberación de citocinas proinflamatorias (FNT; ILs 1, 6 y 8), metabolitos de ácido araquidónico (prostaglandinas, factor activador de plaquetas y leucotrienos), enzimas proteolíticas y lipolíticas y metabolitos reactivos de oxígeno que abruman la capacidad de barrido de los sistemas antioxidantes endógenos. Estas sustancias también interactúan con la microcirculación pancreática para aumentar la permeabilidad vascular e inducir trombosis y hemorragia, lo que conduce a la necrosis pancreática [21 - 24].

Respuesta sistémica

Algunos pacientes con lesión pancreática severa desarrollan complicaciones sistémicas que incluyen fiebre, síndrome de dificultad respiratoria aguda (SDRA), derrames pleurales, insuficiencia renal, shock y depresión miocárdica. Este síndrome de respuesta inflamatoria sistémica (SIRS) probablemente esté mediado por enzimas pancreáticas activadas (fosfolipasa, elastasa, tripsina, etc.) y citocinas (factor de necrosis tumoral, factor de activación de plaquetas) liberadas en la circulación desde el páncreas inflamado [26,27].

- El SDRA, además de ser secundario a la trombosis microvascular, puede ser inducido por la fosfolipasa A activa (lecitinasa), que digiere la lecitina, un componente principal del surfactante.
- El shock y la depresión miocárdica son secundarios a los péptidos vasoactivos y a un factor depresor miocárdico.
- La insuficiencia renal aguda se produce por la hipovolemia e hipotensión.
- Las complicaciones metabólicas incluyen hipocalcemia, hiperlipidemia, hiperglucemia, hipoglucemia y cetoacidosis diabética.

Estas complicaciones sistémicas son poco frecuentes y mucho menos graves en pacientes con pancreatitis intersticial que en aquellos con pancreatitis necrotizante. Sin embargo, solo alrededor del 50% de los pacientes con pancreatitis necrotizante desarrollan insuficiencia orgánica, y esta complicación no se puede predecir a partir del grado de necrosis pancreática o la presencia o ausencia de necrosis infectada [27].

Translocación bacteriana: el intestino humano normal evita la translocación de bacterias en la circulación sistémica a través de una barrera compleja que consta de componentes inmunológicos, bacteriológicos y morfológicos. Durante el curso de la pancreatitis aguda, la barrera intestinal se ve comprometida, lo que lleva a la translocación de bacterias, lo que puede provocar una infección local y sistémica [29]. Se cree que la ruptura de la barrera intestinal es consecuencia de la isquemia debida a hipovolemia y derivación arteriovenosa intestinal inducida por pancreatitis [30]. La mayoría de las infecciones en la pancreatitis aguda son causadas por organismos entéricos comunes que sugieren que se originan en el tracto gastrointestinal. La infección bacteriana local de los tejidos pancreáticos y peripancreáticos ocurre en aproximadamente el 30% de los pacientes con pancreatitis aguda severa, lo que puede resultar en falla multiorgánica y sus secuelas [31].

Activación del factor nuclear kappa B (FNκB): los estudios sugieren que la activación prematura del tripsinógeno solo contribuye a la lesión acinar. La respuesta inflamatoria pancreática y extrapancreática (sistémica) más pronunciada es impulsada por FNkB [32], que es responsable del aumento anormal del calcio intracelular. La IL-6 es el mediador clave responsable de la lesión pulmonar asociada a la pancreatitis. El retículo endoplásmico y el estrés oxidativo junto con la inducción de una vía autofágica defectuosa son otros factores importantes descritos en la patogénesis junto con el papel de los TLRs (Toll (Toll-like receptors) [33].

Etiología

Cálculos biliares: los cálculos biliares (incluida la microlitiasis) son la causa más común de pancreatitis aguda y representan del 40 al 70% de los casos [14]. Sin embargo, solo del 3 al 7% de los pacientes con cálculos biliares desarrollan pancreatitis [15,16]. Se desconoce el mecanismo por el cual el paso de los cálculos biliares induce la pancreatitis. Se han sugerido dos factores como el posible proceso iniciador en la pancreatitis por cálculos biliares: a) el reflujo de bilis hacia el conducto pancreático debido a la obstrucción transitoria de la ampolla durante el paso de los cálculos biliares; b) la obstrucción en la ampolla secundaria a un cálculo o edema resultante del paso de un cálculo.

El riesgo de desarrollar pancreatitis aguda en pacientes con cálculos biliares es mayor en los hombres; sin embargo, la incidencia de pancreatitis por cálculos biliares es mayor en mujeres debido a una mayor prevalencia de cálculos biliares [15]. Los cálculos biliares pequeños (menores a 5 mm), están asociados con un mayor riesgo de pancreatitis [19].

Alcohol: el alcohol es la segunda causa más frecuente de pancreatitis aguda y constituyen del 25 al 35% de los casos [20]. Aproximadamente el 10% de los alcohólicos crónicos desarrollan ataques de pancreatitis clínicamente aguda, que no se pueden distinguir de otras formas de pancreatitis aguda [21,22]. El alcohol puede actuar aumentando la síntesis de enzimas por las células acinares pancreáticas para sintetizar las enzimas digestivas y lisosómicas que se cree que son responsables de la pancreatitis aguda. Sin embargo, solo una pequeña proporción de alcohólicos desarrollan pancreatitis.

Hipertrigliceridemia: las concentraciones séricas de triglicéridos superiores a 1000 mg / dL pueden precipitar los ataques de pancreatitis aguda [26,27]. La hipertrigliceridemia puede representar del 1 al 14% de los casos de pancreatitis aguda [28,29]. Los trastornos primarios y secundarios (ej, obesidad, diabetes mellitus, hipotiroidismo, embarazo y medicamentos) del metabolismo de las lipoproteínas están asociados con la pancreatitis inducida por hipertrigliceridemia.

Post CPRE (colangiopancreatografía retrógrada endoscópica): la pancreatitis aguda ocurre en aproximadamente el 3 al 5% de los pacientes sometidos a CPRE de diagnóstico y/o tratamiento y hasta el 25% de los pacientes sometidos a estudios manométricos del esfínter de Oddi [30]. Existen múltiples factores relacionados con el operador, el paciente y el procedimiento, que aumentan el riesgo de pancreatitis post-CPRE, que incluyen: la falta de experiencia del operador, la disfunción del esfínter de Oddi, la canulación difícil y la realización de una CPRE terapéutica [33 - 35].

Riesgo genético: los pacientes con riesgo genético de pancreatitis pueden presentarse como pancreatitis aguda recurrente o pancreatitis infantil sin una causa conocida y eventualmente progresar a pancreatitis crónica. Las mutaciones de ganancia de función en el gen PRSS1, que codifica el tripsinógeno catiónico, dan como resultado una forma de pancreatitis hereditaria autosómica dominante. Las mutaciones en el gen CFTR se han asociado con una pancreatitis autosómica recesiva. La pancreatitis también se ha asociado con mutaciones de baja penetrancia en el SPINK1, que pueden actuar como un modificador de la enfermedad y disminuir el umbral para desarrollar pancreatitis a partir de otros factores genéticos o ambientales. Las mutaciones en el gen CTRC pueden causar pancreatitis con o sin manifestaciones asociadas de fibrosis quística [31]. La mayoría de los casos idiopáticos parecen tener riesgo genético, especialmente en pacientes más jóvenes (edad 35 años).

Medicamentos: la pancreatitis por medicamentos es rara (5 por ciento) [32-35]. El pronóstico de la pancreatitis inducida por fármacos es generalmente excelente y la mortalidad es baja [36]. Los mecanismos de la pancreatitis inducida por fármacos incluyen reacciones inmunológicas (ej, 6-mercaptopurina, aminosalicilatos, sulfonamidas), efecto tóxico directo (ej, diuréticos, sulfonamidas), acumulación de un metabolito tóxico (ej, ácido valproico, didanosina, pentamidina, tetraciclina), isquemia (diuréticos, azatioprina), trombosis intravascular (ej, estrógenos) y una mayor viscosidad del jugo pancreático (ej, diuréticos y esteroides) [37,38].

Lesión del conducto pancreático: un traumatismo cerrado o penetrante puede lesionar el páncreas, sin embargo, estas lesiones son poco frecuentes debido a la ubicación retroperitoneal del páncreas [40,41].

Otras causas raras
Barro biliar y microlitiasis: el barro biliar es una suspensión viscosa en la bilis de la vesícula biliar que puede contener cálculos pequeños (<5 mm de diámetro) [42]. Se encuentra típicamente en pacientes con estasis biliar funcional o mecánica, ayuno prolongado, obstrucción del conducto biliar distal o nutrición parenteral total. La mayoría de los pacientes con barro biliar son asintomáticos, sin embargo, se encuentra en el 20% al 40% de los pacientes con pancreatitis aguda sin causa obvia.
Obstrucción biliar: las afecciones que causan la obstrucción de la ampolla que se han asociado con pancreatitis aguda, que incluyen ascariasis biliar, divertículos periampulares y tumores pancreáticos y periampulares [44-46]. En raros casos, la inflamación duodenal y la estenosis papilar secundaria a enfermedad celíaca pueden causar episodios recurrentes de pancreatitis aguda [47].

Hipercalcemia: la hipercalcemia de cualquier causa puede provocar pancreatitis aguda, pero la incidencia es baja [48,49]. Los mecanismos propuestos incluyen los depósitos de calcio en el conducto pancreático y la activación de calcio del tripsinógeno dentro del parénquima pancreático [48-51]. La baja incidencia de pancreatitis en pacientes con hipercalcemia crónica sugiere que otros factores (aumento agudo del calcio sérico) son responsables en pacientes que desarrollan pancreatitis aguda [52].
Infecciones: la pancreatitis se ha asociado con las siguientes infecciones [53,54]: Virus: paperas, virus coxsackie, hepatitis B, citomegalovirus, varicela-zoster, herpes simple, virus de inmunodeficiencia humana (VIH)
Bacterias: Mycoplasma, Legionella, Leptospira, Salmonella
Hongos: Aspergillus
Parásitos: Toxoplasma, Cryptosporidium, Ascaris
Toxinas: el veneno de los arácnidos y los reptiles (araña reclusa parda, algunos escorpiones y el lagarto monstruo de Gila) se han asociado con pancreatitis aguda debido a la estimulación colinérgica [1, 20, 25, 26].
Enfermedad vascular: la isquemia pancreática es una causa poco frecuente de pancreatitis, siendo reportado casos asociados a vasculitis (lupus eritematoso sistémico y poliarteritis nodosa), ateroembolismo, hipotensión

intraoperatoria y shock hemorrágico [57-61].

Anomalías anatómicas o fisiológicas del páncreas: se han reportado casos de pancreatitis aguda asociados a quistes biliares, unión pancreatobiliar, los divertículos grandes yuxtampulares y el páncreas anular también se han asociado con pancreatitis aguda, posiblemente debido a una obstrucción mecánica a nivel ampular. Es controvertido si la disfunción del esfínter de Oddi o el páncreas divisum son causa de pancreatitis aguda.

Idiopático: en alrededor del 25 al 30% de los pacientes con pancreatitis aguda no se puede identificar una etiología obvia. Los datos indican que la mayoría de los pacientes con pancreatitis aguda idiopática aguda y recurrente tienen perfiles de riesgo genéticos complejos subyacentes [63,64].

Etiología de la pancreatitis aguda

Mecánicas	Cálculos, barro biliar, ascariasis, divertículo periampular, cáncer pancreático o perioampular, estenosis ampular, estenosis u obstrucción duodenal.
Tóxicos	Etanol, metanol, veneno de escorpión, intoxicación por organofosforados.
Metabólicas	Hiperlipidemia, hipercalcemia
Drogas	Didanosina, pentamidina, metronidazol, tetraciclina furosemida, tiacidas, sulfasalazina, L-asparaginasa, azatioprina, ácido valproico, salicilatos, calcio, estrógenos.
Infecciones	Viruela, coxsackie, hepatitis B, citomegalovirus varicela-zóster, virus herpes simple, virus de inmudeficiencia humana Micoplasmas, Legionela, Leptospira, Salmonela Aspergillus Toxoplasma, criptosporidium, ascaris

Trauma	Trauma abdominal cerrado y abierto, lesión iatrogénica durante cirugía o ERCP.
Congénita	Coledococele, páncreas divisum
Vascular	Isquemia, ateroembolismo, vasculitis (lupus eritematoso sistémico, poliarteritis nodosa)
Misceláneas	Post ERCP, embarazo, trasplante renal, deficiencia de alfa 1 antitripsina
Genéticas	CFTR, PRSS1, SPINK1 y otras mutaciones genéticas

Enfoque diagnóstico para establecer la etiología

La etiología de la pancreatitis aguda se puede establecer en casi el 75% de los pacientes.

Evaluación inicial

- Síntomas previos de enfermedad de cálculos biliares (ej, cólico biliar) o documentación de cálculos biliares en estudios de imagen previas.
- Síntomas sistémicos que incluyen pérdida de peso inexplicable o aparición de diabetes.
- Cantidad y patrón de consumo de alcohol. Es más frecuente la pancreatitis aguda en pacientes con antecedentes de consumo excesivo de alcohol (50 g por día por más de 5 años).
- Uso de medicamentos y la presencia de síntomas asociados (erupción cutánea eosinofilia).
- Cirugía previa, colangiopancreatografía retrógrada endoscópica (CPRE) o trauma.
- Antecedentes de hipertrigliceridemia o hipercalcemia.
- Enfermedades autoinmunes concomitantes sugestivas de pancreatitis autoinmune.
- Antecedentes familiares de pancreatitis aguda recurrente, pancreatitis crónica idiopática, pancreatitis infantil sin causa conocida y cáncer de páncreas.

Evaluación de laboratorio

Las pruebas de rutina en todos los pacientes con pancreatitis aguda deben incluir lo siguiente:

Niveles de triglicéridos: >1000 mg/dl.

Niveles de calcio sérico: se puede pasar por alto la hipercalcemia durante un ataque severo porque los niveles de calcio pueden disminuir. Los niveles de calcio deben revisarse nuevamente después de algunas semanas de recuperación, como es el caso de los triglicéridos. Sin embargo, la hipercalcemia es una causa inusual de pancreatitis aguda. Se deben excluir otras causas antes de concluir que la hipercalcemia es la etiología subyacente.

Pruebas hepáticas: la elevación de las transaminasas hepáticas (ALT / AST) es sugestiva de cálculos biliares.

Pruebas adicionales en pacientes seleccionados.

En pacientes con pancreatitis aguda a una edad temprana (<35 años) o con antecedentes familiares de pancreatitis, realizamos pruebas genéticas para la pancreatitis hereditaria (ej, PRSS1, SPINK1, CFTR, CTRC y CASR y Claudin-2).

Pruebas de imagen

Ecografía abdominal: se debe obtener una ecografía abdominal al ingreso en todos los pacientes con pancreatitis aguda para evaluar la colelitiasis o la coledocolitiasis o los signos de obstrucción extrahepática del tracto biliar. El ultrasonido debe realizarse independientemente de si las pruebas hepáticas están elevadas.

Evaluación posterior para la pancreatitis aguda sin una etiología clara

En pacientes con pancreatitis aguda sin una etiología clara a pesar de las pruebas iniciales, se requiere una evaluación adicional para identificar otras causas que pueden perderse durante la evaluación inicial.

Aunque el cáncer de páncreas es una causa poco frecuente de pancreatitis aguda, debe sospecharse en pacientes con pancreatitis aguda que son mayores de 40 años, tienen pérdida de peso inexplicable antes del ataque de pancreatitis aguda, un nuevo inicio de diabetes o antecedentes familiares de cáncer de páncreas en pariente de primer grado.

Episodio aislado: se recomienda realizar ultrasonido endoscópico (USE) para evaluar anomalías del conducto pancreático, tumores pequeños en la ampolla y microlitiasis en la vesícula o el conducto biliar y pancreatitis crónica temprana.

Realizamos colangiopancreatografía por resonancia magnética (CPRM) con administración de secretina si el USE no revela la causa. La tomografía computarizada con protocolo de páncreas debe realizarse si CPRM y USE no están disponibles. La CPRE no se recomienda habitualmente como prueba de diagnóstico para la pancreatitis aguda idiopática debido a sus complicaciones. Se reserva para endoterapia en pacientes con hallazgos anormales de CPMR / USE (ej, coledocolitiasis y estenosis ductal pancreática), para diagnosticar un tumor pequeño en el conducto biliar terminal o en el conducto pancreático en pacientes con sospecha de neoplasia pancreática.

Episodios recurrentes: se recomienda realizar USE, con toma de muestra de la bilis para la evaluación microscópica de colesterol o cristales de bilirrubinato. Se debe realizar CPMR con administración de secretina si el USE y la microscopía biliar no revelan una causa o no están disponibles. En pacientes con CPMR / USE anormal, la CPRE se realiza para confirmar el diagnóstico y / o la endoterapia. En pacientes con MRCP y EUS normales, pero episodios recurrentes de pancreatitis (independientemente de la edad), algunos expertos realizan CPRE para medir las presiones biliares y pancreáticas para evaluar la disfunción del esfínter de Oddi o para realizar esfinterotomías biliares o pancreáticas, independientemente de tales mediciones [66].

Cuadro Clínico

La mayoría de los pacientes con pancreatitis aguda tienen dolor abdominal epigástrico, de aparición súbita, de gran intensidad y persistente [1]. En algunos pacientes, el dolor puede estar en el cuadrante superior derecho o, en raras ocasiones, limitado al lado izquierdo. En pacientes con pancreatitis aguda por cálculos biliares, el dolor está bien localizado y la aparición del dolor es rápida, alcanzando una intensidad máxima en 10 a 20 minutos. Por el contrario, en pacientes con pancreatitis debido al consumo de alcohol o las de causas hereditarias o metabólicas, el inicio del dolor puede ser menos brusco y el dolor puede estar mal localizado. En aproximadamente el 50% de los pacientes, el dolor se irradia a la espalda. El dolor persiste durante varias horas o días y puede aliviarse parcialmente al sentarse o inclinarse hacia adelante [2]. Aproximadamente el 90% de los pacientes tienen náuseas y vómitos asociados que pueden persistir durante varias horas [3].

Los pacientes con pancreatitis aguda grave pueden tener disnea, debido a la inflamación del diafragma, derrames pleurales o síndrome de dificultad respiratoria aguda [3].

Aproximadamente del 5 al 10% de los pacientes con pancreatitis aguda grave pueden tener una enfermedad indolora y una hipotensión inexplicable (ej, pacientes postoperatorios y críticamente enfermos, pacientes en diálisis e intoxicación por organofosforados) [4].

Examen Físico

Los hallazgos del examen físico varían según la gravedad de la pancreatitis aguda. En pacientes con pancreatitis aguda leve, el epigastrio puede presentar una sensibilidad mínima a la palpación. En contraste, en pacientes con pancreatitis severa, puede haber sensibilidad significativa a la palpación en el epigastrio o más difusamente sobre el abdomen.

Los pacientes pueden tener distensión abdominal y ruidos intestinales hipoactivos debido a un íleo secundario a la inflamación. Los pacientes pueden tener ictericia escleral, debido a la obstrucción de la vía biliar por coledocolitiasis o edema de la cabeza del páncreas. Los pacientes con pancreatitis severa pueden tener fiebre, taquipnea, hipoxemia e hipotensión arterial. En el 3% de los pacientes con pancreatitis aguda grave, se puede observar lesiones equimóticas en la región periumbilical (signo de Cullen) o en los flancos (signo de Grey Turner) (gráfico 1), que sugieren la presencia de sangrado retroperitoneal en el contexto de necrosis pancreática [7,8]. En raros casos, los pacientes pueden tener necrosis de la grasa nodular subcutánea (paniculitis) (gráfico 2), estas lesiones son nódulos rojos sensibles que ocurren con frecuencia en las extremidades distales, pero pueden ocurrir en otros lugares [9,10].

El paciente también puede tener hallazgos sugestivos de la etiología subyacente. Como ejemplos, la hepatomegalia puede estar presente en pacientes con pancreatitis alcohólica, xantomas en pancreatitis hiperlipidemia (gráfico 3) e edema parotídeo en pacientes con parotiditis (gráfico 4).

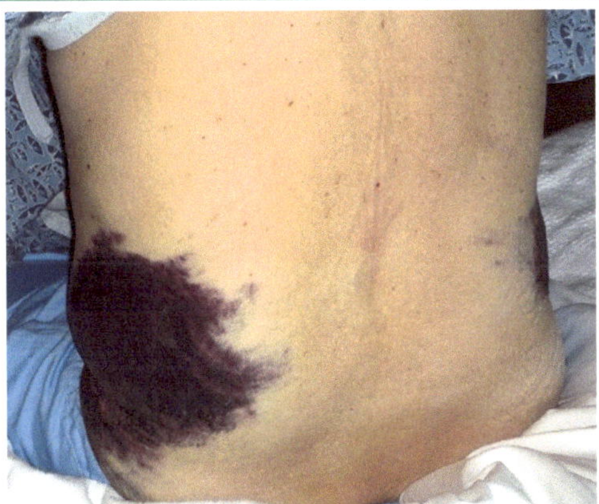

Gráfico 1. El signo de Gray Turner es la equimosis del flanco que se debe a la acumulación de la sangre en los tejidos subcutáneos provenientes del retroperitoneo o intraperitoneo.

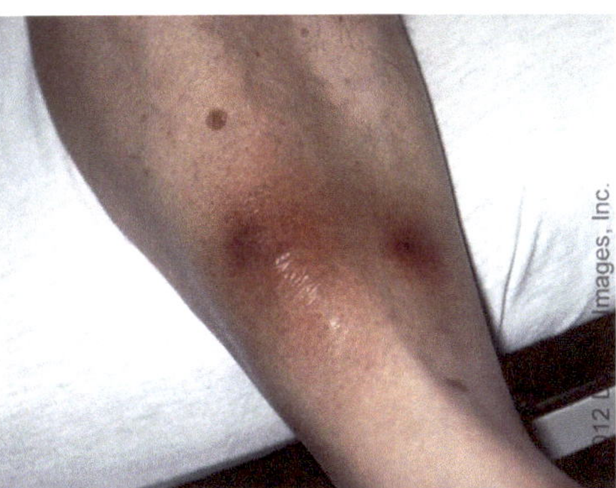

Gráfico 2. Nódulos inflamatorios de la pierna.

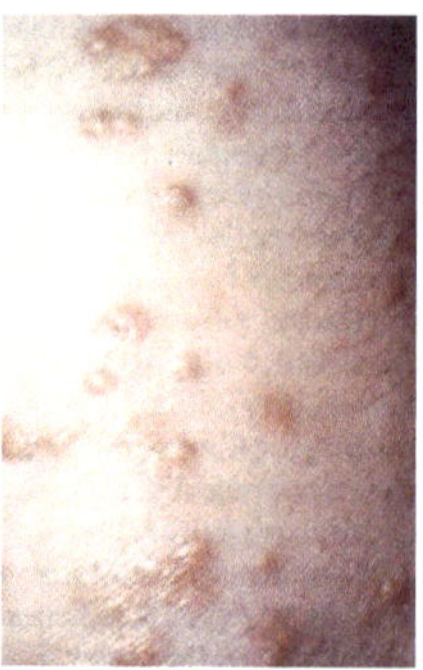

Gráfico 3. Los xantomas en la superficie extensora del antebrazo en un paciente con hipertrigliceridemia severa.

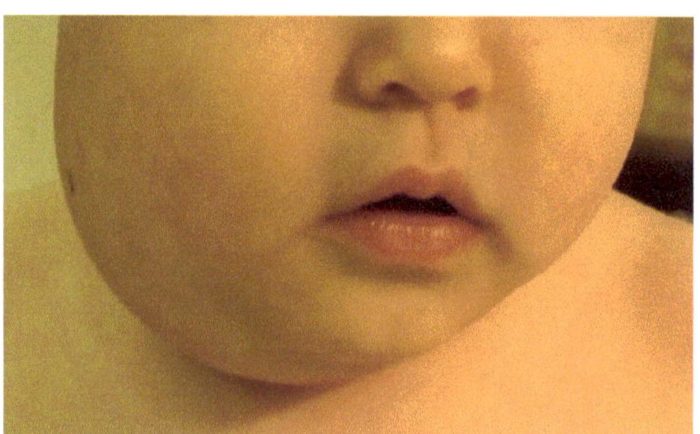

Gráfico 4. Hay inflamación de la glándula parótida derecha, en la que hay desaparición del ángulo de la mandíbula.

Exámenes de laboratorio
Amilasa sérica: la amilasa sérica aumenta dentro de las 6 a 12 horas posteriores al inicio de la pancreatitis aguda. La amilasa tiene una vida media corta de aproximadamente 10 horas y en episodios de pancreatitis aguda sin complicaciones vuelve a la normalidad en 3 a 5 días. La elevación de la amilasa sérica mayor de tres veces el límite superior de la normalidad tiene una sensibilidad para el diagnóstico de pancreatitis aguda del 67 al 83% y una especificidad del 85 al 98% [11].

Sin embargo, las elevación de la amilasa sérica a más de tres veces el límite superior de la normalidad pueden no verse en aproximadamente el 20% de los pacientes con pancreatitis alcohólica debido a la incapacidad del parénquima para producir amilasa, y en el 50% de los pacientes con hipertrigliceridemia asociada pancreatitis. Dada la corta vida media de la amilasa, el diagnóstico de pancreatitis aguda puede pasarse por alto en pacientes que presentan > 24 horas después del inicio de la pancreatitis. Además, las elevaciones de la amilasa sérica no son específicas para la pancreatitis aguda y pueden observarse en otras afecciones (tabla 1) [2].

Causas de hiperamilasemia (tabla 1)
Enfermedades pancreáticas: pancreatitis aguda o crónica, post ERCP, pseudoquistes, ascitis pancreática
Enfermedades vesiculares: colecistitis aguda
Enfermedades intestinales: trauma, cirugía, radiación, cálculos, obstrucción, infarto
Enfermedades de las glándulas salivales: parotiditis
Neoplasias con producción ectópica de amilasa
Acidosis o cetoacidosis
Insuficiencia renal
Macroamilasemia
Enfermedades ginecológicas (de la trompa de Falopio): embarazo ectópico, salpingitis
Misceláneos: cirrosis hepática, alcoholism, bulimia / anorexia nerviosa

Lipasa sérica: la lipasa sérica tiene una sensibilidad y especificidad para la pancreatitis aguda que varía del 82 al 100% [11]. La lipasa sérica aumenta dentro de las 4 a 8 horas posteriores al inicio de los síntomas, alcanza su punto máximo a las 24 horas y regresa a la normalidad dentro de los 8 a 14 días [13]. La elevación de la lipasa sérica ocurre antes y dura más en comparación con la elevación de la amilasa y, por lo tanto, es especialmente útil en pacientes que presentan >24 horas después del inicio del dolor.

La lipasa sérica también es más sensible en comparación con la amilasa en pacientes con pancreatitis secundaria al alcohol [14]. Sin embargo, también se han informado elevaciones inespecíficas de la lipasa (tabla 2) [11,15].

Causas de hiperlipasemia (tabla 2)

Enfermedades del páncreas: pancreatitis aguda y crónica, trauma pancreático, cálculos pancreáticos, tumores pancreáticos.
Enfermedades de la vesícula y vía biliar: colecistitis aguda, post ERCP.
Enfermedades intestinales: obstrucción o infarto intestinal, úlcera duodenal, enfermedad inflamatoria intestinal, enfermedad celíaca.
Enfermedades metabólicas: diabetes mellitus, cetoacidosis diabética.
Infecciones: virus de inmunodeficiencia humana, virus de hepatitis C.
Drogas
Misceláneos: insuficiencia renal, macrolipasemia, sarcoidosis.
Idiopático.

Otras enzimas pancreáticas: el péptido activador del tripsinógeno (TAP), que es un péptido que se separa del tripsinógeno para producir tripsina activa, se encuentra elevado en la pancreatitis aguda. Puede ser útil en la detección de pancreatitis aguda temprana y como un predictor de la gravedad de la pancreatitis aguda [16 - 19].

Los niveles de tripsinógeno-2 en orina y suero sanguíneo están elevados en la pancreatitis aguda temprana. Sin embargo, se necesitan estudios adicionales para determinar su papel en el diagnóstico de pancreatitis aguda [16, 18, 20 - 23]. Otras enzimas digestivas pancreáticas que se escapan a la circulación sistémica y están elevadas en el suero sanguíneo incluyen: tripsina, fosfolipasa, carboxipeptidasa, carboxilester lipasa, colipasa e isoamilasa pancreática.

Marcadores de activación inmune: la activación de granulocitos y macrófagos en la pancreatitis aguda produce la liberación de varias citocinas y mediadores inflamatorios. La pancreatitis aguda se asocia con elevaciones de la proteína C reactiva (PCR), IL-6, IL-8, IL-10, factor de necrosis tumoral (TNF) y elastasa de PMN. Un nivel de PCR por encima de 150 mg / L a las 48 horas se asocia con pancreatitis severa [24].

Otros hallazgos de laboratorio: los pacientes con pancreatitis aguda pueden tener leucocitosis y una elevación del hematocrito debido a la hemoconcentración, que se produce por la extravasación de líquido intravascular en los terceros espacios. También pueden ocurrir anormalidades metabólicas que incluyen elevación del BUN, hipocalcemia, hiperglucemia e hipoglucemia.

Exámenes de imagen

Radiografías abdominales y de tórax: los hallazgos radiográficos en la pancreatitis aguda son muy variables, con pocas alteraciones en la enfermedad leve, o evidenciar alteraciones como el signo del asa centinela íleo (localizado de un segmento del intestino delgado) o el signo del colon cortado (disminución del aire en el colon distal al ángulo esplénico) en la enfermedad más grave. También se puede observar una apariencia de vidrio esmerilado, que puede indicar la presencia de una colección aguda de líquido peripancreático (tabla 4). Aproximadamente un tercio de los pacientes con pancreatitis aguda tienen anomalías visibles en la radiografía de tórax, como elevación de un hemidiafragma, derrames pleurales, atelectasia basal, infiltrados pulmonares o síndrome de dificultad respiratoria aguda [25].

Ultrasonido abdominal: en la pancreatitis aguda, el páncreas aparece difusamente agrandado e hipoecoico en el ultrasonido abdominal. Los cálculos biliares se pueden visualizar en la vesícula biliar o en el conducto biliar (imagen 2). El líquido peripancreático aparece como una colección anecoica en la ecografía abdominal. Estas colecciones pueden demostrar ecos internos en el contexto de la necrosis pancreática (tabla 4). Sin embargo, en aproximadamente el 25% al 35% de los pacientes con pancreatitis aguda, el gas intestinal debido a un íleo impide la evaluación del páncreas o el conducto biliar [16]. Además, la ecografía no puede delinear claramente la propagación extrapancreática de la inflamación pancreática ni identificar la necrosis dentro del páncreas.

Tomografía computarizada (TC) abdominal: los hallazgos de la tomografía computarizada (TC) abdominal con contraste en la pancreatitis edematosa intersticial aguda (imagen 3) incluyen agrandamiento focal o difuso del páncreas con realce heterogéneo con contraste intravenoso. La necrosis del tejido pancreático se reconoce por la ausencia de captación después de la administración de contraste intravenoso (imagen 4).

Si la tomografía computarizada con contraste se realiza tres o más días después del inicio del dolor abdominal, puede establecer de manera confiable la presencia y el alcance de la necrosis pancreática y las complicaciones locales y predecir la gravedad de la enfermedad (tabla 4). En ocasiones, se puede visualizar un cálculo de la vía biliar común. Se puede observar una masa pancreática en pacientes con un cáncer pancreático subyacente, y se puede ver dilatación difusa del conducto pancreático o una lesión quística en pacientes con neoplasia mucinosa papilar intraductal o neoplasia quística.

Resonancia magnética: en las imágenes ponderadas con MR T1 con supresión de grasa, se puede ver un agrandamiento difuso o focal de la glándula pancreática en pacientes con pancreatitis aguda y los márgenes del páncreas pueden estar borrosos. Debido al edema pancreático, la intensidad de la señal del parénquima pancreático puede ser hipointensa en relación con el hígado en las imágenes ponderadas en T1 e hiperintensa en las imágenes ponderadas en T2. En la resonancia magnética con contraste, la ausencia de captación de contraste en el parénquima pancreático indica la presencia de necrosis.

La resonancia magnética tiene una mayor sensibilidad para el diagnóstico de la pancreatitis aguda temprana en comparación con la tomografía computarizada abdominal con contraste y puede evaluar mejor los conductos pancreáticos y biliares y las complicaciones de la pancreatitis aguda [26-28]. La colangiopancreatografía por resonancia magnética (MRCP) es comparable a la colangiopancreatografía retrógrada endoscópica (CPRE) para la detección de coledocolitiasis [29]. La resonancia magnética tiene la ventaja de no requerir radiación, y el gadolinio tiene un menor riesgo de nefrotoxicidad en comparación con el contraste yodado [28, 30, 31].

Sin embargo, la resonancia magnética tiene la desventaja de ser dependiente del operador con la consiguiente variabilidad en la calidad y la técnica, y su uso está limitado por la disponibilidad de personal experto en su interpretación. Además, la resonancia magnética tiene un tiempo de exploración más largo en comparación con la tomografía computarizada, lo que hace que sea más difícil de realizar en pacientes críticos.

Clasificación
Es importante definirla y estratificarla para:
a) Identificar pacientes potencialmente graves que requieren tratamiento agresivo al ingreso

b) Identificar pacientes que ameriten referirse para atención especializada.

c) Estratificar dichos pacientes en subgrupos ante la presencia de FO persistente y complicaciones locales o sistémicas.

La pancreatitis aguda de acuerdo con la clasificación de Atlanta se clasifica en:

Pancreatitis aguda leve: se caracteriza por la ausencia de fallo orgánico y complicaciones locales o sistémicas. Se resuelve durante la primera semana, por lo general no requieren exámenes de imágenes y la mortalidad < 1%.

Pancreatitis aguda moderadamente grave: se caracteriza por fallo orgánico transitorio (se resuelve en 48 horas) y / o complicaciones locales o sistémicas sin insuficiencia orgánica persistente (> 48 horas). SE resuelva en la segunda y tercera semana y la morbimortalidad < 8%.

Pancreatitis aguda grave: se caracteriza por fallo orgánico persistente, que puede afectar a uno o varios órganos y una o más complicaciones locales o sistémicas. Tiene una mortalidad del 36 al 50% [13,20-23].

Predicción de Severidad y Pronóstico

La identificación de severidad al ingreso es trascendental para [7,24].:

a) Determinar si el paciente ingresa a cuidados intermedios o intensivos

b) Decidir el inicio de terapia efectiva y oportuna

c) Evaluar el riesgo de morbimortalidad

Se establece al ingreso y a las 48 horas combinando los siguientes parámetros [24]:

Parámetros clínicos:

- Edad ≥ 60 años
- Enfermedad preexistente (puntaje ≥ 2 en el índice de comorbilidad de Charlson)
- obesidad (IMC ≥ 30 m2/Kg)
- Ingesta prolongada de alcohol

Hay aumento del riesgo de complicaciones o muerte [7].

Estudios de laboratorio:

- Hemoconcentración (elevación del hematocrito)
- Hiperazoemia (elevación de creatinina y BUN)
- Alteración de los marcadores de inflamación (PCR > 150 mg/L o elevación de los valores de IL-6, IL-8, IL-10)

Si el BUN, creatinina y hematocrito elevados no se restablecen a rango normal después de una resucitación agresiva con fluidos son predictores de pancreatitis aguda grave. Los valores elevados de amilasa y lipasa no son predictores de severidad [7]. Los biomarcadores séricos como el péptido de activación de tripsina urinaria y amiloide sérico A han sido estudiados como predictores de severidad temprana [8].

Síndrome de respuesta inflamatoria sistémica
• Se define con más de 2 de los siguientes valores:
• Temperatura corporal ≥ 38°C
• Frecuencia cardíaca ≥90 lpm
• Frecuencia respiratoria≥ 20 rpm
• Leucocitos ≥ 12000/mm3
Estos parámetros predicen severidad de pancreatitis aguda al ingreso y a las 48 horas. Para mortalidad tiene una sensibilidad de 77 - 89% y una especificidad de 79 - 86% [7,16]. Cuando está asociada a fallo orgánico múltiple tiene una mortalidad de 25%, con una sensibilidad de 100% y una especificidad de 31% [16].

Sistemas de puntuación de gravedad y pronóstico
a) Criterios de Ranson: Con sensibilidad de 80% en las primeras 48 horas. Valora 11 factores (5 al ingreso y 6 a las 48 horas), un valor ≥ 3 puntos se considera pancreatitis aguda grave [1,8].
b) APACHE II: Tiene sensibilidad de 95% al utilizarse diariamente en pacientes en cuidados intensivos y valora 12 criterios. Un puntaje ≥ 8 es considerado como riesgo de muerte y es mayor a medida que aumenta el puntaje [1].
c) Criterios de Glasgow modificada: Tiene sensibilidad de 80% al utilizarse en las primeras 48 horas. Un valor ≥ 3 predice pancreatitis grave [8,26].
d) BALI score: Evalúa 4 variables: BUN ≥ 25 mg/dL, edad ≥ 65 años, DHL ≥ 300 U/L, IL-6 ≥ 300 pg/mL, al ingreso y a las 48 horas. Tres variables positivas se asocian con mortalidad ≥ 25% y cuatro variables positivas con ≥ 50% [1].
e) PANC 3 Score: Muy útil por su eficacia, facilidad y rapidez de resultados al evaluar 3 variables: Hematocrito >44 g/dL, IMC >30 kg/m2 y efusión pleural por rayos x (esta última es la variable más útil para

predecir PA grave) [27].

Tres sistemas de puntuación recientes han sido propuestos y cada uno de ellos predice la severidad en las primeras 24 horas [28].

f) BISAP: Evalúa 5 criterios: BUN >25 mg/dL, edad >60 años, deterioro mental, SRIS y derrame pleural. Un valor > 2 eleva 10 veces el riesgo de mortalidad. Predice la severidad de la pancreatitis aguda en las primeras 24 horas [28].
g) HAPS: Identifica pacientes que no requieren cuidados intensivos y que probablemente no desarrollarán PA grave en 24 horas [28].
h) POP: Tiene mayor sensibilidad que el APACHE II y Glasgow. Evalúa 6 variables: edad, presión arterial media, pH arterial, urea, calcio, PaO2/FIO2. La puntuación va de 0 - 40, una mayor puntuación equivale a mayor mortalidad [26,29].
i) Determinant-Based System: Se basa en la identificación de cambios radiológicos de las colecciones, pancreatitis aguda necrótica estéril o infectada y signos de fallo orgánico [8,30].
j) Índice de severidad por TCC: Suma el grado Balthazar más el grado de necrosis [26]. Evalúa presencia de inflamación peripancreática, flemón y necrosis. Un puntaje total ≥ 5 es asociado a estadía hospitalaria prolongada y aumento de la morbimortalidad 15 veces más que los pacientes con puntaje <5. Supera la predicción de severidad de Ranson y APACHE II, tiene sensibilidad de 87% y especificidad de 83% [1].
k) Clasificación de Atlanta: Se basa en un sistema de puntuación multifactorial y factores predictivos de severidad. En las primeras 24 horas incluye sospecha clínica, aumento del IMC, derrame pleural y valor aumentado de APACHE II. Después de las 24 horas incluye fallo orgánico
persistente y/o Glasgow modificado > 3 y score de severidad mayor si PCR >150 mg/L o aumento de los biomarcadores IL-1, IL-6, IL-8, IL10 y procalcitonina.[8].
l) EPIC: Evalúa presencia de ascitis, derrame pleural y edema retroperitoneal. Predice ocurrencia de fallo orgánico temprano con precisión similar o mayor a SRIS, BISAP y Balthazar, y duración de la estadía hospitalaria. No es útil para diferenciar la gravedad del fallo orgánico [31].
No hay predictor fidedigno ni consenso en la preferencia de utilizar uno u otro de los sistemas para el fallo orgánico persistente, a pesar de la evidencia no hay estudios con relación directa entre marcadores de pronóstico y mortalidad [32].

Todos los sistemas de puntuación tienen su utilidad pero con la limitante que la mayoría se evalúan al ingreso y luego hasta las 48 horas, quedando un período a ciegas que es crítico en el manejo y detección de complicaciones. El APACHE II Score tiene la ventaja de poder calcularse al ingreso y en cualquier momento según la evolución y condiciones del paciente, siendo muy efectivo para la exactitud de la predicción de gravedad y pronóstico, y junto con el Índice de severidad por TCC resultan superior al sinnúmero de sistemas mencionados, ya que también valora extensión y necrosis. Por lo tanto se podría concluir que los Criterios de Ranson tienen su utilidad al abordar el paciente en la Sala de Emergencias o al ingreso, pero que definitivamente el APACHE II Score es la base para monitoreo constante clínico-laboratorial combinado con el Índice de Severidad por TCC para brindar un exacto valor predictivo y pronóstico, detección de complicaciones, presencia de SRIS y fallo orgánico.

Tratamiento

Es imprescindible realizar un diagnóstico preciso, triage apropiado, cuidados de soporte de alta calidad, monitoreo y tratamiento de las complicaciones, y prevención de recaídas (Figura 1) [7]. La pancreatitis aguda leve puede tratarse ambulatoriamente con analgesia oral; sin embargo, la mayoría requiere hospitalización [1]. Las primeras 48-72 horas deben enfocarse en detectar empeoramiento monitoreando la presión arterial, saturación de oxígeno y gasto urinario cada 1-2 horas inicialmente. La presencia de hipotensión, taquicardia, hipoxemia y oliguria > 48 horas indica fallo orgánico persistente, y si no responde con fluidoterapia IV adecuada requiere manejo en UCI y probablemente radiología intervencionista y abordaje endoscópico o quirúrgico [16,19]. El examen físico debe repetirse cada 4-8 horas, vigilando por alteración del estado mental y/o rigidez abdominal que indica líquido en el tercer espacio [1]. En las primeras 6-12 horas debe realizarse panel metabólico completo, hematológico, niveles séricos de calcio, magnesio, glucosa y BUN, según el estado del paciente. La hipocalcemia e hipomagnesemia deben corregirse vía intravenosa.

La hiperglicemia debe manejarse con insulina. La hemoconcentración y los niveles de BUN elevados indican hidratación inadecuada o injuria renal, lo que obliga a incrementar el aporte de líquidos IV. La TCC abdominal debe repetirse si hay pobre respuesta a la terapia estándar para evaluar complicaciones o empeoramiento del cuadro [1].

Control del dolor

Los opioides son los analgésicos de elección. Tienen la ventaja de disminuir la necesidad de analgesia suplementaria comparados con otras opciones, aunque no existe diferencia en el riesgo de complicaciones o eventos adversos serios. Se mencionan: bupremorfina, petidine, pentazocina, fentanyl y morfina [33].

Reanimación con fluidos

Las pérdidas sustanciales en el tercer espacio y la depleción de volumen intravascular (hipovolemia) que llevan a hipoperfusión del lecho esplénico son predictores negativos para la pancreatitis aguda (hemoconcentración e hiperazoemia) [34]. Estudios retrospectivos sugieren que la administración agresiva de fluidos durante las primeras 24 horas reduce la morbimortalidad. La mayoría de las guías actuales recomiendan la administración temprana y vigorosa de fluidos, que es más importante durante las primeras 12-24 horas y de poco valor después de este tiempo. Esta conducta disminuye la incidencia de falla orgánica y del puntaje de SRIS, y de la estadía hospitalaria / UCI [7,34]. La Asociación Americana de Gastroenterología recomienda administrar solución cristaloide balanceada a 200-500 mL/hora o 5-10 mL/Kg/h (2500-4000 mL en las primeras 24 horas) para mantener una PAM efectiva (>65 mmHg) y un gasto urinario >0.5 mL/Kg/hora, y así disminuir los niveles de BUN [28].

El Lactato de Ringer es superior a la solución salina normal pues reduce más los marcadores inflamatorios (PCR) y la incidencia de SRIS [19,34].

Los coloides deben considerarse en caso de hematocrito < 25% y albúmina humana ante hipoalbuminemia < 2 g/dL [28]. La manera práctica de medir la adecuación de la fluidoterapia y del estado de hidratación es mediante monitoreo cardiopulmonar clínico, medición horaria del gasto urinario, monitoreo del hematocrito (de 35-44%) y corrección del BUN y creatinina, lo cual ha demostrado que limita la necrosis. Un hematocrito al ingreso de 44 a 47% asociado a disminución en las primeras 24 horas es considerado riesgo mayor para desarrollar necrosis [28].

El principal riesgo de la reanimación con fluidos es la sobrecarga de volumen que incrementa el riesgo de sepsis, necesidad de intubación y muerte [1,7,16], por lo que debe adaptarse según el grado de depleción de volumen intravascular y la reserva cardiopulmonar disponible, teniendo consideraciones especiales en pacientes con falla renal y cardiopulmonar [7,28].

Nutrición
En la última década, el soporte nutricional se ha convertido en uno de los puntos clave en el tratamiento de la pancreatitis aguda, principalmente de la pancreatitis aguda grave. Hay indicación de nutrición especializada desde el ingreso, siendo de elección la nutrición enteral sobre la nutrición parenteral administrada de forma precoz. Se recomienda la utilización de dietas poliméricas, en las que estén presentes los tres nutrientes básicos: proteínas, hidratos de carbono y grasas, acompañados de líquidos claros.

La nutrición parenteral es más cara, más riesgosa y menos efectiva que la nutrición enteral en pacientes con pancreatitis aguda y se reserva como segunda línea. En pancreatitis aguda leve sin fallo orgánico o necrosis, puede iniciarse nutrición enteral desde el ingreso con dieta blanda o sólida baja en grasas, en ausencia de dolor intenso, náuseas, vómitos e íleo, sin esperar normalización de los niveles de enzimas pancreáticas. Es segura y está asociada con estadía hospitalaria más corta en comparación con dieta de líquidos claros avanzando lentamente a dieta sólida [1,5,7,16,18,19,34,35].

En la pancreatitis aguda grave, en la intolerancia a la vía oral o cuando se agravan los signos clínicos con la nutrición enteral, está indicada la nutrición parenteral; aun así, se recomienda mantener una mínima perfusión de nutrición enteral para preservar el efecto trófico de la mucosa intestinal. Puede iniciarse en los primeros 3-5 días cuando mejoran los síntomas y los marcadores inflamatorios, por sonda naso-yeyunal, que es mejor que la nasogástrica, pues disminuye la secreción pancreática, previene el riesgo de translocación bacteriana del intestino al páncreas e infecciones, disminuye la necesidad de intervenciones quirúrgicas y acorta la estadía hospitalaria/UCI, independientemente del puntaje de APACHE II, sin cambios en la ocurrencia de complicaciones y mortalidad, comparada con la nutrición parenteral [1,7,16,18,19,34-37].

Antibióticos
La pancreatitis aguda es una inflamación estéril, solo un tercio de los casos desarrollan pancreatitis aguda necrótica infectada con riesgo significativo de muerte (mortalidad >50%). El uso de antibióticos debe reservarse ante sospecha o confirmación de infecciones locales o extrapancreáticas como

neumonías, infección del tracto urinario, colangitis, sepsis, flebitis en sitio de venopunción; o como recomiendan las guías clínicas de la Asociación Americana de Gastroenterología, restringiéndolos a pacientes con pancreatitis aguda necrótica con necrosis del páncreas > 30% o necrosis pancreática o extrapancreática infectada, que debe ser sospechada ante deterioro clínico o pobre mejoría del paciente después de 7 a 10 días de tratamiento hospitalario. También están indicados en sepsis por lo que debe realizarse simultáneamente los cultivos de sangre, orina, otros fluidos corporales y tráquea, cambiar vías de acceso vascular y realizar métodos de imágenes para identificar etiología. Su administración debe realizarse según sensibilidad, y la duración depende de la respuesta clínica y negatividad de los cultivos [7,16,34].

El uso de antibióticos profilácticos no está indicado en pancreatitis aguda leve, moderadamente grave, grave o necrosis estéril, porque incrementan la prevalencia de infecciones micóticas y desarrollo de microorganismos multirresistentes [1,5,7,19]. Varios meta-análisis y revisiones sistemáticas concluyen que los carbapenémicos, especialmente imipenem/cilastatina, son la monoterapia empírica más efectiva para el tratamiento de la infección pancreática, también pueden ser efectivas las quinolonas, metronidazol y cefalosporinas a altas dosis, pues los patógenos más aislados son: E. coli, Bacteroides, Enterobacter, Klebsiella, S. faecalis, S. epidermidis y S. aureus [1,5,19].

Probióticos y prebióticos
El uso de probióticos incrementa la muerte, por lo cual están contraindicados. Lo mismo ocurre con los prebióticos [1,16,34].

Otros fármacos
El uso de heparina (de preferencia las de bajo peso molecular) en pancreatitis aguda moderadamente grave y grave se asocia a mejor evolución por menor incidencia de necrosis, mejoría en la microcirculación pancreática y efecto antiinflamatorio [4]. La simvastatina es un fármaco prometedor para la profilaxis de nuevos episodios de pancreatitis aguda recurrente [12]. Varios ensayos clínicos demuestran el beneficio del uso de anti-FNT-α en pacientes seleccionados, ya que el FNT-α juega un papel central en la patogénesis de

Las complicaciones locales y sistémicas de pancreatitis aguda (4). La norepinefrina al igual que en los pacientes con sepsis es el vasopresor de primera línea para mantener PAM $\geq$ 65 mmHg, incluso cuando la hipovolemia todavía no ha sido tratada [28].

Hemodiafiltración continua (HDC) vs Hemofiltración veno-venosa continua (HVVC)

La HDC es ampliamente utilizada en ciertos países como Japón, como terapia de purificación de la sangre en pacientes con condiciones mórbidas y se cree que previene el fallo orgánico, pero no se ha demostrado que mejore la mortalidad.

La CVVH podría equilibrar la sustitución de fluidos y la eliminación de citocinas de la sangre y compartimentos y disminuir la necesidad de intervenciones quirúrgicas del 41% a 19%. A pesar de ello, ninguna de las dos ha sido recomendada en el tratamiento de pancreatitis aguda grave debido a la falta de disponibilidad de pruebas de calidad esperando que contribuyan a mejorar los resultados en el futuro [28].

Inhibidores de heparanasa

En estudios en animales se utilizó análogos de secretagogos pancreáticos, específicamente la ceruleina, en la que se observó el incremento de la expresión y actividad de la heparanasa (regulador de varios procesos fisiológicos y patológicos, así como de la angiogénesis, cáncer metastásico e inflamación), la cual está altamente implicada en su patogénesis y el uso de sus inhibidores disminuyen marcadamente el edema y la inflamación. Actualmente son utilizados en fase I/II de ensayos clínicos en pacientes con cáncer, por lo que se espera que sean también beneficiosos en pancreatitis aguda [38].

Tratamiento endoscópico

La CPRE con esfinterotomía disminuye la mortalidad y complicaciones comparada con los casos no esfinterotomizados. Su uso se limita a pacientes con colangitis sobreagregada a pancreatitis aguda biliar y debe ser urgente (en las primeras 24 horas), como tratamiento en coledocolitiasis documentada por imágenes o hallazgos altamente sugestivos de cálculo persistente en el conducto biliar, por ejemplo, ictericia, aumento progresivo de las pruebas de función hepática o dilatación persistente del conducto biliar. No hay beneficio alguno en ausencia de estas manifestaciones, en la pancreatitis aguda leve biliar o como prueba diagnóstica antes de la colecistectomía. La endoultrasonografía (EUS) se utiliza como plataforma para tratamiento mínimamente invasivo de pseudoquiste con necrosis de la pared pancreática [1,7,16,19].

Clasificación
Falla orgánica
Se define para 3 sistemas (respiratorio: PaO2 /FiO2 = 300), cardiovascular (uso de agentes inotrópicos) y renal (creatinina > 2,0 mg/dL) en un período de 24 horas y una puntuación ≥ 2 con el sistema modificado de Marshall, que se puede utilizar al ingreso y diariamente [21-23]. La falla orgánica puede ser transitoria si resuelve en < 48 horas, y persistente si es ≥ 48 horas, con mortalidad hasta de 30% [7,22].

Complicaciones sistémicas
a) Exacerbación de comorbilidades preexistentes: Enfermedad coronaria, hepatopatía crónica, EPOC, insuficiencia renal aguda y coagulación intravascular diseminada [1,21].
b) Síndrome compartimental abdominal: Definida como una falla orgánica concomitante con presión intra-abdominal >20 mmHg como consecuencia de la resucitación agresiva con fluidos, que se manifiesta con distensión abdominal, oliguria o incremento en la ventilación mecánica asistida. Su manejo consiste en: disminuir el aporte de líquidos; medir la presión intravesical con un catéter urinario; reducir el volumen tidal ventilatorio; y, colocar sonda nasogástrica y rectal. Si estas medidas no son efectivas está indicada la descompresión quirúrgica [18].
c) Después de una pancreatitis aguda la disfunción pancreática endocrina (prediabetes y diabetes mellitus tipo 2) aparece en el 20 a 30% y la exocrina (pancreatitis crónica) en un tercio o la mitad de los casos [8]. El 60% de los pacientes con diabetes mellitus tipo 2 no se asocia a disfunción pancreática exocrina pues ésta se recupera con el tiempo [39].
d) Otras complicaciones: trombosis de la vena porta, ascitis por trombosis de la vena mesentérica superior y/o aneurisma esplénico [18]. También se mencionan: disfunción gástrica, necrosis del colon, acidosis, síndrome de distrés respiratorio, várices gástricas, hemorragia retroperitoneal y gastrointestinal, íleo, derrame pleural, aneurismas en las arterias esplénicas,

renales o gastroduodenales y hematoma gástrico [1,21].

Complicaciones locales
Se sospechan al presentarse dolor abdominal persistente o recurrente con aumento de enzimas pancreáticas, aumento de la falla orgánica y/o signos de SRIS. Por sí solas no definen la severidad de la pancreatitis aguda. Se describen mediante tomografía computarizada contrastada en base a la localización (pancreática, peripancreática u otras), el contenido (líquido, sólido o gas) y grosor de la pared (delgada o gruesa) [21]. En la actualidad la PET-TC es una herramienta diagnóstica no invasiva para detectar colecciones [12].
Existen cuatro tipos de colecciones, que aparecen en este orden:
1.- Colección líquida aguda: Antes de las 4 semanas. Asociada a pancreatitis aguda intersticial edematosa en ausencia de necrosis [18,21]. Es homogénea con líquido denso, no encapsulada y confinada a la fascia peripancreática. La mayoría son estériles y de resolución espontánea por lo que su manejo es conservador [21].
2.- Colección necrótica aguda o pancreatitis aguda necrótica: En las primeras 4 semanas. Puede ser estéril o infectada. En las fases iniciales la colección es una mezcla de tejido sólido y semisólido, después se vuelve más líquida y se encapsula (pancreatitis aguda necrótica encapsulada estéril) [7]. La pancreatitis aguda necrótica infectada es rara en las primeras 2 semanas y se sospecha después de este tiempo ante la aparición de fiebre, leucocitosis y dolor abdominal creciente; generalmente es monomicrobiana y más frecuente por bacilos Gram negativos. La tomografía computarizada demuestra gas ante la presencia de necrosis [12]. Si es estéril se manejó conservadoramente y solo requiere terapia en casos raros que obstruya una víscera cercana (estómago, duodeno o conducto biliar) [16]. En la práctica actual se retrasa cualquier intervención invasiva durante al menos 4 semanas; al encapsularse demarca la frontera entre el tejido necrótico y el sano, formando una pared madura a su alrededor lo que permite el drenaje y desbridamiento más fácil, reduciendo así el riesgo de complicaciones y muerte [7]. Si el paciente presentó sepsis progresiva o se encuentra en condiciones inestables, el drenaje percutáneo de la colección es suficiente para reducir la sepsis y permitir el retraso de 4 semanas para ser continuado. Casi el 60% de pacientes con pancreatitis aguda necrótica puede tratarse de forma no

invasiva con riesgo bajo de muerte.

En los pacientes que desarrollan pancreatitis aguda grave y pancreatitis aguda necrótica infectada o colecciones líquidas persistentes, el tratamiento consiste en administrar antibióticos, drenaje percutáneo guiado por tomografía si es necesario y después de un retraso de varias semanas se realiza desbridamiento mínimamente invasivo (necrosectomía) mediante abordaje percutáneo, endoscópico, laparoscópico o retroperitoneal asistido [16,19]. Este enfoque es superior a la necrosectomía abierta tradicional con respecto al riesgo de complicaciones mayores o muerte y aproximadamente un tercio de los pacientes tratados con este método no requiere desbridamiento. Al líquido drenado se le realiza coloración de Gram y cultivo [16]. Solo un pequeño porcentaje de pacientes con pancreatitis aguda necrótica infectada pueden ser tratados sólo con antibióticos [1,7,18].

3. Pseudoquiste: Aparece alrededor de las 4 semanas. Es una colección ovalada o redonda, encapsulada por una pared fibrosa y tejido de granulación bien definida extrapancreática sin necrosis o con necrosis mínima de composición homogénea [21,40]. Por lo general son asintomáticos, cuando hay síntomas son inespecíficos [18]. Si es asintomático se maneja conservadoramente pues >50% resuelven espontáneamente. Si es sintomático, se infecta o aumenta de tamaño en imágenes seriadas, debe intervenir principalmente con técnicas endoscópicas [19].

4. Absceso: Después de las 4 semanas en el contexto de pancreatitis aguda necrótica, es heterogéneo y encapsulado [7,18,21]. Más del 80% de las muertes por pancreatitis aguda son atribuidas a complicaciones sépticas por pancreatitis aguda necrótica con infección bacteriana [40]. Se sospecha por la evolución clínica del paciente o la presencia de gas [21]. Su manejo es similar a pancreatitis aguda necrótica infectada [7]. Otras complicaciones locales son: fístula pancreática, pseudoquiste o fístula pancreato-cutánea, pseudoaneurisma de la arteria pancreática [40,41], trombosis de la vena porta y vena mesentérica superior (manifestada por ascitis de reciente inicio) y/o aneurisma esplénico pueden presentarse muchas semanas después de la hospitalización y deben ser detectadas y tratadas adecuada y oportunamente [18]. La hemorragia del lecho pancreático o retroperitoneo debe manejarse según la etiología.

En caso de ruptura de aneurisma está indicada la embolización y si no resuelve deberá realizarse cirugía [40].

Los hematomas intramurales en ausencia de sangrado activo importante u otras complicaciones se manejaron conservadoramente. En caso contrario, la embolización es una opción segura y poco invasiva, reservándose la cirugía para casos seleccionados [41].

Tratamiento quirúrgico

En pacientes con pancreatitis aguda biliar leve, debe realizarse colecistectomía temprana (primeras 48 horas del ingreso), acortando estadía hospitalaria al compararla cuando se realiza después de la resolución del dolor y normalización de las enzimas. Su retraso incrementa el riesgo de pancreatitis aguda biliar recurrente pero no de complicaciones [16,19]. En pancreatitis aguda necrótica biliar se retrasa hasta que la inflamación y las colecciones líquidas se estabilice, disminuyan o desaparezcan, en alrededor de 6 semanas [5,7,16].

Pancreatitis aguda recurrente

Se caracteriza por episodios de pancreatitis aguda producidos en más de una ocasión por ajuste morfo-funcional normal de la glándula, sin embargo, la pancreatitis crónica puede encontrarse tanto en el primer episodio de pancreatitis aguda como en el seguimiento. Es idiopática en el 30% de los casos, pero en la mayoría se identifica la causa: coledocolitiasis o cristales de barro biliar en el conducto biliar común, disfunción del esfínter de Oddi, variantes anatómicas ductales que interfieren con la salida del jugo pancreático, obstrucción del conducto pancreático principal o ensambladura pancreático-biliar, mutaciones genéticas y consumo prolongado de alcohol. En el 80% de los casos la colecistectomía y eventualmente la CPRE con esfinterotomía son curativas. El ácido ursodesoxicólico es eficaz también para el tratamiento del barro biliar [42].

Prevención de recaídas

La tasa de reingreso por pancreatitis aguda por recaídas es de 20% a los 30 días. Es importante destacar que el dolor abdominal recurrente es un factor esencial para el diagnóstico.

Los factores de riesgo incluyen en el primer episodio: severidad, grado de necrosis y causa, así como el uso de antibióticos. Los factores que la reducen son: dieta sólida tolerable y ausencia de síntomas gastrointestinales como ser náuseas, vómitos, diarrea y dolor abdominal. Los factores modificables más comunes son el consumo de alcohol y abuso de tabaco. Se ha visto que los pacientes que continúan ingiriendo alcohol tienen mayor riesgo. El control de hiperlipidemias puede prevenirla [7,18].

Finalmente, ante pancreatitis aguda biliar debe realizarse colecistectomía previa alta hospitalaria reduciendo la tasa de complicaciones un 75%. Si se difiere deberá hacerse en un período ambulatorio corto ya que por más de unas semanas hay recidivas >30%. En pacientes con pancreatitis aguda necrótica o pancreatitis aguda grave, la colecistectomía se pospone hasta que disminuya la inflamación y se mejore la visibilidad al momento de la cirugía. Los pacientes que no son candidatos a cirugía, la endoscopía biliar puede ayudar a reducir, pero no eliminar el riesgo recurrente de una colecistitis aguda o cólico biliar [7].

1.Peery AF, Dellon ES, Lund J, et al. Burden of gastrointestinal disease in the United States: 2012 update. Gastroenterology 2012; 143:1179.

2.Vege SS, Yadav D, Chari ST. Pancreatitis. In: GI Epidemiology, 1st ed, Talley NJ, Locke GR, Saito YA (Eds), Blackwell Publishing, Malden, MA 2007.

3.Toouli J, Brooke-Smith M, Bassi C, et al. Guidelines for the management of acute pancreatitis. J Gastroenterol Hepatol 2002; 17 Suppl:S15.

4.Lindkvist B, Appelros S, Manjer J, et al. A prospective cohort study of smoking in acute pancreatitis. Pancreatology 2008; 8:63.

5.Tolstrup JS, Kristiansen L, Becker U, Grønbaek M. Smoking and risk of acute and chronic pancreatitis among women and men: a population-based cohort study. Arch Intern Med 2009; 169:603.

6.Yadav D, Hawes RH, Brand RE, et al. Alcohol consumption, cigarette smoking, and the risk of recurrent acute and chronic pancreatitis. Arch Intern Med 2009; 169:1035.

7.Sadr-Azodi O, Andrén-Sandberg Å, Orsini N, Wolk A. Cigarette smoking, smoking cessation and acute pancreatitis: a prospective population-based study. Gut 2012; 61:262.

8.Majumder S, Gierisch JM, Bastian LA. The association of smoking and acute pancreatitis: a systematic review and meta-analysis. Pancreas 2015; 44:540.

9.Lugea A, Gerloff A, Su HY, et al. The Combination of Alcohol and Cigarette Smoke Induces Endoplasmic Reticulum Stress and Cell Death in Pancreatic Acinar Cells. Gastroenterology 2017; 153:1674.

10.Gloor B, Müller CA, Worni M, et al. Late mortality in patients with severe acute pancreatitis. Br J Surg 2001; 88:975.

11.Mutinga M, Rosenbluth A, Tenner SM, et al. Does mortality occur early or late in acute pancreatitis? Int J Pancreatol 2000; 28:91.

12.Banks PA, Freeman ML, Practice Parameters Committee of the American College of Gastroenterology. Practice guidelines in acute pancreatitis. Am J Gastroenterol 2006; 101:2379.

13.Warshaw AL. Pancreatic necrosis: to debride or not to debride-that is the question. Ann Surg 2000; 232:627.

14.Forsmark CE, Baillie J, AGA Institute Clinical Practice and Economics Committee, AGA Institute Governing Board. AGA Institute technical review on acute pancreatitis. Gastroenterology 2007; 132:2022.

15.Riela A, Zinsmeister AR, Melton LJ, DiMagno EP. Etiology, incidence, and survival of acute pancreatitis in Olmsted County, Minnesota. Gastroenterology 1991; 100:A296.

16.Moreau JA, Zinsmeister AR, Melton LJ 3rd, DiMagno EP. Gallstone pancreatitis and the effect of cholecystectomy: a population-based cohort study. Mayo Clin Proc 1988; 63:466.

17.Opie EL. The etiology of acute hemorrhagic pancreatitis. Bull Johns Hopkins Hosp 1901; 12:182.

18.Lerch MM, Saluja AK, Rünzi M, et al. Pancreatic duct obstruction triggers acute necrotizing pancreatitis in the opossum. Gastroenterology 1993; 104:853.

CAPÍTULO 5 (c.)

José Martín Landívar Pérez
Pseudoquiste del páncreas

Introducción

Dentro de las complicaciones de la pancreatitis aguda, sobre todo debido a la respuesta inflamatoria, incluyen: formación de pseudoquistes, colecciones agudas de líquido, absceso pancreático, necrosis infectada, ascitis pancreática, efusión pancreático-pleural, así como la creación de fístulas pancreático-entéricas y pancreático-cutáneas. La mayoría de estas se deben al daño y a las alteraciones de la anatomía normal del conducto pancreático. El avance en métodos diagnósticos de imagen ha colaborado a escoger pacientes que pueden beneficiarse de modalidades de tratamiento menos invasivas, que incluyen la colocación de stents y el drenaje por vía endoscópica y percutánea. La cirugía sigue siendo una herramienta importante en el algoritmo de tratamiento para pseudoquistes y para otras complicaciones de la pancreatitis. Las técnicas quirúrgicas mínimamente invasivas se han adaptado para tratar las complicaciones relacionadas con la pancreatitis y para brindar las ventajas de la cirugía abierta sin la morbilidad de las incisiones extensas ni la respuesta inflamatoria sistémica asociada.

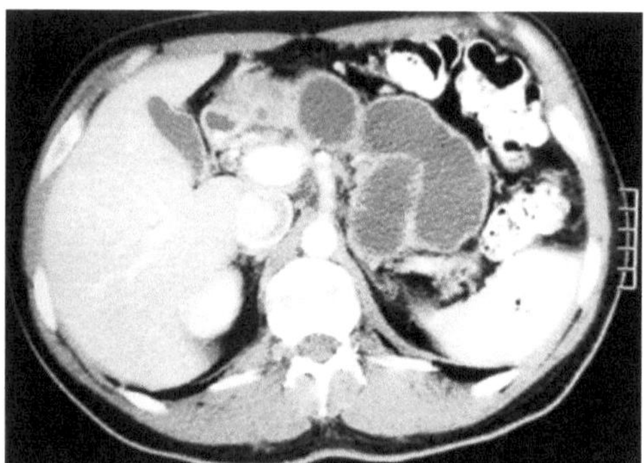

Enfermedad extensa por pseuqdoquiste multiloculado. Tomografía computarizada de un paciente con pancreatitis crónica alcohólica. Tomado de Schwartz's Principles of Surgery, Undécima edición, 2019.

Definición

Se define como pseudoquiste pancreático a una colección localizada de secreciones pancreáticas que se encuentra rodeada por una pared de tejido fibroso o de granulación que se origina debido a una pancreatitis aguda o crónica, a trauma pancreático o a una obstrucción del conducto pancreático debido a una neoplasia. Estas lesiones equivalen a un 50 a 75% de las lesiones quísticas del páncreas. Se distinguen de otras colecciones de líquido peripancreático (neoplasias quísticas y quistes congénitos, parasitarios y extrapancreáticos) por la falta de un borde epitelial, por una alta concentración de enzimas pancreáticas dentro del pseudoquiste y por la creación luego de por lo menos 4 semanas de un episodio de pancreatitis o trauma pancreático (Tabla 1). Los pseudoquistes se forman por la respuesta inflamatoria que ocurre luego de que las secreciones pancreáticas extravasadas son rodeadas por las estructuras circundantes. La cápsula del pseudoquiste puede ser un tejido fibroso y delgado que se engruesa progresivamente a medida que madura el pseudoquiste. Frecuentemente, los contenidos líquidos del pseudoquiste se reabsorben en forma gradual por el cuerpo y así se resuelve esta patología; estos hallazgos indican que se ha cerrado la comunicación entre el pseudoquiste y el conducto pancreático. La persistencia del mismo, implica la existencia de una comunicación con el sistema ductal pancreático, sin importar si se puede demostrar radiográfica o patológicamente el sistema ductal.

Lesiones quísticas del páncreas y de la región peripancreática

Pseudoquiste pancreático.
Pseudoquiste pancreático (colección aguda de líquido).
Absceso pancreático.
Neoplasias quísticas del páncreas.
Cistadenoma seroso, mucinoso.
Cistadenocarcinoma de células acinares.
Coriocarcinoma quístico (teratoma quístico).
Quistes parasitarios (quiste quinocócico, quiste de Taenia solium)
Quistes congénitos.
Enfermedad poliquística. (aislada del páncreas, asociada con enfermedad renal poliquística).
Quistes extrapancreáticos (duplicación del quiste, quiste mesentérico, quiste esplénico y quiste adrenal).

Terminología

De acuerdo con un artículo publicado en 2018 por ImedPub Journals, "Acute Pancreatitis: Current Evidence", se establece la diferencia de los tipos de colecciones pancreáticas, las cuales se citan a continuación.

1. Colección líquida aguda (acumulación peripancreática de líquido), forman el curso temprano de la pancreatitis aguda y carecen de una pared de tejido fibroso o de granulación, apareciendo antes de las 4 semanas. Son comunes en pacientes con pancreatitis severa y ocurren entre un 30 a 50% de casos. 1 Asociada a la pancreatitis aguda intersticial edematosa en ausencia de necrosis la mayoría de estas lesiones se resuelven espontáneamente, sin una terapia específica dirigida o drenaje. En la tomografía se muestra homogénea con líquido denso, no encapsulada y confinada a la fascia peripancreática.

2. Colección necrótica aguda o PAN, en las primeras 4 semanas. Puede ser estéril o infectada. En las fases iniciales la colección es una mezcla de tejido sólido y semisólido, después se vuelve más líquida y se encapsula (PAN encapsulada estéril tardío). La PAN infectada es rara en las primeras 2 semanas y se sospecha después de este tiempo ante la aparición de fiebre, leucocitosis y dolor abdominal creciente; generalmente es monomicrobiana y más frecuente por bacilos gram negativos. La TAC demuestra gas ante la presencia de necrosis.

3. Pseudoquiste, aparece alrededor de las 4 semanas. Es una colección ovalada o redonda, encapsulada por una pared fibrosa y tejido de granulación bien definida extrapancreática sin necrosis o con necrosis mínima de composición homogénea. Por lo general son asintomáticos, cuando hay síntomas son inespecíficos. Cabe destacar el pseudoquiste crónico, llamado así por persistir más de seis semanas.

4. Abscexo, después de las 4 semanas en el contexto de PAN, es heterogéneo y circunscrita de líquido purulento infectado que contiene escaso o ningún material necrótico. Más del 80% de las muertes por pancreatitis aguda son atribuidas a complicaciones sépticas por PAN con infección bacteriana. Se sospecha por la evolución clínica del paciente (signos y síntomas de infección), el tiempo de evolución o la presencia de gas; diferenciándose el

absceso de la necrosis pancreática infectada por la presencia de exudado purulento, un cultivo positivo para bacterias u hongos y poco o ningún material necrótico. Es importante esta distinción debido a que la mortalidad asociada con la necrosis pancreática infectada es el doble que la del absceso pancreático y además es muy diferente la terapia específica para cada condición. Un absceso pancreático puede tratarse con un drenaje percutáneo en muchos casos, mientras que una necrosis pancreática infectada usualmente requiere debridamiento quirúrgico.

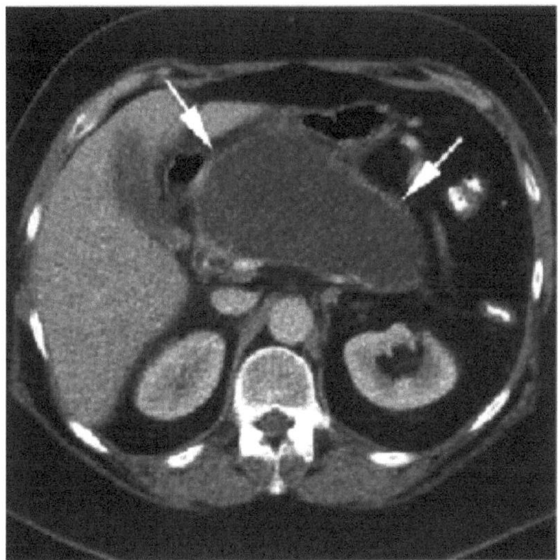

Tomografía computarizada. Colección homogénea bien circunscrita (flechas). Pseudoquiste que provoca efecto de masa hacia el antro del estómago. Tomado de Bollen TL: Imaging of acute pancreatitis: update of the revised Atlanta classification, Radiol Clin North Am. 2012 May;50(3):429-445.)

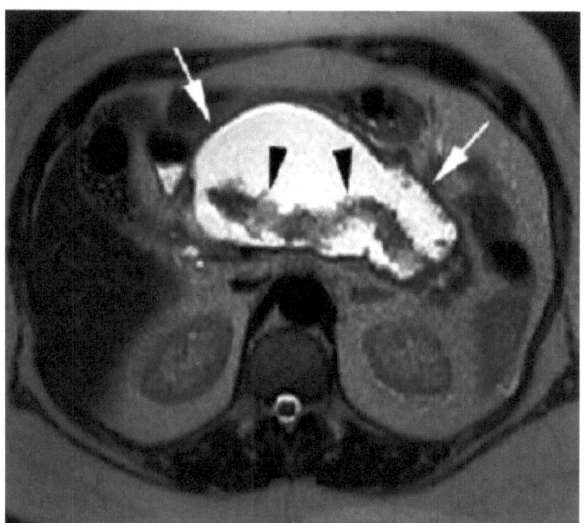

Resonancia magnética. En fase T2, se distingue claramente la necrosis pancreática (flechas negras) del fluido (flechas blancas) Tomado de Bollen TL: Imaging of acute pancreatitis: update of the revised Atlanta classification, Radiol Clin North Am. 2012 May;50(3):429-445.)

Etiología

Se estima que los pseudoquistes pancreáticos ocurren entre un 10 a 20% de casos de pancreatitis aguda y entre el 20 a 40% en casos de pancreatitis crónica. 6 Los pseudoquistes ocurren más frecuentemente en hombres que en mujeres. Entre un 45 y 50% de pseudoquistes ocurren en la cabeza del páncreas o alrededor de ésta, mientras que el resto están distribuidos igualmente a lo largo del cuello, del cuerpo y de la cola de la glándula. Generalmente son colecciones redondas u ovaladas solitarias, pero el 15% - 17% de pacientes puede tener múltiples pseudoquistes, y estos pueden ser multilobulados. El alcohol es la causa del 65% de lo pseudoquistes relacionados con pancreatitis, y los cálculos son el origen del otro 15% de casos.

El trauma genera un 5 a 10% de pseudoquistes, y otras causas menos comunes de pancreatitis equivalen al resto de porcentaje de los casos.

Características clínicas

El dolor abdominal es el síntoma más común en pacientes con pseudoquistes, ocurre en hasta un 90% de pacientes. Los pseudoquistes que siguen después de un episodio de pancreatitis aguda se caracterizan usualmente por la persistencia o recurrencia de dolor en la parte superior del abdomen luego de varias semanas del ataque inicial. Un pseudoquiste puede ser también la fuente de dolor aumentado o refractario en un paciente con diagnóstico de pancreatitis crónica. Otros síntomas comunes incluyen: nauseas, vómito y saciedad temprana (50 a 70%), pérdida de peso (20 a 50%), ictericia (10%) y fiebre de bajo grado (10%). 8 El examen físico revela flacidez de la parte superior del abdomen en la mayoría de pacientes y entre un 24 a 45% tendrán una masa abdominal palpable. Los síntomas de saciedad temprana, náuseas y vómitos pueden ser secundarios a una obstrucción gastroduodenal que se esté produciendo debido al efecto de masa del pseudoquiste. Existen complicaciones de los pseudoquistes, incluyendo sepsis debido a infección, choque hipovolémico por hemorragia asociada al pseudoquiste, ictericia debido a obstrucción del conducto biliar común y dolor abdominal agudo severo por ruptura intraperitoneal de un pseudoquiste.

Los pacientes con un pseudoquiste secundario a trauma pueden tener síntomas similares en un momento remoto al trauma. No es común el trauma pancreático, pero puede ocurrir luego de una lesión cerrada o penetrante. La disrupción ductal que contribuye a la formación del pseudoquiste puede producirse como resultado directo de un trauma penetrante o, más comúnmente, como resultado de un trauma cerrado a la parte superior del abdomen que atraviesa o interrumpe el páncreas a medida que cruza anterior a la columna vertebral. Estas lesiones pueden pasarse por alto durante la evaluación radiológica inicial o la laparotomía; el diagnóstico de un pseudoquiste se realiza usualmente varias semanas después de la lesión inicial.

Diagnóstico

No existen hallazgos definitivos de laboratorio para establecer un diagnóstico de pseudoquiste pancreático. Puede haber una elevación de las concentraciones de amilasa y lipasa sérica en la mitad de estos pacientes. En efecto, la persistencia de amilasa sérica elevada, luego de la resolución de una pancreatitis aguda, debe incentivar el estudio de un pseudoquiste. Pocos pacientes presentan leucocitosis leve, mientras que otros tienen resultados elevados de la función hepática, lo cual puede indicar algo de compresión del árbol biliar. Una tomografía computarizada abdominal es el estudio de elección para el diagnóstico de pseudoquiste pancreático.

El estudio con ultrasonido demuestra también muchos pseudoquistes, y es una prueba menos invasiva que puede utilizarse para vigilar los cambios de tamaño de un pseudoquiste diagnosticado (9). Se ha dicho que las imágenes de resonancia magnética sirven para predecir si los restos sólidos dentro de un pseudoquiste impiden realizar un drenaje percutáneo ductal relativa al pseudoquiste. Además, la resonancia magnética se puede complementar con una colangiopancreatografía, para ayudar a definir la anatomía pancreática ductal relativa al pseudoquiste; este mismo método presenta una alta especificidad y precisión diagnóstica en la evaluación de estenosis ductales y de defectos de llenado (10).

Puede llegar a ser difícil la diferenciación de pseudoquistes de otras lesiones quísticas del páncreas (ver tabla 1). Varios grupos han abogado por el uso de la aspiración percutánea para la diferenciación de estas estructuras. Si se realiza la aspiración percutánea se puede encontrar altos niveles de amilasa, hallazgos citológicos negativos, baja viscosidad y niveles bajos de CEA (antígeno carcinoembrionario), y de CA-125 (antígeno de cáncer 125).

Mientras que las neoplasias quísticas mucinosas tienen concentraciones variables de amilasa, usualmente se reportan hallazgos citológicos positivos, una alta viscosidad y además tienen niveles variablemente altos de los marcadores citológicos. Las neoplasias quísticas serosas producen líquido con resultados intermedios; tienen una viscosidad baja y niveles bajos de CEA pero reportaban niveles altos de CA-125. los cistoadenocarcinomas tienen una alta viscosidad, niveles altos de CEA y de CA-125 con hallazgo citológicos positivos.

Parámetros del líquido quístico que son útiles para el diagnóstico

Diagnóstico	Amilasa	Citología	Viscosidad	CEA/CA-125	CA 19-9
Pseudoquiste	Alta	Negativa	Baja	Bajo/bajo	Variable
Neoplasia quística serosa	Variable	Negativa	Baja	Bajo/variable	Variable
Neoplasia quística mucinosa	Variable	Usualmente positiva	Usualmente alta	Alto/variable	Alto
Cistoadenocarcinoma		Positiva	Alta	Alto/alto	

Complicaciones

Los pseudoquistes mayores a 6 cm remiten con menos frecuencia que los más pequeños, pero pueden recurrir en un periodo de semanas a meses. Los pseudoquistes pueden ser múltiples en 17% de los casos o pueden ser multilobulados. Por lo general aparecen dentro del páncreas o se extienden más allá de este último hacia otras cavidades o compartimentos. Los pseudoquistes pueden infectarse de forma secundaria y en tal caso se transforman algunas veces en abscesos. Pueden comprimir u obstruir órganos adyacentes, provocar trombosis de las venas porta y mesentérica superior o de la ven esplénica 189. Es posible que erosiones hacia arterias viscerales y causan hemorragia intraquística o pseudoaneurismas. Asimismo, pueden perforar y ocasionar peritonitis o hemorragia intraperitoneal. (190).

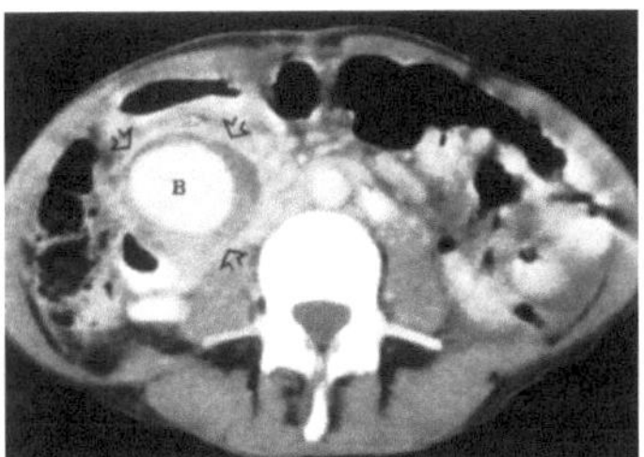

Pseudoaneurisma de la arteria gastroduodenal. La tomografía computarizada con contraste, muestra una hemorragia activa (B) hacia un pseudoquiste (flechas). Tomado de Schwartz's Principles of Surgery, Undécima edición, 2019.

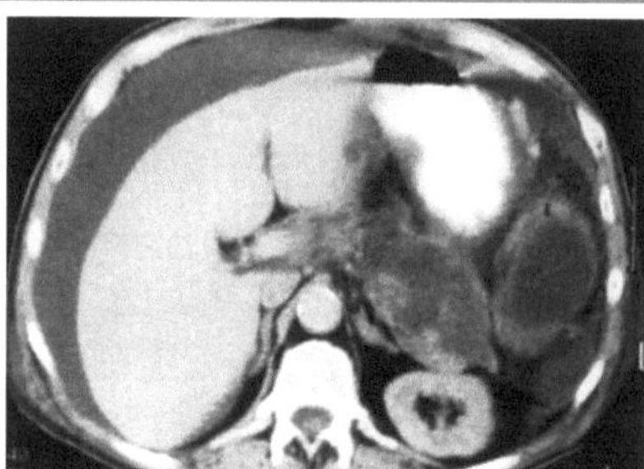

Ascitis pancreática. Tomografía computarizada de un pseudoquiste roto, que dio por resultado líquido pancreatico peritoneal. Tomado de Schwartz's Principles of Surgery, Undécima edición, 2019.

Tratamiento

Los pseudoquistes asintomáticos pueden tratarse de manera expectante y resolverse de modo espontáneo o persistir sin complicaciones. Los pseudoquistes sintomáticos o en crecimiento ameritan tratamiento y cualquier supuesto pseudoquiste sin un episodio precedente comprobado de pancreatitis aguda debe investigarse para determinar el origen de la lesión. Es aceptado que los pseudoquistes constituyen cerca de dos tercios de todas las lesiones quísticas pancreáticas, estas se asemejan a cistadenomas y cistadenocarcinomas en las imágenes radiológicas. Una lesión quística que se descubre de manera accidental debe examinarse mediante ultrasonido endoscópico y aspirarse para determinar si se trata de una neoplasia verdadera o un pseudoquiste. La programación y el tratamiento deben considerarse en forma cuidadosa. Los errores terapéuticos de los pseudoquistes son consecuencia del diagnóstico incorrecto (presuntivo) de una neoplasia quística enmascarada en forma de pseudoquiste, reconocimiento impreciso de la naturaleza del contenido de un pseudoquiste (sólido o lleno), que parece tener líquido en el estudio mediante tomografía, y falta de comprobación de su adherencia verdadera a una porción adyacente del estómago antes de intentar el drenaje interno transgástrico. Por consiguiente, al igual que en otras decisiones terapéuticas en la pancreatitis crónica, el tratamiento de un pseudoquiste debe incluir la valoración y selección multidisciplinarias de cualquier medida terapéutica. Cuando se sospecha una infección, debe aspirarse el pseudoquiste (no drenarse) mediante aguja fina guiada con tomografía y examinarse el contenido en busca de microorganismos mediante tinción Gram y cultivo. Si existe una infección y el contenido semeja pus, se aplica drenaje externo con técnicas quirúrgicas o percutáneas.

Si el pseudoquiste no se resuelve mediante el tratamiento conservador y persisten los síntomas, se prefiere usar un drenaje interno, para evitar la complicación de una fístula pancreatocutánea. Hasta en 80% de los casos, los pseudoquistes se comunican con el sistema ductal pancreático, de tal manera que el drenaje externo crea una vía para el escape de del conducto pancreático hacia el sitio de salida del catéter y a través de él.

Se podría instalar un drenaje interno mediante:
• Métodos basados en catéteres percutáneos. Punción transgástrica y colocación de una endoprótesis para formar una cistogastrostomía.
• Métodos endoscópicos. Punción transgástrica o transduodenal y colocación de múltiples endoprótesis, con o sin un catéter para irrigación nasoquística.
• Métodos quirúrgicos. Cistoenterostomía verdadera, realizando una biopsia de la pared del quiste y evacuando todos los desechos y contenido.

Dentro de las opciones quirúrgicas se incluye la cistogastrostomía, cistoyeyunostomía en Y de Roux o cistoduodenostomía. La cistoyeyunostomía es el método más versátil y puede aplicarse a pseudoquistes que penetran en el mesocolon transverso, las escotaduras paracólicas o la transcavidad de los epiplones. Se puede practicar una cistogastrostomía por vía endoscópica o laparoscópica o un método que combine ambas técnicas.

Debido a que los pseudoquistes suelen comunicarse con el sistema ductal pancreático, se pueden usar métodos basados en el drenaje del conducto principal, en lugar del pseudoquiste mismo. Insertando de manera transpapilar endoférulas durante la ERCP que se dirijan al pseudoquiste a través de la comunicación ductal o pueden dejarse en el área en donde se sospecha la fuga del conducto para facilitar la descompresión y drenaje del quiste, en forma análoga al uso de endoprótesis para el colédoco en casos de un escape del conducto cístico.

A menudo las complicaciones del drenaje endoscópico o radiológico de pseudoquistes exigen a menudo una intervención quirúrgica. La hemorragia por cistoenterostomía y la inoculación de un pseudoquiste con falta de resolución y persistencia de la infección requieren tratamiento quirúrgico. Mediante el uso de ultrasonografía endoscópica es posible disminuir los riesgos de hemorragia, eligiendo el sitio de colocación transluminal de la endoprótesis. Para tener éxito, el tratamiento percutáneo y endoscópico de pseudoquistes necesita catéteres de gran calibre, múltiples endoprótesis y un método agresivo. El fracaso de la terapia médica, con procedimientos de salvamento subsecuentes para eliminar desechos infectados y establecer el drenaje complementario, se acompaña de mayores riesgos de complicaciones y de muerte. Suele indicarse la resección de un pseudoquiste cuando este se localiza en la cola del páncreas. La pancreatectomía distal para extirpar un pseudoquiste, con esplenectomía o sin ella, puede ser un procedimiento complicado en individuos con pancreatitis previa. Cuando se piensa en una resección distal debe considerarse un procedimiento de drenaje interno del conducto comunicante o del pseudoquiste mismo.

Estudios comparativos de las opciones terapéuticas.
Los estudios acerca del tratamiento de los pseudoquistes pancreáticos mencionan una gran variedad de resultados, así como múltiples alternativas terapéuticas.
Resultados de la gastrostomía laparoscópica. La gastrostomía laparoscópica del pseudoquiste ofrece la ventaja de una estancia postoperatoria corta y una tasa de éxito alta, mayor al 89%. No se reportan recurrencias en el seguimiento. La conversión a cirugía abierta podría requerirse en caso de sangrado u otras dificultades técnicas, presenta una tasa de conversión debajo del 7%. La conversión procede en muy raras ocasiones cuando el diagnóstico de pseudoquiste está bien establecido. Las complicaciones incluyen infección del contenido del pseudoquiste, recurrencia en caso de realizar una inadecuada anastomosis. El drenaje laparoscópico del pseudoquiste permite la necrosectomía pancreática concomitante, y comparado con los métodos endoscópicos y percutáneos, esta ofrece la ventaja de crear una enterostomía pancreática relativamente larga. Es más, crear una conexión quiste-gástrica de largo tiempo, disminuye el riesgo de obstrucción de la anastomosis, asimismo, disminuye el riesgo de infección y sangrado. A pesar de los buenos resultados a corto plazo, la tasa de recurrencia a largo plazo es similar a la cirugía abierta (5-20%).

REFERENCIA	TÉCNICA	COMPLICA-CIONES	TASA DE ÉXITO	CONVERSIÓN	RECIDIVA
Smadja et al.[22]	Transgastrica	0 %	100 %	0	N/A
Ammori et al.[23]	Endogástrico	0 %	100 %	0	0
Chowbey et al.[24]	Endogástrico	N/A	100 %	0	N/A
Park et al.[25]	Exogástrico	17 %	100 %	0	0
Mori et al.[26]	Endogástrico	8 %	77 %	15 %	0

Resultados de drenaje percutáneo vs drenaje quirúrgico.

Heider y colaboradores 27 , han probado que los pacientes tratados con un aproximamiento percutáneo tienen una mayor tasa de mortalidad, comparado con pacientes tratados con cirugía abierta, además de tener un incremento en el tiempo de hospitalización. Morton y colaboradores 28 , han mostrado que los pacientes tratados con drenaje quirúrgico presentan pocas complicaciones, menor mortalidad y disminución de estancia hospitalaria.

Estudio		Drenaje percutáneo			Drenaje quirúrgico		
Nombre	Tipo	Morbilidad	Mortalidad	Estancia hospitalaria	Morbilidad	Mortalidad	Estancia hospitalaria
Heider et al	Retrospectivo	+++	+++	+++	+	+	+
Morton et al.	Retrospectivo	+	+	+	++	++	++

Resultados de drenaje percutáneo vs drenaje endoscópico.

Akshintala y colaboradores 29, han mostrado que el drenaje percutáneo presenta mayor tasa de reintervención, a pesar de presentar tasas de éxito similar al drenaje endoscópico, pero presentando mayor tiempo de estancia hospitalaria. Keane y colaboradores 30 , mostraron que el drenaje endoscópico presenta tasas más altas de éxito, menores tasas de reintervención, presentando menor estancia hospitalaria.

Estudio		Drenaje percutáneo			Drenaje endoscópico		
Nombre	Tipo	Reintervención	Tasa éxito	Estancia hospitalaria	Reintervención	Tasa éxito	Estancia hospitalaria
Akshintala et al	Retrospectivo	++	++	++	+	++	+
Keane et al.	Retrospectivo	++	+	+	+	++	+

Resultados de: drenaje transmural clásico vs drenaje transmural guiado por ecoendoscopio.

A pesar de las ventajas técnicas y mayor tasa de éxito del drenaje transmural guiado por ecoendoscopio, la comparación muestra similares resultados con respecto a las complicaciones a largo plazo.

Estudio		Drenaje transmural clásico			Drenaje transmural guiado		
Nombre	Tipo	Tasa éxito	Tasa complicación	Recurrencia	Tasa éxito	Tasa complicación	Recurrencia
Varadara julu 31	Rando mizado	+	+	+	++	+	+
Park et al. 32	Rando mizado	+	+	+	++	+	+

Resultados drenaje quirúrgico vs drenaje transmural guiado por ecoendoscopio.

A pesar de tasas similares de éxito, reintervención y complicaciones, el drenaje guiado por ecoendoscopio es más aventajado comparado con el drenaje quirúrgico debido a menor estancia hospitalaria y menores costos.

Estudio		Drenaje quirúrgico			Drenaje transmural guiado		
Nombre	Tipo	Tasa éxito	Tasa complicación	Estancia hospitalaria	Tasa éxito	Tasa complicación	Estancia hospitalaria
Varadara julu 31	Rando mizado	+	+	++	++	+	+
Varadara julu 33	Retros pectivo	+	+	++	++	+	+

Resultados de: drenaje endoscópico vs drenaje quirúrgico.

Melman y colaboradores, han demostrado que el drenaje quirúrgico tiene una mejor tasa de éxito, pero los dos tienen tasas similares de complicaciones.

Estudio		Drenaje endoscópico		Drenaje quirúrgico	
Nombre	Tipo	Tasa éxito	Tasa complicación	Tasa éxito	Tasa complicación
Melman et al.	Retrosp ectivo	+	+	++	+

Conclusiones con respecto a las opciones terapéuticas.

El constante interés en el desarrollo de nuevos métodos terapéuticos para pseudoquistes pancreáticos y la estandarización de las indicaciones de tratamiento han llevado, con el paso de los años, a una transición desde métodos invasivos hacia métodos más adaptados al paciente. Estas opciones terapéuticas se asocian a un menor riesgo de complicaciones y a una mayor tasa de éxito. Asimismo, los métodos percutáneos y endoscópicos poseen la ventaja de seguridad, incremento de eficacia y la posibilidad de ser aplicada a pacientes en mal estado en general. El gold-estándar representado históricamente por las técnicas de drenaje quirúrgico siguen siendo irremplazables para pseudoquistes grandes o pseudoquistes que en su evolución se han complicado.

1. Dick JF, Gardner TB, Merrens EJ (2016) *Acute pancreatitis: New developments and strategies for the hospitalist. J Hosp Med 11: 724-729.*

2. Banks PA, Bollen TL, Derveni , Johnson CD, Sarr MG, et al. (2012) *Classification of acute pancreatitis 2012: revision of the Atlanta classification and definitions by international consensus. BMJ Glob Salud 62: 102–111.*

3. Forsmark CE, Vege SS (375) *Acute pancreatitis. N Engl J Med 375: 1972-1981.*

4. Dick JF, Gardner TB, Merrens EJ (2016) *Acute pancreatitis: New developments and strategies for the hospitalist. J Hosp Med 11: 724-729.*

5. Enver Z (2014) *Treatment of severe acute pancreatitis and its complications. World J Gastroenterol 20: 13879-13892.*

6. Grace P, Williamson R: *Modern management of pancreatic pseudocysts: Incidence and implications. Ann Surg 184:734, 1976.*

7. Yeo CJ: *Pancreatic Pseudocyst, ascites, and fistulas. Curr Opin Gen Surg 4:55, 1994.*

8. Mullins RJ, Malangoni MA, Bergamini TM, et al: *Controversies in the management of pancreatic pseudocysts. Am J Surg 155:165, 1988.*

9. Wilford ME, Foster WL, Halvorsen RA, et al: *Pancreatic Pseudocyst: comparative evaluation by sonography and computed tomography. AJR AM J Roentgenol 140:53, 1983.*

10. Morgan DE, Baron TH, Smith JK, et al: *Pancreatic fluid collections prior to intervention: Evaluation with MR imaging compared with CT and US. Radiology 203:773, 1997.*

11. Yeo CJ, Bastidas JA, Lynch-Nyhan A, et al: *The natural history of pancreatic pseudocysts documented by computed tomography. Surg Gynecol Obstet 170:411, 1990.*

12. Gerzof SG, Banks PA, Robbins AH, et al: *Early diagnosis of pancreatic infection by computed tomography-guided aspiration. Gastroenterology 93:1315, 1987.*

13. Goulet RJ, Goodman J, Schaffer R, et al: *Multiple pancreatic pseudocyst disease. Ann Surg 199:6, 1984. Baron TH, Harewood GC, Morgan DE, et al: Outcome differences after endoscopic drainage of pancreatic necrosis, acute pancreatic pseudocysts, and chronic pancreatic pseudocysts. Gastrointest Endosc. 56:7, 2002.*

14. Kozarek RA, Brayko CM, Harlan J, et al: *Endoscopic drainage of pancreatic pseudocysts. Gastrointest Endosc 31:322, 1985.*

15. Bell RH Jr.: *Atlas of pancreatic surgery, in Bell RH Jr., Rikkers LF, Mulholland MW (eds): Digestive Tract Surgery. A Text and Atlas. Philadelphia: Lippincott-Raven, 1996, p 963.*

16. Park AE, Heniford BT: *Therapeutic laparoscopy of the pancreas. Ann Surg 236:149, 2002.*

17. Hawes RH: *Endoscopic management of pseudocysts. Rev Gastroenterol Disord 3:135, 2003*

18. Heider R, Meyer AA, Galanko JA, et al: *Percutaneous drainage of pancreatic pseudocysts is associated with a higher failure rate than surgical treatment in unselected patients. Ann Surg 229:781, discussion 787, 1999.*

19. Rao R, Fedorak I, Prinz RA: *Effect of failed computed tomography-guided and endoscopic drainage on pancreatic pseudocyst management. Surgery 114:843, discussion 847, 1993.*

20.Pancreatitis: Pancreatic pseudocysts and their complications. Gastroenterology 73:593, 1977.

21.Park AE, Heniford BT: Therapeutic laparoscopy of the pancreas. Ann Surg 236:149, 2002.

22.Smadja C, Badawy A, Vons C, Giraud V, Franco D. Laparoscopic cystogastrostomy for pancreatic pseudocyst is safe and effective. Journal of laparoendoscopic & advanced surgical techniques Part A. 1999;9(5):401-3.

23.Ammori BJ, Bhattacharya D, Senapati PS. Laparoscopic endogastric pseudocyst gastrostomy: a report of three cases. Surgical laparoscopy, endoscopy & percutaneous techniques. 2002;12(6): 437-40.

24.Chowbey PK, Soni V, Sharma A, Khullar R, Baijal M, Vashistha A. Laparoscopic intragastric stapled cystogastrostomy for pancreatic pseudocyst. Journal of laparoendoscopic & advanced surgical techniques Part A. 2001;11(4):201-5.

25.Park A, Schwartz R, Tandan V, Anvari M. Laparoscopic pancreatic surgery. American journal of surgery. 1999;177(2):158-63.

26.Mori T, Abe N, Sugiyama M, Atomi Y, Way LW. Laparoscopic pancreatic cystgastrostomy. Journal of hepato-biliary-pancreatic surgery. 2000;7(1):28-34.

27.Heider R, Meyer AA, Galanko JA, Behrns KE. Percutaneous drainage of pancreatic pseudocysts is associated with a higher failure rate than surgical treatment in unselected patients. Annals of surgery. 1999;229(6):781-7.

28.Morton JM, Brown A, Galanko JA, Norton JA, Grimm IS, Behrns KE. A national comparison of surgical versus percutaneous drainage of pancreatic pseudocysts: 1997- 2001. Journal of gastrointestinal surgery : official journal of the Society for Surgery of the Alimentary Tract. 2005;9(1):15-20.

29.Akshintala VS, Saxena P, Zaheer A, Rana U, Hutfless SM, Lennon AM, et al. A comparative evaluation of outcomes of endoscopic versus percutaneous drainage for symptomatic pancreatic pseudocysts. Gastrointestinal endoscopy. 2014;79(6):921-8.

30.Keane MG, Sze SF, Cieplik N, Murray S, Johnson GJ, Webster GJ, et al. Endoscopic versus percutaneous drainage of symptomatic pancreatic fluid collections: a 14-year experience from a tertiary hepatobiliary centre. Surgical endoscopy. 2016;30(9):3730 - 40.

31.Park DH, Lee SS, Moon SH, Choi SY, Jung SW, Seo DW, et al. Endoscopic ultrasound-guided versus conventional transmural drainage for pancreatic pseudocysts: a prospective randomized trial. Endoscopy. 2009;41(10):842-8.

32.Varadarajulu S, Christein JD, Tamhane A, Drelichman ER, Wilcox CM. Prospective randomized trial comparing EUS and EGD for transmural drainage of pancreatic pseudocysts (with videos). Gastrointestinal endoscopy. 2008;68(6):1102-11.

33.Varadarajulu S, Bang JY, Sutton BS, Trevino JM, Christein JD, Wilcox CM. Equal efficacy of endoscopic and surgical cystogastrostomy for pancreatic pseudocyst drainage in a randomized trial. Gastroenterology. 2013;145(3):583-90.

34.Melman L, Azar R, Beddow K, Brunt LM, Halpin VJ, Eagon JC, et al. Primary and overall success rates for clinical outcomes after laparoscopic, endoscopic, and open pancreatic cystgastrostomy for pancreatic pseudocysts. Surgical endoscopy. 2009;23(2):267-71.

CAPÍTULO 6 (a.)

Carolina Michelle Ludeña Benalcázar
Anatomía de Vía Biliar

Anatomía de vías Biliares

La vía biliar transporta la bilis elaborada por el hígado hasta el tubo digestivo y presentan dos partes: una intrahepática y otra extrahepática.

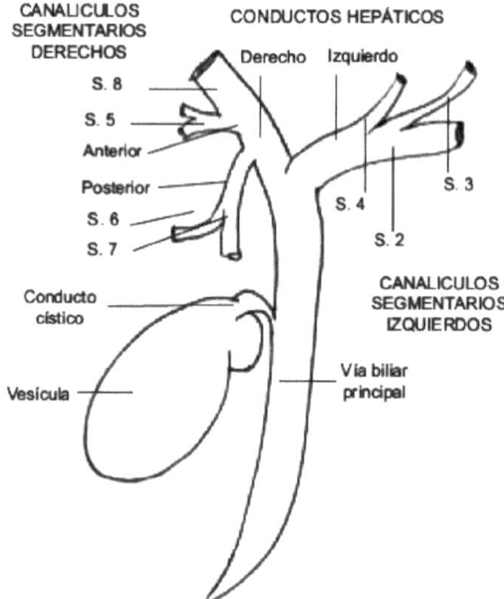

Figura 1. Vía biliar intrahepática y extrahepática 1

Vías Biliares Intrahepáticas: Las vías biliares tienen su origen en los conductos intralobulares comprendidos entre las células de los lóbulos, que se vierten en conductos perilobulares situados en las fisuras perilobulares, los conductos perilobulares se anastomosan entre sí y se unen en los espacios porta formando conductos más voluminosos.

Los conductos biliares caminan en las vainas de la cápsula de Glisson con un ramo de la arteria hepática y un ramo de la vena porta, a medida que los conductos biliares se aproximan al hilio, se reúnen unos con otros y finalmente se reúnen en el fondo del surco transverso en dos conductos, uno derecho y otro izquierdo, que son las ramas de origen del conducto hepático (ROUVIER, 1998).

Conducto hepático derecho: Está formado por la unión de conductos segmentarios, los cuales se reúnen para constituir dos conductos biliares sectoriales: el ramo anterior (drena los segmentos V y VIII) y el remo posterior (drena los segmentos VI y VII). Se observa únicamente alrededor del 70% de los casos. La rama superior (segmento VIII) fue hallada desembocando en el conducto posterior en el 20% de los casos, mientras que el inferior (segmento V) lo hace en el 5%. (ROUVIER, 1998), (LATARJET, 2014). En ocasiones, pequeños canalículos biliares accesorios que solo drenan porciones reducidas del parénquima hepático, también pueden desembocar en la vesícula o en el conducto cístico. Estos canalículos no deben confundirse con los segmentarios. (Figura 2)

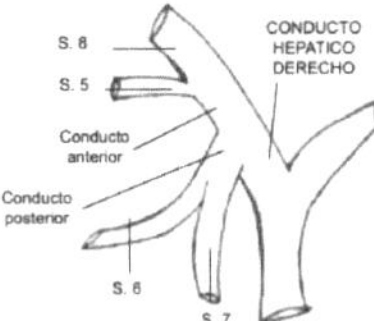

Figura 2. Conducto hepático derecho

Conducto hepático izquierdo: Está constituido por dos conductos biliares sectoriales: el ramo medial (drena el segmento IV) y el ramo lateral (drenan los segmentos II y III).

Variantes del conducto hepático izquierdo:

Conducto hepático izquierdo "doble o particionado", uno de los componentes del conducto hepático izquierdo, desemboca en la vía biliar principal:

- El conducto del segmento IV desemboca directamente en la vía biliar principal, en forma separada al canalículo de los segmentos II y III.
- El que desemboca directamente en la vía biliar es en canalículo del segmento II, el del segmento III forma un conducto común con el del IV.

En estas variantes, el conducto hepático izquierdo está reemplazado por dos conductos, que no se han unido entre sí sino que alcanzan separadamente la confluencia biliar. No hay conducto que drene la totalidad del lóbulo izquierdo.

Conducto hepático izquierdo ausente: El canalículo del segmento IV desemboca en el afluente del segmento hepático derecho, ya sea anterior, posterior o segmentario. Estos dos conductos hepáticos el derecho e izquierdo, están separados por la fisura portal principal. El lóbulo caudado es drenado por dos conductos (derecho e izquierdo), de menor calibre, tributarios en ambos conductos hepáticos. %. (ROUVIER, 1998), (LATARJET, 2014). (Figura 3)

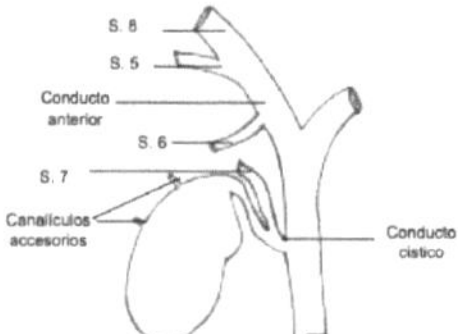

FIGURA 3. Conducto hepático izquierdo

Vía Biliar Extrahepática: Los conductos biliares intrahepáticos, siguiendo la disposición de las ramas de la arteria y vena porta hepática, se resumen en dos conductos hepáticos un derecho y un izquierdo, los que emergen del portal hepático y se reúnen debajo de este, donde nacen la vías biliares extrahepáticas: vía biliar principal y la vía biliar accesoria.

Vía biliar principal (conducto hepático común y conducto colédoco): La vía biliar principal tiene un diámetro promedio de 6 mm y una longitud de 8 a 10 cm en el adulto. Está dirigida desde arriba hacia abajo y describe una curva ligeramente cóncava a la derecha, se halla en el borde libre del epiplón menor (ligamento hepatoduodenal), antes de pasar por detrás del duodeno para quedar detrás de la cabeza del páncreas, y se reúne con el conducto pancreático (de Wirsung) en la parte medial y posterior de la porción descendente del duodeno. Los dos conductos desembocan en la ampolla hepatopancreatica de (Vater), que se abre en la papila mayor del duodeno. Esta región terminal está rodeada por un aparato muscular: el músculo esfínter de la ampolla (Oddi).
- **El conducto hepático común:** Se forma por la confluencia de sus dos raíces derecha e izquierda. Desciende oblicuamente hacia abajo, a la izquierda y un poco hacia atrás, a lo largo del borde libre del epiplón menor. Su longitud es de 3 a 4 cm. Su calibre crece ligeramente hacia abajo y su diámetro transverso mide aproximadamente 5 mm.
- **Colédoco:** Se puede distinguir en el colédoco cuatro segmentos: supraduodenal, retroduodenal, retropancreático, intraparietal.

La longitud del colédoco es de 5 cm y el diámetro es de 5 a 6 mm, parece disminuir hacia la parte inferior del conducto, en la desembocadura de la ampolla de Vater donde mide 2 a 3 mm. (MITIDIERI, 2009).

Relaciones anatómicas: Se describe: (LATARJET, 2014).
1. **En la raíz hepática (pedicular):** Conjunto de órganos reunidos en haz, que van o vienen del hígado, que pasan por el surco transverso o hilio. Estos órganos son: la vaina porta, la arteria hepática, las ramas terminales de los vasos en el hilio del hígado, el conducto hepatocolédoco, las ramas de origen del conducto hepático, los vasos linfáticos, ganglios y nervios.
2. **Arriba:** El conducto hepático común está cruzado por atrás por la arteria hepática derecha y a veces por la arteria cística. Más abajo el conducto

cístico sigue el borde derecho del conducto hepático común y constituye aquí el lado izquierdo de un espacio de forma triangular, el trígono cistohepático (Calot), cerrado arriba por el hígado y con la arteria cística como contenido.

Abajo: El conducto colédoco, se separa de la vena porta hepática,
formando el triángulo portocoledocociano. La arteria gástrica derecha está a veces por delante del colédoco, mientras que el arco de la hepática y la gastroduodenal se hallan más a la izquierda.

Atrás: con el foramen epiploico, que lo separa de la vena cava inferior.
Adelante: El duodeno, el píloro y el lóbulo cuadrado del hígado ocultan la raíz hepática.

Izquierda: La porción flácida del epiplón menor y con la curvatura gástrica menor.

Derecha: El borde libre del epiplón menor (ligamento hepatoduodenal) suele estar prolongado por el ligamento hepatocólico.

2.**En la región duodeno pancreática: Adelante:** El conducto colédoco cruza la cara posterior del duodeno. Es cruzado por delante por la arteria pancreatoduodenal superior posterior, mientras que su vena satélite pasa por detrás del colédoco.

3.**Atrás:** Se encuentra la fascia retro duodeno pancreática.

3.**En la porción terminal:** El conducto colédoco es retropancreático o intrapancreático, antes de atravesar la pared duodenal.

Segmento intrapancreático: El colédoco está completamente rodeado por el páncreas. El colédoco pasa por delante del conducto pancreático accesorio, sigue el borde derecho del conducto pancreático que se acerca hasta que se une en contacto con el duodeno.

Segmento intraparietal: El colédoco y el conducto pancreático, en conducto común 90% de los casos, atraviesan la pared muscular posteromedial de la porción descendente del duodeno y desembocan en la ampolla hepatopancreática.

Vía Biliar accesoria: Comprende la vesícula biliar y el conducto cístico. (ROUVIER, 1998)

Conducto cístico: Se extiende desde la vesícula biliar hasta la vía biliar principal.

Es un conducto estrecho de 3 a 5 mm, con una longitud en el adulto de 3 a 4 cm. Se dirige hacia abajo, la izquierda y hacia atrás y describe un ángulo abierto hacia arriba y a la derecha. Alcanza al conducto hepático común con la desembocadura más debajo de la unión aparente. Se describe un triángulo biliar limitado: A la derecha: Conducto cístico, a la izquierda: Conducto hepático, y arriba: el segmento derecho del surco transverso. Dicho triángulo se visualiza cuando se levanta el hígado, después de la disección de las vías biliares. Cuando los órganos están es su lugar, el triángulo se reduce a una fisura que desemboca un poco hacia arriba, está cruzada por la arteria cística.

Está tapizado por una mucosa erizada en sus dos primeros centímetros por una o dos válvulas, el pliegue espiral (Válvula de Heister). El resto de la pared es fibrosa sin músculo liso, salvo en la unión con el cuello, donde un anillo de fibras musculares constituye un esfínter (de Lutkens) (ROUVIER, 1998), (LATARJET, 2014).

Vesícula biliar
Es un reservorio fibromuscular que ocupa la fosa de la vesícula biliar en la cara visceral del hígado, tiene un aspecto piriforme, mide de 8 a 10 cm de longitud y su ancho máximo en el adulto es de 3 a 4 cm. Se dirige hacia arriba, hacia atrás y a la izquierda. (ROUVIER, 1998), La pared vesicular comprende, desde la superficie al interior: una hoja parietal, una capa muscular, una submucosa, una mucosa delgada y pálida, una válvula.

Peritoneo: En la vesícula, el fondo tiene un revestimiento peritoneal completo. El cuerpo tiene peritoneo en las caras inferior y laterales. En el cuello el peritoneo forma un meso insertado en la cara inferior del hígado, se prolonga hacia abajo y lateral a la raíz hepática, para construir el ligamento hepatocólico. El peritoneo puede rodear por completo a la vesícula biliar, disposición favorable para un vólvulo o torsión del órgano. (ROUVIER, 1998).
Fondo: Es la parte más superficial de la vesícula. Emerge delante y abajo del borde inferior del hígado y se apoya sobre el colon transverso. Se contacta hacia adelante, con la pared abdominal anterior, en el punto en que el borde lateral del músculo recto del abdomen cruza el borde condral derecho. (ROUVIER, 1998).
Cuerpo: Hacia arriba se relaciona con la cara visceral del hígado, fosa cística a la que se adhiere pero se separa por la placa vesicular. Hacia abajo se relaciona por intermedio del peritoneo con la porción superior.

del duodeno, la flexura superior del duodeno o el píloro. Son aquí frecuentes las adherencias peritoneales y las fístulas colecistoduodenales. (ROUVIER, 1998).

Cuello: Está más separado del hígado y se aproxima a la raíz hepática. Se relaciona en la parte superior y derecha con el conducto hepático común y la arteria hepática derecha. (ROUVIER, 1998).

Vasos y Nervios de las Vías Biliares

Arterias: (ROUVIER, 1998) Las arterias de la vesícula y del conducto cístico están proporcionadas por la Arteria Cística. El conducto hepatocolédoco recibe:

Arriba: ramos de la arteria hepática, hacia abajo: ramos de la arteria pancreaticoduodenal.

Venas: (ROUVIER, 1998).

Las venas de la vesícula se dividen en superficiales y profundas: Superficiales o Inferiores: son satélite de las arterias. Profundas o Superiores: proceden de la cara superior del cuerpo y van al hígado; son venas portas accesorias. Las venas del conducto cístico se vierten en las venas císticas hacia arriba y en el tronco de la porta hacia abajo. Las venas del conducto hepatocolédoco terminan en la porta y en las venas pancreaticoduodenales.

Linfáticos: (ROUVIER, 1998).

Los linfáticos se dirigen a los ganglios escalonados a lo largo de las vías biliares extrahepáticas, al ganglio del cuello y al ganglio del hiato, por otra parte, a los ganglios duodenopancreáticos posteriores.

Nervios: (ROUVIER, 1998)

Proceden del neumogástrico izquierdo y del plexo solar, por intermedio del plexo hepático.

1.Mitidieri,V.C (2009), *ANATOMÍA DE VÍA BILIAR (Fotografia).Recuperado de:* http://www.sacd.org.ar/ctreintaysiete.pdf
2.Mitidieri,V.C (2009), *ANATOMÍA DE VÍA BILIAR (Fotografia).Recuperado de:* http://www.sacd.org.ar/ctreintaysiete.pdf

CAPÍTULO 6 (b.)

Sofía Mishell Maldonado Llumiquinga
Colestasis

Introducción

El término colestasis comprende todas las situaciones en las cuales existe un bloqueo o supresión, total o parcial, del flujo normal de bilis desde el polo canalicular del hepatocito hasta el duodeno, lo que produce alteraciones morfológicas, fisiológicas y clínicas (Díaz, Marjoris, Martínez, & Medina, 2017) . Estrictamente es un proceso bioquímico con un incremento de la fracción hepatobiliar de la fosfatasa alcalina, además de otros parámetros bioquímicos asociados, como la GGT, la 5` nucleotidasa, los ácidos biliares y el colesterol, entre otros; desde el punto de vista clínico se manifiesta a través de un conjunto de signos y síntomas (ictericia, prurito, xantelasmas y otros) como consecuencia de la acumulación en el plasma de productos normalmente excretados por la bilis, tales como bilirrubina, ácidos biliares y colesterol (Muñoz, 2019) . Denominamos «patrón de colestasis» al aumento de la gammaglutamiltransferasa (GGT) y la fosfatasa alcalina (FA). La colestasis disociada es un término que hace referencia a la elevación de la FA y la GGT con nula o escasa elevación de la bilirrubina. En estos casos es importante descartar una obstrucción biliar intermitente o un origen neoplásico o infiltrativo (Díaz et al., 2017).

Presentación clínica

Puede presentarse de múltiples formas, aunque es habitual que presente ictericia, prurito o ambos; hipocolia o acolia y coluria (Muñoz, 2019) . El prurito suele iniciarse en palmas y plantas, y después se generaliza. Aparece casi en el 100% de los casos de cirrosis biliar primaria, en el 50% es el primer síntoma y puede preceder en años a la ictericia. A veces es tan intenso que llega a provocar el suicidio. Se encuentra en el 50% de las colestasis tumorales extrahepáticas y es raro en las hepatitis infecciosas. La colestasis se considera responsable también del prurito gravídico y del causado por fármacos, como anovulatorios, anabolizantes, eritromicina y fenotiazinas (Capdevila, 2016).

Una forma aguda con dolor en el hipocondrio derecho hará pensar en una obstrucción litiásica, mientras que la tríada de Charcot (fiebre, dolor en el hipocondrio derecho e ictericia) en una colangitis aguda y la ictericia progresiva sin otros síntomas orienta hacia la presencia de un tumor pancreático. Por ello, deberá interrogarse al paciente sobre el consumo de alcohol, fármacos o clínica de hepatitis. Debe prestarse especial atención a la presencia de ictericia o subictericia conjuntival y buscar signos que sugieran hepatopatía acompañante (Muñoz, 2019).

Diagnóstico
La historia clínica es fundamental en el paciente con colestasis. No se debe olvidar preguntar sobre el consumo de fármacos tanto de prescripción médica como productos de venta libre o parafarmacia. El consumo de alcohol, la presencia de estigmas de hepatopatía y el tiempo de instauración de la colestasis pueden orientar sobre su etiología. La colecistectomía previa no excluye la litiasis como causa de ictericia obstructiva (GONZÁLEZ, 2018) .
En general, la exploración física es de escasa ayuda en el diagnóstico diferencial. El hallazgo de xantomas o xantelasmas puede sugerir colestasis crónica. Asimismo, debe investigarse la presencia de signos que orienten hacia un proceso autoinmune. La presencia de fiebre y escalofríos obligan a la realización de procedimientos diagnósticos con mayor celeridad ante la posible necesidad de medidas terapéuticas. (GONZÁLEZ, 2018).

Ante la sospecha clínica de colestasis, la primera actuación es la confirmación bioquímica del proceso. Los análisis generales con frecuencia ayudan a determinar el origen de la colestasis. En ocasiones, las hepatitis virales tienen un predominio claramente colestásico, aun con citólisis más o menos marcada. La detección casual de elevación de las enzimas de colestasis, como la fosfatasa alcalina, la gammaglutamiltranspeptidasa y 5-nucleotidasa es, en ocasiones, el motivo de inicio de estudio en pacientes asintomáticos. En pacientes con colestasis, los valores de fosfatasa alcalina y gamma glutamil transpeptidasa suelen estar elevados; sin embargo, los valores de bilirrubina pueden ser normales, situación denominada clásicamente colestasis disociada (Díaz et al., 2017).

La GGT (gamma glutamiltransferasa) se halla en el riñón, páncreas, hígado, bazo y pulmón, es poco específica de lesión hepatocelular, aunque muy sensible en los casos de colestasis. Los aumentos más importantes aparecen en presencia de colestasis, infiltración neoplásica o cuando se produce inducción enzimática por fármacos o tóxicos como el alcohol (GONZÁLEZ, 2018) . También se puede elevar por consumo de alcohol, insuficiencia renal crónica, infarto agudo de miocardio, EPOC, diabetes mellitus y pancreatitis (Fernández et al., 2004).

La FA (fosfatasa alcalina) tiene varios orígenes (riñón, placenta, intestino, leucocitos, hígado y huesos) aunque las fuentes más importantes son el hígado, los huesos y el intestino. Una elevación aislada de alguna de ellas pone en duda su origen hepático (Muñoz, 2019).

Además se debe tener en cuenta que en el tercer trimestre del embarazo o durante el crecimiento se pueden producir elevaciones fisiológicas de la fosfatasa alcalina (GONZÁLEZ, 2018).

La 5-nucleotidasa es una enzima cuyo origen es fundamentalmente hepático, por lo que es específica de colestasis pero su determinación rutinaria en los laboratorios está poco extendida (GONZÁLEZ, 2018).

La bilirrubina es el resultado de la degradación de la hemoglobina. Su aumento es un signo precoz de lesión hepática. La hiperbilirrubinemia aislada ocurre fundamentalmente por un exceso de producción o un fallo en la captación, conjugación o excreción:

- Bilirrubina indirecta, no conjugada o liposoluble. Antes de ser procesada por el hepatocito. Su elevación habitualmente corresponde a un aumento de la hemólisis, una eritropoyesis ineficaz o un déficit de conjugación (ictericia fisiológica del recién nacido, síndrome de Gibert, síndrome de Crigler-Najjar, farmacológica). No se elimina por orina.
- Bilirrubina directa, conjugada o hidrosoluble. Después de ser procesada por el hepatocito. Su elevación siempre indica alteración de la función hepática, ya sea por un trastorno congénito (síndrome de Dubbin-Johnson, síndrome de Rotor) o una colestasis intra o extrahepática. Se elimina por la orina.
- La hiperbilirrubinemia mixta puede aparecer en hepatitis o cirrosis (Muñoz, 2019).

Tipos de colestasis y causas

La colestasis puede cursar con elevación de las transaminasas y de la bilirrubina. La FA y la GGT no permiten diferenciar la colestasis intrahepática de la extrahepática:

- **Intrahepática:** el defecto se halla en el interior del parénquima hepático. Su etiología puede ser hepatocelular (hepatitis vírica, tóxica, hepatitis alcohólica, inducida por fármacos), por alteración en la excreción (colestasis, embarazo, etc.), por alteración del conducto biliar (cirrosis biliar primaria, colangitis esclerosante, síndromes de ductopenia, etc.) o por compresión (enfermedades infiltrativas, carcinoma hepatocelular, metástasis, etc.). Además de la colestasis intrahepática recurrente benigna, sarcoide, Linfoma, Postoperatoria. nutrición parenteral total, deficiencia de α-1-antitripsina (Fred F. Ferri M.D., 2020).

• **Extrahepática:** el problema reside en las vías extrahepáticas y puede acompañarse de la dilatación de las mismas (coledocolitiasis, colangitis, ampuloma, compresión externa, carcinoma pancreático, pancreatitis crónica, colangiocarcinoma, estenosis del conducto biliar, estenosis papilar. cáncer ampular, colangitis esclerosante primaria, quistes de colédoco. parásitos (p. Ej., Áscaris, clonorchis), SIDA, colangiografía, atresia biliar, linfadenopatía portal, síndrome de Mirizzi (Fred F. Ferri M.D., 2020) .

Diagnostico ecográfico

La colestasis puede ser obstructiva, si la ecografía detecta dilatación de las vías biliares intrahepáticas o extrahepáticas, o no obstructiva, si en la ecografía la vía biliar tiene un calibre normal.

La ecografía debe realizarse con carácter urgente solo si el paciente tiene signos de alarma, como dolor, fiebre o leucocitosis, ya que la sepsis con dilatación biliar puede requerir descompresión quirúrgica urgente. En los demás casos, la ecografía se realiza de manera electiva, con el paciente en ayunas, para mejorar la visualización de la vesícula y la vía biliar. (Ver Imagen 1).

• La vía biliar extrahepática (conducto biliar común y colédoco) se considera dilatada cuando su diámetro es mayor de 6mm. Hay que tener en cuenta que en pacientes ancianos o colecistectomizados, entre otros, el diámetro del conducto biliar puede aumentar sin ser patológico. En general, puede asumirse que un conducto biliar extrahepático dilatado sin síntomas ni datos analíticos acompañantes (dolor, sepsis, elevación sérica de la bilirrubina directa o de las enzimas de colestasis) es clínicamente irrelevante.

• Los conductos biliares intrahepáticos se consideran dilatados si su diámetro es mayor de 2 mm en la región portal o superan el 50% del diámetro de la rama portal acompañante. El signo ecográfico clásico es el del «cañón de escopeta», en el que los túbulos portales y biliares aparecen paralelos con similar calibre. En las personas sanas, los túbulos biliares intrahepáticos no son visibles o su diámetro es mucho menor que el de las ramas portales.

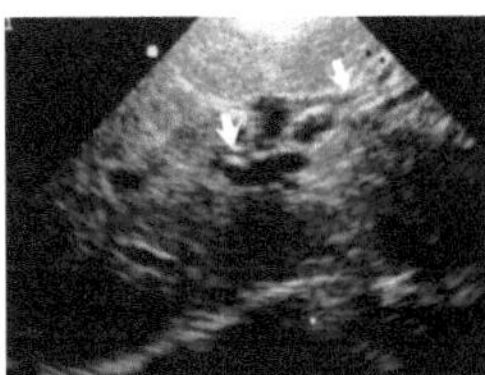

Imagen 1. Quiste de colédoco tipo IV. El corte transversal del hígado muestra conductos intrahepáticos dilatados (flechas) y eco estructura del hígado gramulada, posiblemente debido a la colestasis.
Tomado de: (Kippes, 2015)

Una vez detectada –mediante técnicas ecográficas– la dilatación biliar asociada con signos clínico-analíticos de colestasis, la ecografía permite establecer el grado de obstrucción (90%) y su causa (70%). El 90% de las obstrucciones biliares se originan en la porción distal de la vía biliar, y se deben a coledocolitiasis, carcinoma pancreático o pancreatitis. Por el contrario, puede haber obstrucción biliar sin dilatación ecográfica visible de los conductos biliares, como puede ocurrir en las colangitis ascendentes, las obstrucciones intermitentes por litiasis y la colangitis esclerosante (P. Seguí Azpilcueta, A. Cano Sánchez, 2018).

Tomografía computarizada

La tomografía computarizada es una técnica radiológica que permite un buen estudio hepático y biliar que tiene unos resultados similares a la ecografía en cuanto a la detección de la vía biliar dilatada pero la supera con creces en su diagnóstico etiológico (el 94 frente al 71%, respectivamente). Los equipos convencionales no permiten el estudio colangiografía, por lo que la resonancia magnética tiene mayor utilidad, aunque en el futuro la aparición de los equipos multicorte junto a la utilización de contrastes colangiografías proporcionarán una reconstrucción tridimensional. La tomografía computarizada-colangiografía puede suponer una alternativa a la colangiopancreatografía retrógrada endoscópica (CPRE). Las limitaciones de la tomografía-colangiografía son la alergia a contrastes yodados, la utilización de radiaciones ionizantes, la hepatopatía avanzada y valores de bilirrubina superiores a 2 9 (GONZÁLEZ, 2018).

Resonancia magnética

La colangiopancreatografía por resonancia magnética es una técnica alternativa a la CPRE diagnóstica dado su carácter no invasivo y exento de de complicaciones, aunque no permite la realización de procedimientos terapéuticos. Los contrastes paramagnéticos no provocan fenómenos alérgicos ni nefrotoxicidad. Los pacientes con claustrofobia o con prótesis ferromagnéticas no pueden ser estudiados mediante resonancia magnética. Tiene una sensibilidad diagnóstica del 95% y una especificidad del 98% en el diagnóstico de obstrucción.

Colangiopancreatografía retrógrada endoscópica

La CPRE permite un estudio etiológico y la realización de procedimientos terapéuticos en pacientes con colestasis extrahepática obstructiva, tanto en casos de coledocolitiasis mediante la práctica de una esfinterotomía y extracción de los cálculos como en casos de estenosis benignas o de tumores malignos, mediante la colocación de prótesis biliares. Tiene un 95% de sensibilidad y especificidad en el diagnóstico de obstrucción. Ver Imagen 2.

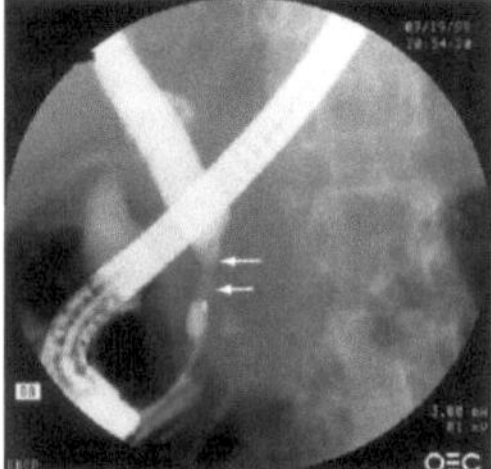

Imagen 2. CPRE que muestra una estenosis uniforme del conducto biliar (flechas) a su paso a través de la cabeza del páncreas en un paciente con pancreatitis crónica.
Tomado de: (Forsmark, 2018)

Colangiografía transparietohepática

Es similar a la CPRE en cuanto al rendimiento diagnóstico, y está especialmente indicada en el drenaje de obstrucciones altas. Está contraindicada en presencia de ascitis masiva o de coagulopatía grave (GONZÁLEZ, 2018).

Colestasis intrahepática

Tras confirmar la ausencia de obstrucción de la vía biliar extrahepática mediante la ecografía abdominal u otra prueba de imagen se establece el diagnóstico sindrómico de colestasis intrahepática. Así, puede existir una obstrucción a la excreción celular de bilis, ya sea debida a fármacos, a endotoxina (como ocurre en la sepsis bacteriana) o a producción de estrógenos, como en la colestasis del embarazo, sin traducción anatómica (Herrine, Kimmel, & College, 2019) . En las hepatitis virales la obstrucción se halla en los conductillos biliares, mientras que enfermedades crónicas, como la cirrosis biliar primaria y la colangitis esclerosante, destruyen los conductos biliares. En ocasiones aparece un patrón bioquímico con enzimas de colestasis elevadas con bilirrubina normal. Este patrón se puede observar, entre otros, en la afectación hepática por linfoma, sarcoidosis, amiloidosis y enfermedades granulomatosas. La determinación en laboratorio de indicadores de hepatitis virales, de estudios serológicos para otros agentes infecciosos y de marcadores de autoinmunidad, como los anticuerpos antinucleares, antimitocondriales o anticitoplasma de neutrófilo pueden ayudar a establecer el diagnóstico y así evitar la práctica de pruebas cruentas (Teixidor, n.d.).

Tratamiento

El tratamiento dependerá de la causa originaria y se centrará en remediar los síntomas o signos asociados, poniendo especial atención en el prurito, la osteopenia y los déficits vitamínicos. Conviene suspender la administración de cualquier fármaco que pueda estar implicado en la enfermedad. Si se tratase de una obstrucción de las vías biliares extrahepáticas suele tratarse de forma quirúrgica o mediante endoscopia (Herrine et al., 2019) . Pero si la obstrucción es intrahepática se debe tratar la causa de base como por ejemplo, si se sospecha que la causa es un fármaco, el médico interrumpe su administración. Si la causa es una hepatitis aguda, la colestasis y la ictericia suelen desaparecer cuando la hepatitis ha completado su evolución. Es necesario advertir a la persona afectada por colestasis que debe evitar o interrumpir el uso de cualquier sustancia tóxica para el hígado, como el alcohol y ciertos medicamentos (Fernández et al., 2004).

Tratamiento del prurito

El prurito suele tratarse con administración oral de resinas de unión a los ácidos biliares, como la colestiramina (4-16 gr). Sin embargo, no todos los pacientes con concentraciones séricas elevadas de ácidos biliares tienen prurito. Además, el prurito es a menudo intermitente, a pesar de la relativa estabilidad de los valores séricos de ácidos biliares. Varias líneas de evidencia señalan que la colestasis está asociada con un aumento en los valores de opioides endógenos (Kowdley, 2018). La colestiramina es el tratamiento más eficaz. Otros tratamientos incluyen fenobarbital, andrógenos, rifampicina, perfusión extracorpórea con carbón activado y fototerapia con UVA y UVB (Capdevila, 2016).

Tratamiento de la malabsorción

La colestasis prolongada puede originar malabsorción de vitaminas grasas y liposolubles. Si se produce esteatorrea, la grasa en la dieta debe limitarse a 30-40 g / día. En caso de desnutrición o pérdida de peso, se administran suplementos de triglicéridos de cadena media (TCM), que no requieren sales biliares para su absorción (Fernández et al., 2004).

Tratamiento de osteopenia y deficiencia de vitamina soluble en grasa

Las consecuencias clínicas de la deficiencia de vitaminas liposolubles se resumen en la tabla III. En el caso de la vitamina A, se recomienda una administración de 50,000 UI cada 15 días. Los niveles de vitamina A deben controlarse cuidadosamente para prevenir la hipervitaminosis A, que causa fatiga, letargo, molestias abdominales, anorexia, lesiones cutáneas, alopecia, hipertensión intracraneal y toxicidad hepática. Los suplementos de calcio (1500 mg / día) y la vitamina D (266 µg de 25- hidroxicolecalciferol cada 1-2 semanas) son útiles. Se necesita un monitoreo cuidadoso de la eficacia del tratamiento para prevenir la sobredosis de vitamina D, que puede causar hipercalcemia e hipercalciuria.

A diferencia de la población pediátrica, muy pocos pacientes adultos con colestasis y bajos niveles de vitamina E manifiestan síntomas neurológicos de deficiencia de vitamina E, que incluyen neuropatía periférica, afectación cerebelosa y retiniana y trastornos del movimiento ocular. Se recomienda la administración de vitamina E, 100-200-400 UI / día para todos los pacientes con colestasis y síntomas neurológicos de etiología incierta (Herrine et al., 2019).

El tiempo prolongado de protrombina por malabsorción de vitamina K se corrige rápidamente mediante la administración de vitamina K s.c., 10 mg / día durante 3 días, y luego suplementos orales a largo plazo de vitamina K, 5-10 mg / día, o 10 mg / mes s.c (Fred F. Ferri M.D., 2020).

1.*Capdevila, E. F. (2016). Manifestaciones dermatológicas de las enfermedades sistémicas. In Farreras Rozman. Medicina Interna (p. Capítulo 160, 1271-1280). España: Elsevier.*

2.*Díaz, V., Marjoris, D., Martínez, P., & Medina, D. N. (2017). Cholestasis: an updated approach. Medisan, 21(7).*

3.*Fernández, T. P., Serrano, P. L., Tomás, E., Gutiérrez, M. L., Lledó, J. L., Cacho, G., ... Rodríguez, C. M. F. (2004). Diagnostic and therapeutic approach to cholestatic liver disease, 96(2), 60–73.*

4.*Forsmark, C. E. (2018). Pancreatitis crónica. In Sleisenger y Fordtran. Enfermedades digestivas y hepáticas (pp. 994–1026). ESPAÑA: Elsevier.*

5.*Fred F. Ferri M.D., F. A. C. P. (2020). Ferri's Clinical Advisor 2020. In Ferri's Clinical Advisor (pp. 1512–1526).*

6.*GONZÁLEZ, X. H. Y. A. (2018). Aproximación diagnóstica al paciente con colestasis. Medicina Guiada, 3, 272–275.*

7.*Herrine, P. S. K., Kimmel, S., & College, M. (2019). MANUAL MSD Colestasis, 3–5.*

8.*Kippes, O. (2015). La ecografía clínica permite visualizar la causa de la ictericia patológica en lactantes y niños. Pediatria Integral.*

9.*Kowdley, A. S. R. y K. V. (2018). Colangitis esclerosante primaria y colangitis piógena recurrente. In Enfermedades digestivas y hepáticas, Sleisenger y Fordtran. (10. a edici, p. Capítulo 68, 1166-1183). Elsevier España.*

10.*Muñoz, J. M. R. y R. C. (2019). Patologia digestiva. In Atención primaria. Problemas de salud en la consulta de medicina de familia (pp. 622–651).*

11.*P. Seguí Azpilcueta, A. Cano Sánchez, L. J. M. y F. J. M. P. (2018). Ecografia. In Medicina de urgencias y emergencias (p. Capítulo 12, 101-108). ESPAÑA: Elsevier.*

12.*Teixidor, J. R. (n.d.). Ictericia y colestasis, 183–194.*

CAPÍTULO 6 (c.)

Rebeca Estefanía Montenegro Velalcázar
Colecistitis Aguda

Introducción

Es la inflamación de la vesícula biliar en la mayoría de los casos (90 – 95%) secundaria a colestasis que provoca obstrucción del conducto cístico, distensión, inflamación y en muchos casos infección bacteriana secundaria. La estasis biliar promueve la liberación de enzimas inflamatorias (p. ej. la fosfolipasa A que convierte a la lecitina en lisolecitina), mediador de la inflamación, éstos producen lesiones mucosas susceptibles a la sobreinfección. En menor medida (5 – 10% de los casos) se ha observado la presencia de colecistitis aguda alitiásica, de etiología multifactorial (pacientes críticos en UCI, ayuno prolongado, bajo situaciones de stress, etc.) con gran índice de infecciones bacterianas secundarias, ya que existe mayor colonización bacteriana en presencia de bilis estática. Existe un porcentaje pequeño (<1% de los casos) de colecistitis debida a oclusión del conducto cístico por presencia de tumores.

El diagnóstico se basa en características clínicas, de laboratorio y de imagen. Los síntomas se definen por: dolor en cuadrante superior derecho (duración > a 5 horas), hipersensibilidad y resistencia a la palpación, signo de Murphy positivo o dudoso, vómito, fiebre no muy alta, ausencia o disminución de ruidos peristálticos, anorexia. El estudio de imagen inicial es la ecografía abdominal, basando el diagnóstico en visualizar las paredes de la vesícula. Existe una significativa morbilidad y mortalidad en adultos mayores y pacientes inmunocomprometidos.

Epidemiología.

La colecistitis aguda es un cuadro de consulta muy frecuente en el servicio de emergencia, representa el 20 a 25% de patología quirúrgica en esta área. Existe mayor prevalencia en mujeres en relación con los hombres (3:1) antes de los 50 años; después de los 50 años, es de 1,5 veces más frecuente (Halpin, 2014).

Como se mencionó previamente, la causa más frecuente que desencadena el cuadro de colecistitis aguda es la obstrucción del conducto cístico o del bacinete vesicular por un cálculo enclavado (90-95% de los casos). El 25% de pacientes con colelitiasis presentan complicaciones secundarias, como colecistitis, pancreatitis, coledocolitiasis entre otras. Se estima que un 20% de cálculos biliares sintomáticos evolucionan a colecistitis. (Schuld, 2015; Halpin, 2014).

Otra causa menos frecuente de colecistitis aguda es la colecistitis alitiásica (5-10% de los casos) pacientes críticos en unidad de cuidados intensivos, infecciones bacterianas, virales, por presencia de tumores compresivos entre otros. A diferencia de la colecistitis litiásica tiene mayor predominio en hombres que en mujeres. Según el Instituto Nacional de Estadísticas y Censos en el año 2017, en el Ecuador se presentaron 7063 casos de colecistitis aguda con mayor incidencia en personas entre los 25 a 44 años. En este mismo año, la colelitiasis en el Ecuador es considerada la segunda causa de morbilidad general.

Un estudio reciente acerca de colecistitis en Estados Unidos, estimó un aumento del 44.3% de altas hospitalarias por colecistitis aguda desde el año de 1997. Se cree que este aumento se debe a la incidencia creciente de obesidad en este país (Wadhwa V, 2017). Por otro lado, la estadía hospitalaria ha disminuido de 4,7 días a 3,9 días en el mismo periodo, probablemente por reemplazo de la colecistectomía abierta por la laparoscópica, consecuencia a la preferencia en cuanto al uso de este último método quirúrgico, los gastos promedios por paciente han incrementado a un promedio de 195%.

Fisiopatología
Colecistitis aguda litiásica

El principal desencadenante de la colecistitis litiásica es la obstrucción del bacinete vesicular o conducto cístico por un cálculo biliar, provocando primeramente una contracción intensa y distensión vesicular, motivo del cólico abdominal característico. Se produce edema de la pared vesicular, retención de las secreciones biliares y alteraciones vasculares. Al producir edema, la mucosa de la pared vesicular se lesiona, por lo que las células de esta liberan fosfolipasa, la misma que convierte la lecitina en lisolecitina (citotoxina) y produce ácido araquidónico a partir de los fosfolípidos, favoreciendo la producción de prostaglandinas (I2 y E2), desencadenando el proceso inflamatorio. La alteración vascular es producida principalmente por isquemia, efecto de la compresión del conducto cístico por el cálculo, generando trombosis de los vasos císticos e incremento de la presión intraluminal.

Colecistite alitiásica

De origen multifactorial (tabla 1). Usualmente esta variante alitiásica se presenta en pacientes con estado de salud crítico, nutrición parenteral, traumatismos múltiples, quemaduras extensas, enfermedades prolongadas con falla orgánica múltiple, postoperatorio crítico, sepsis, infecciones de estirpe bacteriana (anaerobios y gram negativos) o viral entre las que destacan: infección por Citomegalovirus, Virus de la Inmunodeficiencia Humana (VIH), virus de la hepatitis A y B, Epstein Baar, Toxoplasmosis. Múltiples estudios señalan que el principal factor desencadenante de la CAA es la estasis biliar, consecuente al espesamiento de la bilis más el aumento de la concentración de las sales biliares, podría existir la posibilidad de obstrucción del cístico y lesión de la mucosa. La colecistitis alitiásica se asocia con llenado venoso mínimo a ausente y oclusiones arteriales múltiples. Se piensa que el elemento fundamental en la patogénesis de la CAA es la oclusión de los pequeños vasos en periodos de hipoperfusión.

Estasis biliar	Insuficiencia vascular por isquemia	Necrosis tisular
Ayuno	Asociación con trauma	Infecciones
Uso de narcóticos	Sepsis	Trauma
Deshidratación	Procedimientos quirúrgicos	Endotoxinemia a través de la activación de las cascadas inflamatorias
Ventilación mecánica	Hipotensión	
Anestésicos	Deshidratación o administración de fármacos vasoactivos	
Nutrición parenteral		

Elaborado por la autora

En pacientes diabéticos y portadores de enfermedades vasculares generalizada, se observa compromiso vascular de la vesícula biliar. La mucosa es la capa más sensible al hipoflujo, produciéndose placas de necrosis a nivel del fondo vesicular, llevando a la perforación y coleperitoneo subsecuente.

Clínica

Dolor tipo continuo con exacerbaciones cólicas en la mayoría de los casos (70%) localizado en cuadrante superior derecho del abdomen o en epigastrio y difuso en un 30% de los pacientes. Se acompaña de náuseas, emesis, anorexia, fiebre y compromiso del estado general. En un 20 a 25% de los casos de colecistitis aguda litiásica se acompaña de ictericia.

Diagnóstico

El diagnóstico se basa en la combinación de una detallada anamnesis, examen físico, hallazgos de laboratorio e imagenológicos. Para el diagnóstico de esta enfermedad, se ha destacado el uso de los criterios referidos en las Guías de Tokio (tabla 2). Cuando se sospecha de un cuadro de colecistitis aguda, se deberá realizar una evaluación diagnóstica cada 6 a 12 horas usando los criterios diagnósticos de las Guías de Tokio 2018 (TG18) hasta que se llegue a un diagnóstico.

Tabla 2. *Criterios diagnósticos de las Guías de Tokio*

Signos de Inflamación Local	Signo de Murphy
	Masa, dolor o defensa en hipocondrio derecho
Signos de Inflamación Sistémica	Fiebre PCR elevada Recuento de GB elevados

Diagnóstico sospechoso: un ítem de A más uno de B. Diagnóstico definitivo: un ítem de A más uno de B más uno de C.

Examen Físico

Generalmente se observa un paciente taquicárdico con alza térmica. A la palpación abdominal se encontrará hipersensibilidad y resistencia focales en el CSD. En la colecistitis aguda es característico el signo de Murphy. En algunos casos es posible palpar una masa, que corresponde a la vesícula biliar inflamada.

Laboratorio

Los estudios de laboratorio más recomendados son:
- Hemograma con presencia de leucocitos (>10000 mm3/dl).
- Elevación de la proteína C reactiva (PCR) (>3mg/dl) y de la velocidad desedimentación globular (VSG).
- Aumento de bilirrubinas totales (hasta 4 mg/dl en ausencia de complicaciones).
- Aumento de transaminasas, fosfatasa alcalina y amilasa.

Ecografía Vesicular

El estudio imagenológico de gabinete de elección es la ecografía vesicular, con sensibilidad del 85% y especificidad del 95%. Los hallazgos en la ecografía vesicular son:

- Signo de Murphy ultrasonográfico (especificidad 93.6%) y líquido perivesicular.
- Distensión vesicular: vesícula biliar de longitud >8 cm y/o ancho de >4 cm.
- Engrosamiento de la pared > o = 5 mm, cuando se acompaña de Murphy ecográfico y visualización de cálculos, el valor predictivo supera el 90%.
- Signo de WES (Wall Echo Shadow), ausencia de luz vesicular, con sombra acústica.
- Signo de doble Halo, indica edema de la pared vesicular.

Para establecer el diagnóstico se debe cumplir dos criterios mayores o un criterio mayor y dos menores (tabla 3).

Criterios mayores	Criterios menores
Espersor de la pared de la vesícula mayor o igual a 3.5 mm	Lodo biliar e hidrops
Líquido pericolicistico o edema subseroso	Distensión mayor o igual a 8 cm o mayor de 5 cm de ancho con líquido transparente
Distensión mayor de 5 cm de largo	
Gas intramural o colecistitis enfisematosa	

Guías de Tokio 2018

Tomografía Computarizada

Se ha generalizado su uso como estudio complementario o en búsqueda de complicaciones (ej. absceso) luego de un estudio imagenológico inicial.

- Distensión y engrosamiento de la pared
- Estriación de la grasa y líquido perivesicular
- Edema sub seroso y atenuación alta del contenido vesicular
- Reforzamiento peri vesicular y mucoso en caso de administrarse contraste IV.
- Las Guías de Tokio clasifican a la colecistitis aguda según los criterios de severidad: leve, moderada y severa (tabla 4).

Tabla 4. *Criterios de severidad según las Guías de Tokio*

Grado I (leve)	No cumple criterios para Grado II o III
Grado II (moderada)	Leucocitos >18000 Masa dolorosa palpable en el CSD Duración de los síntomas > 72 Hrs Marcada inflamación local (gangrena, enfisema, absceso pericolecístico o hepático, peritonitis biliar)
Grado III (severa)	Disfunción Cardiovascular (hipotensión que requiera vasopresores) Disfunción Neurológica (alteraciones del estado de conciencia) Disfunción Respiratoria (razón PA O2/FiO2 <300) Disfunción Renal (oliguria, creatinina sérica >2mg/dL) Disfunción Hepática (INR>1.5) Disfunción Hematológica (plaquetas <100000)

Guías de Tokio 2018.

Tratamiento

El tratamiento requiere hospitalización, fluidoterapia, compensación de electrolitos, ayuno, analgesia terapia intravenosa (AINES como diclofenaco y ketorolaco, han demostrado ser efectivos) y dosis altas de antibióticos. En caso de que el cuadro se acompaña de vómito e íleo por el dolor, se indica la colocación de sonda nasogástrica. El tratamiento definitivo de la colecistitis aguda es quirúrgico por colecistectomía laparoscópica o convencional.

Antibióticoterapia

La cobertura empírica contra microorganismos entéricos gram negativos se realiza vía intravenosa, como por ejemplo 2 gr de ceftriaxona una vez al día y 500 mg de metronidazol cada 8 horas, 4 g de piperacilina/tazobactam cada 6 horas o 4 g de ticarcilina/clavulanato cada 6 horas. Se prescribe la terapia antibiótica de acuerdo a la severidad del cuadro (tabla 5).

Tabla 5. *Terapia antibiótica para colecistitis aguda según gravedad del cuadro*

SEVERIDAD	TRATAMIENTO ANTIBIÓTICO
LEVE	Cefalosporina (cefuroxima/ceftriaxona o cefotaxima) +/- metronidazol. Terapia combinada: quinolona (ciprofloxacina/ceftriaxona o cefotaxima) +/- metronidazol. Monoterapia: ertapenem o moxifloxacino.
MODERADA	Mismo esque que en colecistitis leve + piperacilina/tazobactam.
GRAVE	Piperacilina/tazobactam, cefepime/ceftazidima +/ metronidazol, imipenem, meropenem o ertapenem.

Elaborado por la Autora en base a guías de práctica clínica de la Asociación Mexicana de Cirugía General A.C. 2014

El manejo de la colecistitis aguda se clasifica según su severidad como se indica en la siguiente tabla.

Tabla 6. *Tratamiento de la Colecistitis Aguda según el grado de severidad*

GRADO		
Grado I (leve)	Lap-C en etapa temprana (dentro de las primeras 72 horas de iniciados los síntomas)	Si no existe respuesta inicial (observación por 24 horas) a este tratamiento, se debe reconciderar la Lap-C
Grado II (moderado)	Lap-C urgente/temprana si el estado del paciente es bueno y la técnica está disponible.	Si las condiciones del paciente son malas: urgente/temprano drenaje biliar, o Lap-C electiva/tardía.
Grado III (severo)	Si el paciente presenta buenas condiciones, sin factores negativos predictivos: Lap-C temprana en un centro avanzado	Pacientes con alto risgo quirúrgico, realizar urgente/temprano drenaje biliar.

Elaborado por la Autora en base al manejo de Colecistitis Aguda por la ASA American Society of Anesthesiologists class. Lap-C colecistectomía laparoscópica.

Colecistectomía percutánea

Se considera a la colecistectomía por vía percutánea, una alternativa a la colecistectomía convencional en pacientes con riesgo quirúrgico muy alto (adultos mayores, pacientes con colecistitis alitiásica, pacientes en UCI debido a quemaduras, insuficiencia respiratoria o traumatismos).

Complicaciones

Colecistitis enfisematosa: más del 70% de los casos ocurre en hombres, 20% de los pacientes tiene diabetes mellitus. Presencia de crepitación en la palpación o la identificación radiológica de gas en pacientes con colecistitis aguda exige colecistectomía inmediata.

Perforación vesicular: ocurre en cerca del 10% de los casos, sea en duodenal adyacente o en colon transverso lo cual origina una fístula colecistoentérica o en espacio subhepático que origina la formación absceso, o perforación con peritonitis generalizada.

La causa más común de muerte inmediata por colecistitis aguda es la sepsis con síndrome de disfunción orgánica múltiple.

1.Ansaloni, J. Pisano, M. Coccolini, F. Peitzmann, A. B. Fingerhut, A. Catena, F. Agresta, F. Allegri, A. Bailey, I. Balogh, Z. J. Bendinelli, C. Biffl, W. Bonavina, L. Borzellino, G. Brunetti, F. Burlew, C. C. Camapanelli, G. Companile, F. C. Ceresoli, M. Chiara, O. Civil, I. Coibra, R. De la Moya, M. Di Saverio, S. Fraga, G. P. Gupta, S. Kashuk, J. Kelly, M. D. Khokha, V. Jeekel, H. Latifi, R. Leppaniemi, A. Maier, R. V. Marzi, I. Moore, F. Piazzalunga, D. Sakakushev, B. Sartelli, M. Scalea, T. Stahel, P. F. Taviloglu, K. Tugnoli, G. Uraneus, S. Velmahos, G. C. Wani, I. Weber, D. G. Viale, P. Sugrue, M. Ivatury, R. Kluger, Y. Gurusamy, K. S. y Moore E. E. (2016). 2016 WSES guidelines in acute calculous cholecystitis. Ansaloni et al. World Journal of Emergency Surgery, 11:25. doi: 10.1186/s13017-016-0082-5

2.Balmadrid, B. (2018). Recent advances in management of acalculous cholecystitis. F1000Research, 1660, 3-6.

3.Cárdenas, F. (2018). Colecistitis aguda alitiásica (Acute alithiasic cholecystitis). Revista Médica Sinergia, volumen 3 (6). doi: https://goi.org/10.31434/ rms.v3i6.128

4.Chan, C. Bandín, A. Villalobos, I. Torres, A. (2014). Guía de páctica clínica Colecistitis. Asociación Mexicana de Cirugía General A.C., pag 12-29. Recuperado de http://amcg.org.mx/images/guiasclinicas/colecistitis.pdf

5.Fraquelli, M. Casazza, G. Conte, D. Colli, A. (2016). Non-steroid anti-inflammatory drugs for biliary colic (Review). Cochrane Database of Systematic Reviews, Isuue 9, doi: 10.1002/14651858. CD006390.pub2.

6.Halpin, V. (2014). Acute cholecystitis. BMJ Publishing group, pii:0411. Recuperadode:http://ncbi.nlm.nih.gov/pmc/articles/PMC4140413/pdf/2014-0411 pdf

7.Schlossberg, D. Pitt, H. Yoshida, M. Gomi, H. Miura, F. Garden, J. Kiriyama, S. Yokoe, M. Endo, I. Asbun, H. Iwashita Y. Hibi, T. Umezawa, A. Suzuki, K. Itoi, T. Hata, J. Han, H. Hwang, T. Dervenis, T. Asai, K. Mori, Y. Huang W. Belli, G. Mukai, S. Jagannath, P. Cherqui, D. Kozaka, K. Baron, T. Santiban~es, E. Higuchi R. Wada, K. Gouma, D. Deziel, D. Liau, K. Wakabayashi, G. Padbury, R. Jonas, E. Supe, A. Singh, H. Gabata, T. Chan, A. Lau, W. Tat Fan, S. Chen, M. Ker, Ch. Yoon, Y. Choi, I. Kim, M. Yoon, D. Kitano, S. Inomata, M. Hirata, K. Inui, K. Sumiyama, Y. Yamamoto, M. (2018) Tokyo Guidelines 2018: management bundles for acutecholangitis and cholecystitis. Japanese Society of Hepato-biliary-Pancreatic Surgery Sci, 25:96-100. doi: 10.1002/jhbp.519

8.Schuld, J. Glanemann, M. (2015). Acute Cholecystitis. Viszeralmedizin Gatrointestinal Medicine and Surgery, 31:163-165. doi: O.1159/000451275

9.Wadhwa V, Jobanputra Y, Garg SK, Patwardhan S, Mehta D, Sanaka MR. (2016). Nationwide trends of hospital admissions for acute cholecystitis in the United States. Gastroenterol Rep pii: gow015.

CAPÍTULO (d.)

César Augusto Cadena Carrasco

Quistes del Colédoco

Son dilataciones de la vía biliar de tipo congénito que pueden dañar la vía extrahepática, intrahepático o ambas.

La primera descripción del quiste de colédoco se llevó a cabo por Vater y Ezler en 1723, MacWorter realizó la primera resección en 1924. Alonzo-Lej clasificó los quistes de acuerdo a la localización en cinco tipos para el año 1959 y Todani modificó la clasificación en 1977.

Etiología

Existen varias teorías al respecto, sin embargo, la principal se refiere al reflujo de enzimas pancreáticas al colédoco por una unión pancreaticobiliar anómala. Pero esta no explica la formación de quistes de los tipos II y V, los cuales parecen tener un componente genético. La unión pancreaticobiliar anómala aparece en el 30 a 70% de todos los quistes, la unión del colédoco y el duodeno se encuentra fuera del duodeno, por lo que es posible el reflujo del líquido pancreático en la vía biliar. Babbit describió la unión pancreaticobiliar anómala en 1969, suponiendo que se debía al no desplazamiento de la unión colédoco pancreática en la pared duodenal, generando un canal común largo, el cual es una inserción de la vía biliar 15 mm distal al ámpula de Váter. El cual aparece en menos del 2% de la población, más frecuentemente en pacientes pediátricos.

En un estudio se sometió a 2.885 pacientes a una colangiopancreatografía retrograda endoscópica (CPRE), en la que cerca del 90% de pacientes que se evidenciaba unión pancreaticobiliar anómala tuvo un quiste de colédoco. Se correlaciono un valor de amilasa en el líquido contenido en la vesícula biliar y quistes de colédoco están elevados característicamente en los pacientes con una anormal unión pancreaticobiliar.

Epidemiología

La incidencia de los quistes de colédoco, es significativamente mayor en la población asiática, aproximadamente
1/1.0004; en tanto que en la población occidental, se estima 1/13.000 a 1/150.0005. Es más frecuente en el sexo femenino, en una relación de 3,5:1. El 60-80% se detectan durante la infancia y el 38% corresponden a menores de dos años. (4)

Patogenia

No se conoce con certeza, pero se piensa que las lesiones tienen origen congénito y algunas se podrían por ultrasonido prenatal ser descubiertas. La teoría de Babbit respecto a la unión pancreaticobiliar anómala parece ser la más aceptada para explicar la patogenia de esta patología. (2)

La patogenia de los quistes de colédoco es incierta, aunque se cree que las lesiones son de origen congénito y algunas se diagnostican por medio de ultrasonido prenatal. (2)

La teoría más aceptada para explicar la patogenia de los quistes de colédoco es la de Babbitt de la unión pancreaticobiliar anómala, que impide el desarrollo normal del esfínter en ese punto. Esta unión alterada propicia el reflujo de secreciones pancreáticas al colédoco debido al menor diámetro y mayor presión del conducto pancreático. La teoría se sustenta en la detección radiológica de la unión pancreaticobiliar anómala o en cifras elevadas de amilasa en el líquido del quiste. (5)

Cuadro Clínico

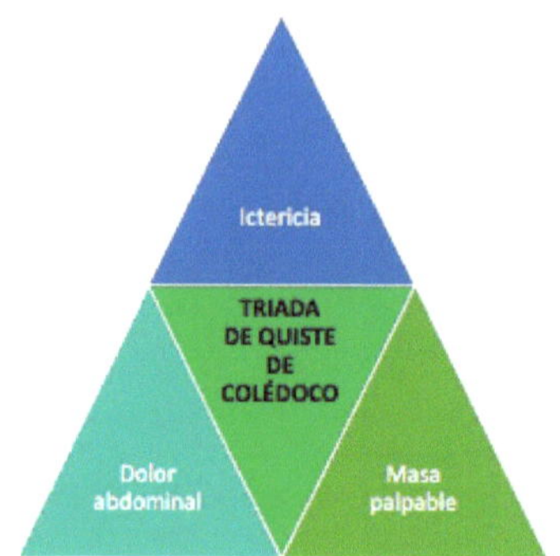

Figura N° 1. Triada de presentación clínica de quistes de colédoco.

La triada es rara en adultos, sin embargo tanto en adultos como en niños en la mayoría de casos se presentan, en la que la mayoría se presentan al menos dos. Inicialmente los pacientes pueden tener síntomas de colangitis, pancreatitis o peritonitis biliar por rotura de los quistes. (2)

El síntoma más relevante suele ser el dolor abdominal ya que aparece hasta en el 93.8% de los casos. (5)

Diagnóstico
La amilasa biliar suele aparecer incrementada en los pacientes con quistes de colédoco y clínicamente se relaciona con el grado de elevación. (3)

El diagnóstico radiológico suele realizarse comúnmente con ultrasonido. La TAC puede diagnosticar quistes con menor precisión y resulta más útil, tras la cirugía para detectar estenosis de una anastomosis bilioentérica. (2)

Debido a la variedad del tipo de quiste, la apariencia suele cambiar en el ultrasonido pero son fáciles de detectar. Cuando hay presencia de engrosamiento de la pared es sugestivo de malignidad. La coledocolitiasis, estenosis y dilatación ductal intrahepatico también pueden detectarse en el ultrasonido. Comúnmente los quistes de colédoco extra hepáticos no tienen tabiques internos, por lo que este hallazgo sugiere un cistadenoma extra hepático o cistoadenomacarcinoma. Los quistes de colédoco intra hepáticos suelen caracterizarse por ser lesiones múltiples adyacentes a los conductos hepáticos mayores y pueden ser uno o bilobulares. (6)

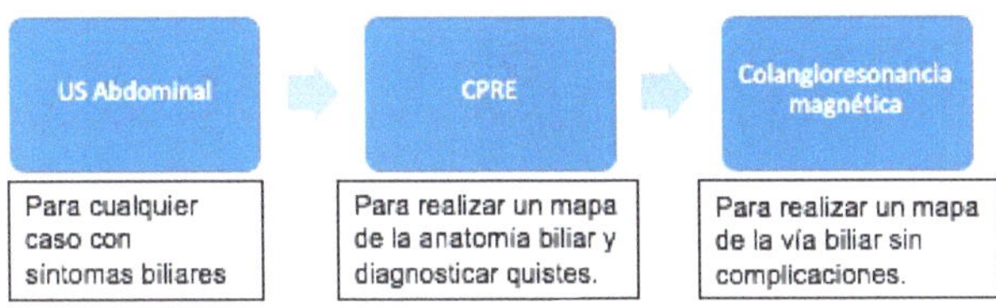

Figura N° 2. Secuencia del diagnóstico por imagen.

Cuando se sospecha un quiste de colédoco, con base en el ultrasonido o un estudio de imagen de sección transversal (tomografía o resonancia), la modalidad diagnostica de elección es la colangiografia directa. Esta puede revelar la extensión del quiste e identificar otras afecciones biliares relacionadas de modo frecuente con los quistes, como estenosis, litiasis y nódulos dentro de los conductos biliares. De forma adicional, la colangiografia puede definir la anatomía del colédoco y la unión al conducto pancreático, lo que es de extrema importancia para no lesionar el conducto pancreático durante la cirugía de los quistes de colédoco extra hepaticos.6 El método preferido para la colangiografia debe determinarse de acuerdo con las características del paciente. La colangiogiopancreatografía retrograda endoscópica está casi siempre indicada porque permite la definición de la unión pancreaticobiliar y puede realizar cepillados y biopsias de áreas sospechosas. Asimismo, son posibles la dilatación de estenosis, la extracción de cálculos y la papilotomía. La colangiografia percutánea es la modalidad de elección para los pacientes sometidos antes a una anastomosis bilioentérica en Y de Roux. También se prefiere en casos de estenosis o nódulos en los conductos extra hepáticos que impiden la visión de la vía biliar intrahepatico con la colangiografia retrograda endoscópica (fi gura 165-2) (6).

También se puede colocar un drenaje biliar externo temporal en el momento de realizar la colangiografia percutánea, si es necesario, sea por sepsis o para mejorar la ictericia anterior a una cirugia.6 La colangiorresonancia magnética es una opción adicional, no invasiva, que puede diagnosticar de forma precisa y caracterizar los quistes de colédoco. Sin embargo, no ofrece ninguna posibilidad terapéutica y es inferior a la colangiografia retrograda endoscópica para definir la anatomía de la unión pancreaticobiliar (6).

Clasificación: Tabla 1 Clasificación de los quistes de colédoco de Todani.

TIPO	CARACTERISTICAS
I	80-90% El conducto cístico entra en el quiste de colédoco, los conductos intrahepatico son de diámetro normal.
II	5% Es el más raro, es un divertículo del árbol biliar extra hepático.
III	Es una dilatación quística de la porción intraduodenal de la vía biliar extra hepática (COLEDOCOCELE)
IV	A: Es una dilatación intra hepática y extra hepática. B: Incluye múltiples dilataciones de la vía biliar extra hepática.
V	Es la dilatación quística de la vía biliar intra hepática, con o sin fibrosis peri portal. (ENFERMEDAD DE CAROLI)

Es la clasificación más utilizada.

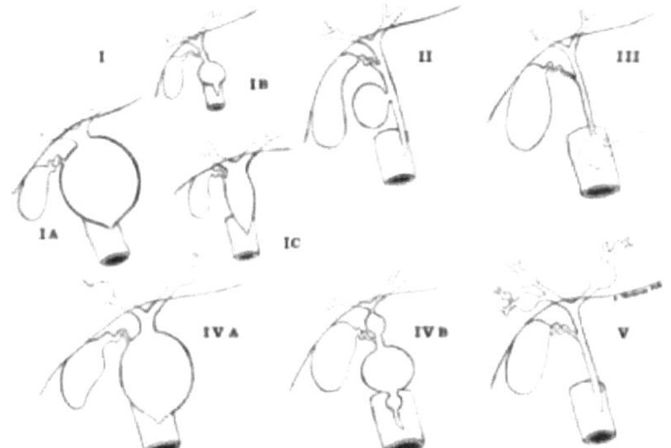

Figura N° 3. Clasificación de Todani

Diagnóstico diferencial

El diagnóstico diferencial incluye coledocolitiasis, colangitis esclerosante primaria, seudoquiste pancreático, papilomatosis biliar y hamartoma biliar. La atresia biliar se relaciona a menudo con los quistes de colédoco y por tanto debe descartarse en la ictericia obstructiva neonatal. De forma más específica, la atresia biliar quística, un subtipo de la atresia biliar, se asemeja de forma muy estrecha a los quistes de colédoco. Distinguir entre ambas entidades es crítico porque un retraso en el tratamiento de la atresia biliar quística resulta en secuelas irreversibles a largo plazo.3 A diferencia de la atresia biliar, los quistes de colédoco y la atresia biliar quística pueden identificarse casi siempre con ultrasonido prenatal; no obstante, estas lesiones se toman por lo regular como quistes de colédoco hasta el momento de la cirugia (3).

Tratamiento

El tratamiento de los quistes de colédoco depende del tipo de quiste. El manejo recomendado para los quistes del tipo I es la resección completa del quiste extra hepático, incluidas la unión pancreaticobiliar anómala y hepatoyeyunostomia o hepatoduodenostomia. Si la pared posterior del quiste no puede separarse de la vena porta debido a inflamación o cicatrización, la pared puede dejarse in situ y se debe practicar una mucosectomia para retirar todo el epitelio del quiste (6)

Con el mayor conocimiento de la etiología, patogenia y clasificaciones clínicas de los quistes de colédoco, el tratamiento quirúrgico ha mejorado y de manera gradual ha evolucionado del drenaje externo simple al drenaje interno y al tratamiento actual con resección y hepatoyeyunostomia en Y de Roux (1)

El consenso actual ha establecido que el mejor tratamiento para los quistes de colédoco es la resección, siempre que sea posible. Esto ayuda a evitar las complicaciones a largo plazo de los quistes, incluidas pancreatitis, colangitis, coledocolitiasis, cirrosis biliar y transformación maligna. Para lograr una resección completa del quiste es obligado un reconocimiento exacto del sitio donde inicia y termina el quiste.

1.Xia HT, Dong JH, Yang T et al.: Selection of the surgical approach for reoperation of adult choledochal cysts. J Gastrointest Surg 2015;19(2):290-297.

2.Fonseca-Neto OC, Albuquerque-Neto MC, Mir anda AL: Surgical management of cystic dilatation bile ducts in adults. Arq Bras Cir Dig 2015; 28(1):17-19.

3.Soares KC, Arnaoutakis DJ, Kamel I et al.: Choledochal cysts: presentation, clinical differentiation, and management. J Am Coll Surg 2014; 219(6): 1167-1180.

4.Chen H, Jan Y, Chen M. Surgical treatment of choledochal cyst in adults: results and long-term follow-up. Hepatogastroenterology 1996 43:1492- 1499.

5.Gadelhak N, Shehta A, Hamed H: Diagnosis and management of choledochal cyst: 20 years of single center experience. World J Gastroenterol 2014; 20(22): 7061-7066.

6.Kelly K, Weber SM: Cystic diseases of the liver and bile ducts. J Gastrointest Surg 2014; 18(3):627-634; quiz 634.

7.Oduyebo I, Law JK, Zaheer A et al.: Chole dochal or pancreaticcyst Role of endoscopic ultrasound as an adjunct for diagnosis: a case series. Surg Endosc 2014.

CAPÍTULO 7 (a.)

Mario Rafael Chaves Chimbo
Manejo de Líquidos y Electrolitos

Introducción

Las células humanas consisten en 65% a 90% de agua. El agua y los solutos pasan a través de las membranas celulares tanto de forma activa como pasiva. Las concentraciones específicas de líquidos y electrolitos son necesarias para que se produzca el metabolismo celular, y estos equilibrios se ven afectados por diferentes tensiones que incluyen trauma, cirugía y enfermedades críticas. Mientras que la pérdida de líquido, tanto medible como insensible, ocurre con estos factores estresantes, los líquidos de reemplazo y mantenimiento se administran comúnmente sin tener en cuenta las necesidades específicas del paciente.(Piper, 2012)

Agua Corporal Total

El agua corporal total constituye el 60% del peso en el paciente adulto, esta proporción varía de acuerdo a la cantidad de grasa corporal; de tal modo que en la mujer constituye el 50 – 55%. Se distribuye en los diversos espacios de acuerdo a lo siguiente:(Bhat & Dretler, 2017)

- 2/3 partes en el espacio o compartimiento intracelular.
- 1/3 parte en el espacio extracelular de la cuál ¼ parte es agua intravascular y ¾ partes son intersticiales.
- Liquido transcelular (tercer espacio 1%)

> Hombre: L. de H2O: 0.6 x peso en Kg.
> Mujer: L. de H2O: 0.5 x peso en Kg

Osmolaridad

La osmolaridad describe el número molar de partículas osmóticamente activas por litro de solución. La osmolalidad describe el número molar de partículas osmóticamente activas por kilogramo de disolvente. Si la osmolaridad extracelular aumenta por disminución de la concentración de agua, el agua intracelular se desplaza al compartimiento extracelular y la célula se deshidrata.(Brunicardi, 2015) La presión osmótica coloide es la presión osmótica generada por moléculas grandes (por ejemplo, albúmina, hetastarch, dextrano).(Monteiro, 2017) Tonicidad se refiere a la presión osmótica efectiva y depende de la concentración de solutos osmóticamente activos en un fluido.

Hipertónica: Mayor a 150 meq/L -- Hipotónica: menor a 150 meq/L

Osmolaridad = 2 Na + Glucosa/18 + BUN/2.8 (VN 275-295 mOsm/Kg/H2O).

• La urea puede sustituirse por nitrógeno ureico (BUN)/2,4.

Cambios en los Líquidos Corporales

Intercambio normal de líquidos y electrólitos

Una persona normal consume diario un promedio de 2 000 ml de agua, alrededor de 75% por ingestión y el resto se extrae de alimentos sólidos. Las pérdidas diarias de agua incluyen 800 a 1 200 ml por la orina, 250 ml por las heces y 600 ml como pérdidas insensibles. Todo ello se resume en la tabla 1.

Tabla 1. Intercambio de agua (varón de 60 a 80 kg)

Vías	Volumen diario promedio (ml)	Mínimo (ml)	Máximo (ml)
Ganancia de agua:			
Sensible:			
Líquidos orales	800-1 500	0	1 500/h
Alimentos sólidos	500-700	0	1500
Insensible:			
Agua de oxidación	250	125	800
Agua de solución	0	0	500
Pérdida de agua:			
Sensible:			
Orina	800-1 500	300	1 400/h
Intestinal	0-250	0	2 500/h
Sudor	0	0	4 000/h
Insensible:			
Pulmones y piel	600	600	1 500

Tomado de Schwartz Principios de cirugía 10th edition.(Brunicardi, 2015)

Clasificación de los cambios de los líquidos corporales

Existen 3 tipos de alteraciones en los líquidos corporales:

- Cambios en el volumen
- Cambios en la concentración
- Cambios en la composición
- Cambios del volumen

La alteración más común de los líquidos en pacientes quirúrgicos es el déficit de volumen extracelular, y puede ser agudo o crónico. La causa más común de un déficit del volumen en pacientes quirúrgicos es una pérdida de líquidos gastrointestinales por aspiración nasogástrica, vómito, diarrea o fístulas enterocutáneas (ver tabla 3). Además, el secuestro secundario a lesiones de tejidos blandos, quemaduras y procesos intraabdominales, como peritonitis, obstrucción o intervención quirúrgica prolongada, también tiene la capacidad de originar déficit masivo de volumen.(Brunicardi, 2015)

El exceso de volumen extracelular puede ser yatrógeno o secundario a disfunción renal, insuficiencia cardiaca congestiva o cirrosis. Se incrementan los volúmenes del plasma y el intersticial. Los síntomas son sobre todo pulmonares y cardiovasculares.

Tratamiento del adulto deshidratado

Para hacer un cálculo de los líquidos requeridos por el paciente deshidratado, se debe tener en cuenta las 3 variables siguientes, se suman y es el resultado para corregir la deshidratación.(Borrero, Velez, & Restrepo, 2006)

a)Calcular las perdidas preexistentes: se requiere el peso previo del paciente, asi clasificaremos la gravedad de la deshidratación en leve, moderada y severa.

$$\frac{\text{Litros de agua del Pcte x \% de peso perdido}}{100}$$

Grado I o leve cuando se pierde un 4% del peso, la osmolaridad está entre 295 y 300 mOsm/L y los síntomas se reducen a simplemente tener sed. Grado II o moderada cuando se pierde un 8% del peso, la osmolaridad está entre 300 y 315 mOsm/L y los síntomas muestran además de la sed, ansiedad, sequedad en mucosas, disminución del volumen urinario e hipotensión postural.

Grado III o grave cuando se pierde más del 10% del peso, la osmolaridad está entre 315 y 330 mOsm/L y los signos y síntomas son severos con oliguria, hipotensión y trastornos mentales como la excitación, el estupor y el coma.(Gonzales, 2018)

b) Requerimientos basales diarios de líquidos y electrolitos:

Método del peso: 30-50 ml/kg/día

Método de Holliday-Segar:

- Primeros 10 Kg: 4ml/Kg/h
- Segundos 10 Kg: 2ml/Kg/h
- Restantes Kilos: 1ml/Kg/h

Método de la superficie corporal:

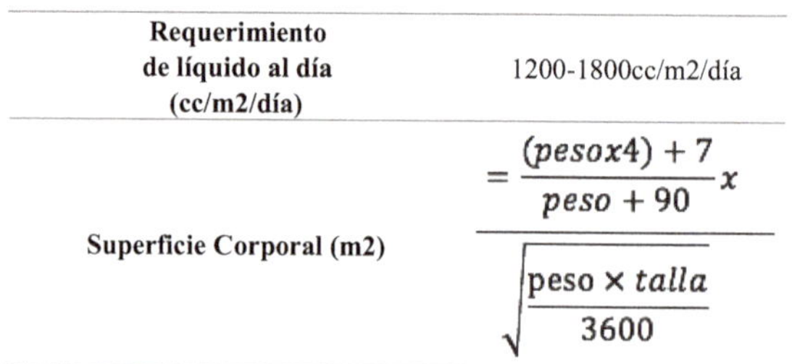

Requerimiento de líquido al día (cc/m2/día)	1200-1800cc/m2/día
Superficie Corporal (m2)	$= \dfrac{(peso \times 4) + 7}{peso + 90} x$ $\sqrt{\dfrac{peso \times talla}{3600}}$

Ej: para un paciente de 68kg de peso calcular los líquidos de mantenimiento.

$$x = \frac{(peso \times 4) + 7}{peso + 90} \qquad x = \frac{(68 \times 4) + 7}{68 + 90} \qquad x = \frac{272}{158} \qquad X=1.72m2$$

1500cc x 1.72 m2= 2580 cc/m2/día, en 24h, se infunde a 108cc/h

Los requisitos diarios de electrolitos se enumeran en la Tabla 2.

Tabla 2. Requisitos típicos de electrolitos basales para adultos

Electrolito	**Valor sérico normal**	**Requisitos diarios**
Sodio	135–145 mEq / L	1–2 mEq / kg
Potasio	3.5–5.0 mEq / L	0.7–0.9 mEq / kg
Calcio	7.6–10.8 mg / dL	1000 mg
Magnesio	1.5–2.5 mEq / L	Mujeres: 310–320 mg Hombres: 400–420 mg.
Fosfato	2.4–4.5 mEq / L	700 mg
Cloruro	98–108 mEq/ L	1–2 mEq / kg

Tomado de Manual de Líquidos y Electrolitos.(Borrero et al., 2006)

c) Perdidas anormales o patológicas: Son las que suceden en el tiempo de la hospitalización cuando el paciente está siendo sometido a una evaluación permanente. Son las perdidas por sonda nasogástrica, intestinal, fistulas, drenes, vomito, diarrea, fiebre, hiperventilación, traqueostomía. En casos complejos se puede hacer la medición de iones en los diferentes líquidos, pero en general, puede calcularse teniendo en cuenta la tabla 3.(Gonzales, 2018)

Tabla3. Volumen y composición hidroelectrolítica de las secreciones digestivas normales.

Secreción	Volumen 24H (mL)	Sodio (mEq/L)	Potasio (mEq/L)	Cloro (mEq/L)	Bicarbonato (mEq/L)
Saliva	1500	40	15	15	50
Gástrica	2000	60	10	90	0
Duodenoyeyunal	2000	100	5	100	20
Del íleon	1000	120	5	100	20
Bilis	800	120	5	100	70
Pancreática	800	140	5	80	100
Colon	-	60	30	40	0

Tomado de Schwartz Principios de cirugía 10th edition.(Brunicardi, 2015)

Otras pérdidas: En caso de fiebre se pierden 0,2 mL de agua/kg/hora/grado centígrado de temperatura. Por sudor y respiración se pierden 0,7 mL/kg/hora.

Al finalizar se suman los líquidos totales obtenidos en cada punto, y se pasaran por vía intravenosa periférica o central, acorde a la gravedad del cuadro y las patologías subyacentes del paciente.(Gonzales, 2018).

Tipos de fluidos específicos
Cristaloides

Los cristaloides de reanimación más utilizados son el 0,9% de solución salina normal y Ringer lactato (LR), soluciones que son isotónicas para la sangre.

La solución salina normal (NSS) es una solución de cloruro de sodio al 0.9%, que contiene 154 mEq / L de sodio y cloruro. Tiene una presión osmótica de 308 mOsm / L.(Monteiro, 2017)

LR consiste en 130 mmol / L de sodio, 4 mmol / L de potasio, 3 mmol / L de calcio y 109 mmol / L de cloruro. El lactato en la solución se metaboliza en el hígado, para formar bicarbonato, HCO_3.

Coloides

Un coloide es una sustancia que, por la presión oncótica del líquido, permanece mayormente en el compartimiento intravascular por más tiempo en comparación con las soluciones cristaloides. Se ha demostrado una relación coloide/cristaloide, más cercana a 1: 1.4, lo que sugiere un efecto de ahorro de volumen menor al que se pensaba anteriormente. Los coloides son generalmente más caros que los cristaloides y corren el riesgo de provocar insuficiencia renal, coagulopatía y anafilaxia.(Slattery, McClain, & McManus, 2018).

Las soluciones coloides pueden ser sintéticas o biológicas. Los coloides sintéticos incluyen dextranos, gelatinas y hetastarch.

Los coloides biológicos incluyen sangre completa, plasma fresco congelado (PFC) y albúmina.

La principal ventaja de la reanimación de productos sanguíneos es que los componentes transfundidos permanecen intravasculares en ausencia de hemorragia continua. Las desventajas incluyen el suministro limitado de sangre, la aloinmunización, la infección relacionada con la supresión inmune y el riesgo de insuficiencia orgánica, y las reacciones relacionadas con la transfusión.(Monteiro, 2017).

Tabla 4. Osmolaridad y presión oncótica de los líquidos intravenosos

Fluidos	Osmolaridad (mOsm/L)	Presión oncótica (mmHg)
NaCl 0.45%	154	0
5% Dextrosa	252	0
Lactato ringer	>272	0
Plasma	295	26
NaCl 0.9%	308	0
Hetastarch 6%	310	31
Albumin (5%)	290	19
Mannitol 20%	1098	0
NaCl 3%	1026	30
NaCl 7.5%	2567	75
Dextrano 70(6%)	300	69
Dextrano 40(10%)	300	169

Tomado de Manual de Terapéutica Medica.(Gonzales, 2018)

Anormalidades Específicas de Electrolitos
Alteraciones del Sodio
Introducción

El sodio es el principal catión extracelular y su concentración plasmática oscila entre 135 y 145 mEq/L, mientras que la concentración intracelular es de 10 mEq/L. El 50% se encuentra en los huesos y los dientes; el resto está en los líquidos orgánicos. Un 70% es intercambiable (95% extracelular-5% intracelular). El contenido total de sodio (Pool de sodio) se obtiene multiplicando 60 mEq/kg de peso corporal. La ingestión diaria es de 100 a 170 mEq, que equivalen a una cantidad entre 7 y 10 gramos, y las pérdidas son de 80 a 100 mEq/día, especialmente por la orina, pues las cantidades excretadas por el sudor y las heces no exceden los 20 mEq diarios; los requerimientos diarios son de 80 a 100 mEq. El riñón es capaz de disminuir la excreción a menos de 1 mEq diario o aumentarla a 400 mEq/día. (Gonzales, 2018).

En estos mecanismos intervienen la hormona natriurética excretando sodio y la aldosterona, reteniéndolo. El óxido nítrico también interviene en la regulación del sodio, al igual que el HC03. Sustancias como el factor de activación plaquetaria han mostrado efectos natriuréticos por activación de la bomba de Na+-K+-ATPasa, la cual se encarga de mantener el balance intra y extracelular del sodio y potasio.(Borrero et al., 2006).

Hiponatremia
Concepto y Clasificación
La hiponatremia es la concentración plasmática de sodio inferior a 135 mEq/l. Según la cuantía de este descenso clasifica en:
- Leve: si la natremia está entre 125 y 135 mEq/l.
- Moderada: cuando la concentración sérica de sodio está entre 115 y 125 mEq/l.
- Grave: concentraciones séricas de sodio inferiores a 115 mEq/l, o cuando, existan síntomas neurológicos acompañantes.

Según el tiempo de instauración se clasifica en:
- Hiponatremia aguda: Cuando la disminución de sodio tiene lugar en un tiempo inferior a 48 horas.
- Hiponatremia crónica: Cuando la disminución de sodio tiene lugar en un tiempo superior a 48 horas (habitualmente asintomática).

Diagnóstico
Presentación Clínica
- A nivel muscular: calambres y fatiga muscular
- Sistema Nervioso Central: Confusión, letargia, desorientación. Convulsiones y coma si Nap < 120 mEq/L o descenso súbito.
- Otros: cefalea, anorexia, náuseas y vómitos
- Derivados de la patología causante de la hiponatremia

Clasificación De La Hiponatremia Según La Osmolalidad Plasmática:

Hiponatemia Isoosmolar: Pseudohiponatremia o falsa hiponatremia, es un nivel de sodio en plasma falsamente bajo, que ocurre con frecuencia en la hiperlipidemia grave (triglicéridos >1500 mg/dl) y en la hiperproteinemia (proteínas >10 g/dl), y por lo tanto no requiere tratamiento.

- Triglicéridos: La elevación de 1g/dl disminuye la natremia en 1.7 mEq/dl.
- Proteínas: La elevación de 1g/dl disminuye la natremia en 1 mEq/dl.

Hiponatremia Hiperosmolar, que aparece cuando en el espacio extracelular se acumula una gran cantidad de solutos, como ocurre en la hiperglucemia (el sodio sérico disminuye entre 1,4 y 2,4 mEq/l por cada 100 mg/dl de incremento de la glucemia), y más raramente con la administración de sustancias como manitol, sorbitol, glicina o contrastes radiológicos. (Murillo & Montero, 2018).

Hiponatremia Hipoosmolar: Es la Hiponatremia verdadera un abordaje práctico consiste en clasificarla, en función de la volemia, en uno de los tres grupos que se exponen a continuación:

Hiponatremia con Hipovolemia: En la hiponatremia asociada a depleción de volumen extracelular hay déficit de sal y de agua, aunque la pérdida de sodio excede la pérdida de agua libre.

- Si la concentración de sodio urinario es superior a 20 mEq/l, el origen de la depleción de volumen es renal: diuréticos, hipoaldosteronismo, nefropatía pierde sal, diuresis osmótica y bicarbonaturia.
- Si la concentración de sodio urinario es inferior a 20 mEq/l, la hiponatremia es de origen extrarrenal: vómitos, diarrea, sudoración excesiva, quemaduras graves y presencia de un tercer espacio (pancreatitis, peritonitis, etc.). (Jimenez Murillo & Montero, 2018).

Hiponatremia con Hipervolemia: En la hiponatremia con sobrecarga de líquido extracelular y edemas hay exceso de sodio, pero un exceso aún mayor de agua. Aparece en situaciones como el síndrome nefrótico, la cirrosis, la insuficiencia cardíaca y la insuficiencia renal. Tienen una concentración urinaria de sodio < 20 mEq/l, excepto en la insuficiencia renal, en la que el sodio urinario es > 20 mEq/l.

Hiponatremia con Euvolemia: Hay un exceso relativo de agua corporal total debido a que hay ganancia de agua libre con leve pérdida de sodio. La osmolaridad urinaria es superior a 100 mOsm/l, y el sodio urinario es mayor de 20 mEq/l. Entre los procesos que pueden dar lugar a este cuadro destacan los siguientes:

- Síndrome de secreción inadecuada de hormona antidiurética o arginina vasopresina (SIADH). Los criterios diagnósticos del SIADH, además de la hiponatremia hipoosmolar con euvolemia, incluyen orina inapropiadamente concentrada (osmolaridad urinaria >100 mOsm/l) y normalidad de las funciones tiroidea, cardíaca, hepática y renal.
- Hipotiroidismo.
- Déficit de glucocorticoides (insuficiencia suprarrenal).
- Estrés.

Tabla 5. Causas del síndrome de secreción inadecuada de hormona antidiurética (SIADH)

Carcinomas

Pulmón, páncreas, duodeno, sistema nervioso central

Enfermedades pulmonares

Neumonías virales o bacterianas (especialmente la causada por

Legionella pneumophila), abscesos, tuberculosis, aspergilosis,

enfermedad pulmonar obstructiva crónica avanzada

Enfermedades del sistema nervioso central

Encefalitis, meningitis, ictus, porfiria aguda intermitente, tumores,

traumatismos, abscesos, hematoma subdural, hemorragia

subaracnoidea, síndrome de Guillain-Barré, cirugía transesfenoidal

Fármacos y drogas

Vasopresina exógena, diuréticos, clorpropamida, metformina, Valproato

tioridazina, vincristina, ciclofosfamida, fluoxetina, sertralina,

haloperidol, amitriptilina, barbitúricos, clofibrato, carbamazepina, AINES

Tomado de Manual Washington de Terapéutica Medica.(Bhat & Dretler, 2017)

Criterios de Ingreso

- Hiponatremia moderada y grave.
- En la hiponatremia leve, la indicación de ingreso hospitalario depende de la patología subyacente, pero no de la hiponatremia per se.

Tratamiento

El tratamiento de la hiponatremia depende de su gravedad y del volumen extracelular existente. En el caso de la Hiponatremia dilucional, se aconseja restricción de líquidos para disminuir el agua libre. El uso juicioso de diuréticos también puede ayudar a corregir la hiponatremia dilucional. La concentración de Na+ puede corregirse a la misma velocidad con la que se adquirió. Sin embargo, se debe evitar elevar el Na+ más rápidamente de 0.5 a 1 mEq por hora para evitar la inducción de mielinolisis pontina central (CPM), especialmente en aquellos con un Na+ menor de 120 mEq / L por más de 48 horas.

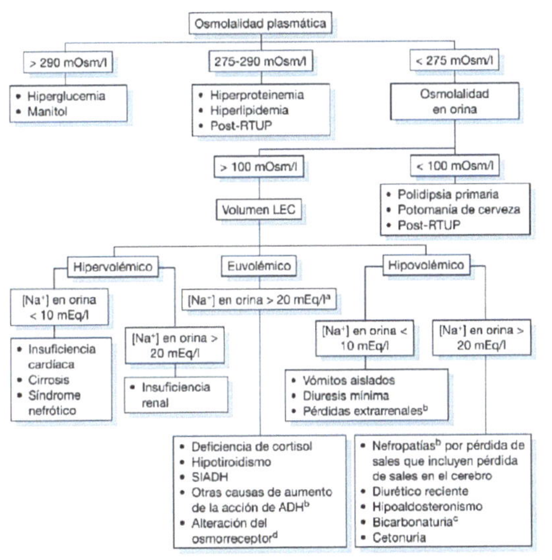

Figura 1. Algoritmo que muestra la estrategia diagnostica de la hiponatremia. ADH: vasopresina, LEC: Liquido extracelular, post-RTUP: Síndrome post-resección transuretral de la próstata.(Bhat & Dretler, 2017).

En general, la rapidez de la corrección también se debe a la presencia o ausencia de síntomas neurológicos. La solución salina al 3% es un fluido comúnmente usado para elevar la concentración de Na+ por encima de 120 mEq / L en pacientes sintomáticos. El incremento de la natremia no debe superar los 10 mEq/l en 24 horas.(Piper, 2012).

Se debe medir el déficit de sodio, para ello se utiliza la siguiente formula:

$$\text{Déficit de Na+ [mEq]} = ACT \times (Na\ deseado - Na\ real)$$

ACT: Mujeres = 0.5, x Kg peso; hombres = 0.6 x Kg peso corporal
La fórmula de Adrogué-Madias permite calcular la modificación del sodio sérico (mEq/l) que se produce con la infusión intravenosa de 1 litro de fluido dependiendo del tipo de solución utilizada:

$$\text{Cambio en el Na sérico (1lt. Sol.)} = \frac{Na\ de\ la\ infusión - Na\ sérico}{ACT + 1}$$

Factor de corrección = 0,6 en hombres no seniles; 0,5 en mujeres no seniles y hombres seniles; y 0,45 en mujeres seniles).

$$\text{Velocidad. de Infusión (ml/h)} = \frac{aumento\ de\ Na\ (mEq/h) \times 1000}{Cambio\ [Na]}$$

Ejemplo: Paciente Femenina de 32 años. Peso = 46 Kg   Sodio sérico = 112 mEq/L
Si se administra Solución salina 3%, debemos recordar que tiene 513 mEq de sodio (figura 2), se debe calcular como sigue:
Cambio Na = Na administrado - Na sérico / ACT + 1
Cambio Na = 513 - 112 / 23 + 1 = 16.7
 •Entonces cada litro de solución salina 3% aumentará 16,7 mEq de sodio sérico.

Si deseo aumentar el Sodio sérico 1 mEq/L/hora en las siguientes 2 horas ¿Cuánto de la solución salina 3% debo administrar al paciente, en las siguientes 2 horas?

$$\text{Velocidad de Infusión (ml/h)} = \frac{1 \text{ mEq/h x}1000}{16.7} = 60\text{ml/h}$$

Se debe administrar 60 ml/h de solución salina 3% por 2 horas y revalorar acorde al algoritmo de manejo de la figura 3.

Solución	[Na] mEq/l	[K] mEq/l	[Cl] mEq/l	[Bicar] mEq/l	[Glu] g/100 ml	[Ca]	Osmolalidad mOsm/l
Salino 0,9%	154	-	154	-	-	-	308
Salino 0,45%	76,5	-	76,5	-	-	-	153
Salino 3%	513	-	513	-	-	-	1.026
Glucosado 5%	-	-	-	-	5	-	278

Figura 2. Composición de las soluciones parenterales.(Gonzales, 2018)

Factores de confusión de la medición de concentración de sodio: El factor de confusión más común es la hiperglucemia, como ocurre en la cetoacidosis diabética y en los estados hiperglucémicos, hiperosmolares no ceticos. Por lo tanto, el Na+ plasmático debe corregirse para la glucosa utilizando la siguiente fórmula:

Na corregido= Na medido + 0.016 x (Glucosa -100) si la glucosa es < 400 mg/dl.

Para glucosas superiores a 400 mg/dL, se debe utilizar la siguiente fórmula:

Na corregido= Na medido + 0.024 x (Glucosa -100)

En caso de hiponatremia grave sintomática las recientes directrices conjuntas de la Sociedad Europea de Nefrología, la Sociedad de Endocrinología y la Sociedad de Cuidados Intensivos recomiendan el uso de 150 ml de cloruro de sodio hipertónico (3%) por vía intravenosa durante 20 minutos para el tratamiento de la hiponatremia grave o sintomática. (Moochhala & Unwin, 2015).

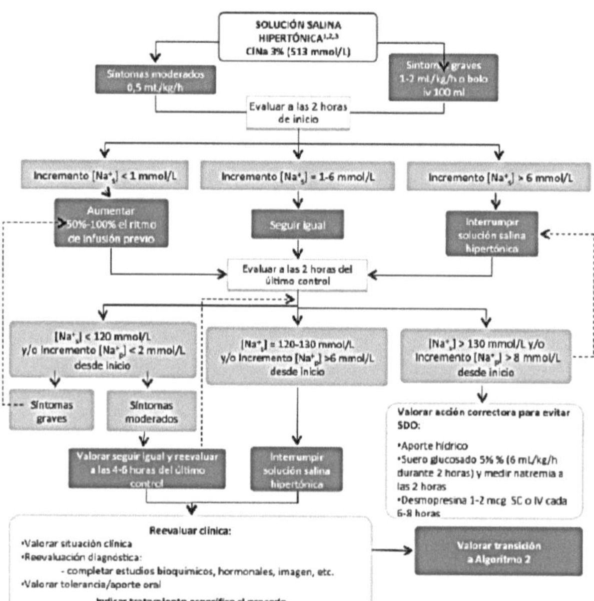

Figura 3. Algoritmo que muestra el manejo inicial de Hiponatremia severa. (Ceballos & Fernández, 2011)

Hipernatremia
Concepto y Clasificación
- La hipernatremia es la concentración sérica de sodio superior a 145 mEq/l.
- Según la cuantía de este descenso clasifica en:
- Leve: si la natremia está entre 146 y 149 mEq/l.
- Moderada: cuando el sodio está entre 150 y 159 mEq/l.
- Grave: con niveles de sodio > 160 mEq/l, o cuando, existan síntomas neurológicos acompañantes.

Según el tiempo de instauración se clasifica en:
- Hipernatremia aguda: Cuando el aumento de sodio tiene lugar en un tiempo inferior a 48 horas.
- Hipernatremia crónica: Cuando el aumento de sodio tiene lugar en un tiempo superior a 48 horas.(Ceballos & Fernández, 2011)

Clínica

Los síntomas neurológicos son secundarios a la deshidratación celular originada por una osmolaridad plasmática elevada. La gravedad de los síntomas se halla más relacionada con la velocidad de instauración de la hipernatremia que con las concentraciones séricas de sodio.

Tabla 6. Manifestaciones clínicas de Hipernatremia

Sistema corporal	**Clínica**
Sistema nervioso central	Inquietud, letargo, ataxia, irritabilidad, espasmos tónicos, delirio, convulsiones, coma
Musculoesquelético	Debilidad
Cardiovascular	Taquicardia, hipotensión, síncope
Tejidos	Mucosas viscosas secas, lengua roja tumefacta, disminución de la saliva y las lágrimas
Renal	Oliguria
Metabólico	Fiebre

Tomado de Schwartz. Principios de cirugía 10 edición.(Brunicardi, 2015)

Diagnóstico

La hipernatremia se corresponde siempre con hipertonicidad, es decir, con hiperosmolaridad. Dado que el sodio es un soluto impermeable la hipernatremia siempre sucede cuando existe un déficit de agua en relación a los depósitos corporales de sodio como resultado de una pérdida neta de agua y/o una ganancia de sodio hipertónico. Según el estado del volumen extracelular, la hipernatremia puede clasificarse según presente hipovolemia, hipervolemia o euvolemia.

Hipernatremia con Hipovolemia

Hay déficit de sodio corporal total, aunque la pérdida de agua es proporcionalmente mayor. Si el origen de la pérdida es renal (diuresis osmótica), el sodio urinario es superior a 20 mEq/l. Cuando el sodio en orina es inferior a 20 mEq/l, el origen de la hipovolemia es extrarrenal y generalmente se debe a pérdidas insensibles por el sudor o, con menos frecuencia, por vómitos o diarrea.(Jimenez Murillo & Montero, 2018)

Hipernatremia con Hipervolemia

Hay exceso de sodio corporal total sin pérdida de agua. El sodio urinario es superior a 20 mEq/l (a menudo >100 mEq/l), y entre sus causas más frecuentes se encuentran el hiperaldosteronismo, el síndrome de Cushing y la iatrogenia, así como la administración de bicarbonato sódico 1 M o la ingestión de cloruro sódico en tabletas.

Hipernatremia con Euvolemia

El sodio corporal es normal, pero hay déficit de agua. Si se descartan las pérdidas extrarrenales, principalmente por sudoración excesiva, hay que sospechar una diabetes insípida. En este caso, la osmolaridad urinaria es baja y el volumen urinario es alto (poliuria). Si se trata de una diabetes insípida hay que diferenciar su origen central del renal; para ello se valora la respuesta de la osmolaridad urinaria a la desmopresina intranasal y a la restricción de líquidos. Si la osmolaridad urinaria se eleva, la diabetes insípida es central; si no se altera, la diabetes insípida es nefrogénica. (Jimenez Murillo & Montero, 2018)

Tabla 7. Causas más frecuentes de diabetes insípida

Central
Enfermedades del sistema nervioso central: traumatismo craneoencefálico, craneofaringioma, hemorragia cerebral, hipofisectomía, meningitis, encefalitis Enfermedades granulomatosas: tuberculosis, sarcoidosis, granulomatosis de Wegener Idiopática: 50% de los casos

Nefrogénica
Nefropatías: congénitas, uropatía obstructiva, insuficiencia renal crónica
Fármacos: litio, anfotericina B, fenitoína, aminoglucósidos, clozapina, diuréticos de asa, demeclociclina Alteraciones metabólicas: hipercalcemia, hipopotasemia

---

Tomado de Manual de Terapéutica Medica.(Gonzales, 2018)

Criterios de Ingreso

- Hipernatremia grave, Na + > 160 mEq/l o la que conlleve síntomas acompañantes.
- Cuando el sodio es < 160 mEq/l, la indicación de ingreso hospitalario se define por la enfermedad causante de la hipernatremia.

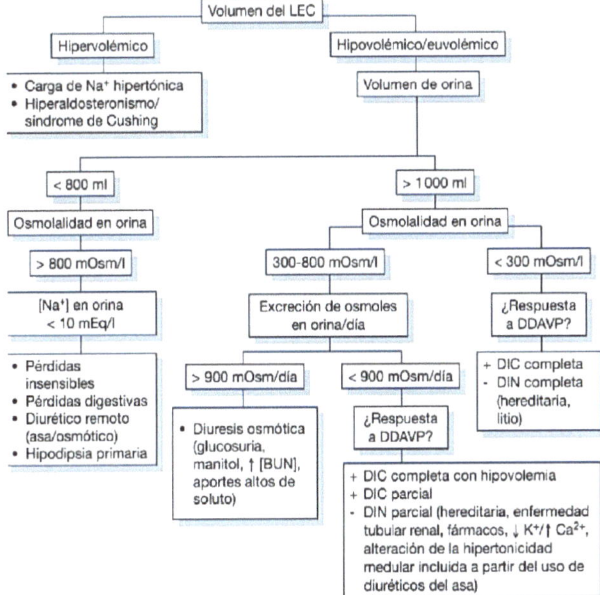

Figura 4. Algoritmo que muestra la estrategia diagnostica de la Hipernatremia. BUN: Nitrógeno Ureico en sangre, DDAVP:Acetato de Desmopresina, DIC: Diabetes Insipida Central, DIN: Diabetes Insipida Nefrógena, LEC: Liquido extracelular.(Bhat & Dretler, 2017)

Tratamiento

Los objetivos terapéuticos son tratar la causa desencadenante y normalizar la osmolaridad sérica, sin originar iatrogenia.

Corrección del Déficit de Agua

Una disminución demasiado rápida de la osmolaridad plasmática puede causar edema cerebral. Algunas reglas generales se aplican a la corrección segura de la hipernatremia sintomática:(Piper, 2012).

1. Corrija no más rápido de 1 a 2 mEq / L por hora
2. Proporcione el 50% del déficit hídrico en las primeras 12 a 24 horas y el resto en las próximas 24 horas.
3. Mida los electrolitos cada 2 horas durante la corrección para ajustar la velocidad de corrección y evitar el edema cerebral.
4. La hipernatremia crónica asintomática debe corregirse a una velocidad que no exceda de 0.5 mEq / L por hora, y no mayor de 10 mEq / L durante 24 horas.

El agua libre intravenosa comúnmente suministrada como Dx 5% (dextrosa al 5% en agua) se usa con mayor frecuencia, pero puede complementarse con agua libre luminal GI usando agua pura. El cálculo del déficit absoluto o relativo de agua se realiza con cualquiera de las siguientes fórmulas:

$$Litros\ que\ reponer = [(Na\ actual\ /\ Na\ deseado) \times ACT] - ACT;$$
$$o$$
$$Litros\ que\ reponer = ACT \times [(Na\ actual\ /\ Na\ deseado) - 1]$$
$$ACT\ (agua\ corporal\ total) = 0,6 \times peso\ corporal\ (kg)$$
$$Na\ deseado = 145\ mEq\ /\ l$$

Déficit de agua= ACT [(Sodio sérico/145) -1]

Ejemplo: Paciente masculino de 62 años. Peso = 64 Kg   Sodio sérico = 160 mEq/L

ACT = 0.6 x 64 = 38 Litros

Déficit de agua = 38 (160 / 145   -1) = 3.9 Litros

Al déficit calculado hay que añadirles las perdidas basales diarias de agua estimadas en 1500-2000 ml/día.

Utilizando la fórmula de Adrogue-Madias:

> Cambio en el Na sérico (1lt. Sol.) = Na de la infusión – Na sérico
> ACT +1

Factor de corrección = 0,6 en hombres no seniles; 0,5 en mujeres no seniles y hombres seniles; y 0,45 en mujeres seniles.)

En el ejemplo anterior, si se administra Dextrosa 5%, debemos recordar que tiene 0 mEq de sodio (figura 2), se debe calcular como sigue:

Cambio Na = Na administrado - Na sérico / ACT + 1

Cambio Na = 0 - 160 / 38 + 1 = -4,1

Esto quiere decir que por cada litro de dextrosa al 5% administrada se reduce 4.1 mEq de sodio sérico. Queremos disminuir el Na+ a razón de 1 mEq por hora, pero sin sobrepasar 10-12 mEq/L en 24 horas, por tanto, debemos administrar 10/4,1 = 2,43 L de Dextrosa 5%, esto es 101 mL/h, revalorar la concentración sérica de sodio cada 2 a 4 horas, y recalcular.

Transtornos del Potasio
Introducción
El potasio, el catión más abundante en el cuerpo humano, 98% es intracelular (140mEq/L), y 2% extracelular (4,4 a 5 mEq/L), se encarga de regular la función de las enzimas intracelulares y la excitabilidad del tejido neuromuscular. Su concentración sérica se mantiene dentro de un estrecho rango de 3,5 a 5,5 mEq/L. El contenido total corporal de potasio (Pool de potasio) se obtiene multiplicando 48 mEq/kg de peso corporal, para una persona de 70kg sería 3360mEq.

El balance del potasio se mantiene por el equilibrio que existe entre la ingestión y la excreción. La dieta occidental normal contiene 100 mEq de potasio por día; al ingerirlo éste se absorbe rápidamente, entra a la circulación portal y estimula la secreción de insulina, la cual facilita su entrada hacia la célula por estimulación de la Na+-K+-ATPasa de la membrana celular. En circunstancias normales el 90% se excreta a través del riñón (90-95 mEq/día), sobre todo en los túbulos colectores, y el resto por el sudor (<5 mEq/día) y las materias fecales (5-10 mEq/día).

Hipopotasemia
Concepto y Clasificación
La hipopotasemia es la concentración plasmática de potasio inferior a 3,5 mEq/1.
La hipopotasemia se clasifica, en función de la concentración de potasio sérico, en;
- Leve: 3-3,5 mEq/1.
- Moderada: 2,5-2,9 mEq/1.
- Grave: menos de 2,5 mEq/1.

Etiología
Las causas más frecuentes son los vómitos, la diarrea y el uso de diuréticos y se muestran en la Tabla 8.(Bhagavan & Ha, 2015).

Tabla 8. Causas de hipopotasemia

Pérdidas extrarrenales (K+ en orina <20 mEq/l)

Ingesta inadecuada de potasio

Sudoración excesiva

Acidosis metabólica

Diarrea, Fístulas

Alcalosis metabólica

Sondaje gástrico

Vómitos

Pérdidas renales (K+ en orina >20 mEq/l)

Acidosis metabólica

Acidosis tubular renal (tipos I, II y III)

Alcalosis metabólica: Hiperaldosteronismo

Síndrome de Bartter

Hipertensión arterial maligna o renovascular

Síndrome o enfermedad de Cushing

Redistribución

Alcalosis metabólica de cualquier causa
Administración de glucosa o insulina
Estímulo betaadrenérgico (agonistas betaadrenérgicos, teofilina,
insulina, sobredosis de verapamilo, intoxicación por bario,
cafeína, fisiológico)
Parálisis periódica hipopotasémica, Hipotermia

Tomado de Urgencias y Emergencias.(Jimenez Murillo & Montero, 2018)

Cuadro Clinico

Los síntomas no suelen aparecer hasta que esta cifra desciende por debajo de 3 mEq/l.

Musculares: Afecta a los 3 tipos de musculo.

• Músculo cardíaco: Son los más graves y de cuidado. Se presentan arritmias, por aumento de la automaticidad y demora en la repolarización, siendo las arritmias ventriculares la principal causa de muerte. Son susceptibles los pacientes que reciben digitálicos o que tengan una enfermedad cardíaca subyacente; en aquellos que tengan hipocalcemia o hipomagnesemia concomitante.

• Músculo esquelético: debilidad y fatiga fácil, por lo general los miembros inferiores son los más comprometidos (especialmente el cuádriceps), en casos más severos los músculos del tronco, y músculos respiratorios, pudiendo llegar a ocurrir una falla ventilatoria y muerte. Hay un mayor riesgo de rabdomiólisis con grados severos de hipopotasemia.

• Músculo liso: Disminución de la motilidad del tracto gastrointestinal, que conduce a constipación e íleo paralítico.

Renales

• Defecto en la capacidad de concentración: poliuria y nicturia

• Precipitación de encefalopatía, en pacientes con hepatopatías, debido al aumento de la producción de amoníaco (NH3+).

Neurológicos

• Polidipsia, por un efecto directo en el centro de la sed,

• Hiporreflexia y parestesias.(Jimenez Murillo & Montero, 2018)

Exploraciones Complementarias

En la consulta de urgencias hay que solicitar, secuencialmente, las siguientes determinaciones;

- Bioquímica sanguínea, que incluya la determinación de glucosa, urea, creatinina, sodio, potasio, cloro, magnesio y calcio. Si el paciente toma digoxina, debe solicitarse digoxinemia.
- Bioquímica de orina, si se confirma la existencia de hipopotasemia. Cuando el potasio urinario < a 20 mEq/1, la hipopotasemia es de causa extrarrenal; por el contrario, si la potasuria es > 20 mEq/1, el origen de la alteración es renal.
- Gasometría arterial. Determinar el pH, ya que en función del estado del equilibrio acidobásico (normal, acidosis o alcalosis metabólica), la etiología es diferente.
- Electrocardiograma. Entre las alteraciones electrocardiográficas figuran el incremento de la amplitud de la onda P y la prolongación del intervalo PR. Es frecuente observar un aplanamiento o inversión de la onda T, depresión del segmento ST, arritmias auriculares y arritmias ventriculares (extrasístoles ventriculares, torsades de pointes, fibrilación ventricular). (Ceballos & Fernández, 2011)

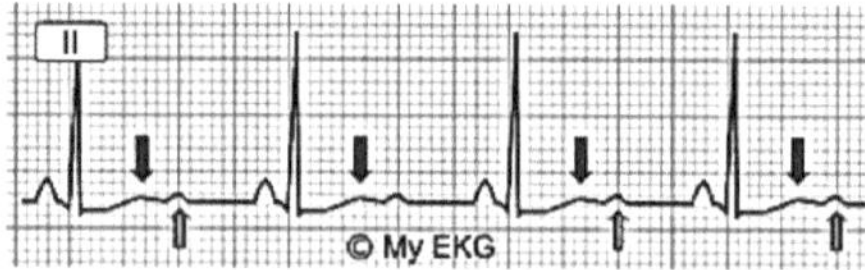

Hipopotasemia moderada:
Descenso del ST, ondas T aplanadas (rojo), ondas U prominentes (naranja).

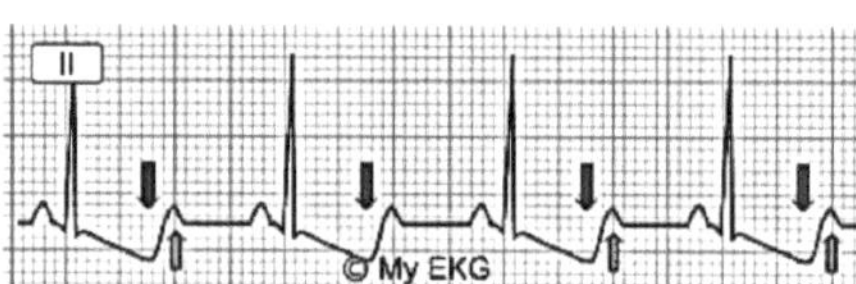

Hipopotasemia severa:
Descenso del ST, ondas T negativas (rojo), ondas U prominentes (naranja).

Figura 5. Cambios electrocardiográficos en la hipopotasemia.(Asmar, Mohandas, & Wingo, 2012)

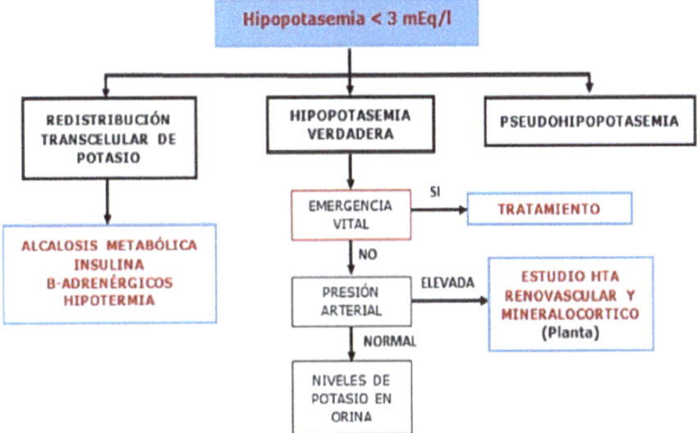

Figura 6. Diagnóstico de la Hipopotasemia. Tomado de Alteraciones de los Electrolitos en Urgencias.(Ceballos & Fernández, 2011)

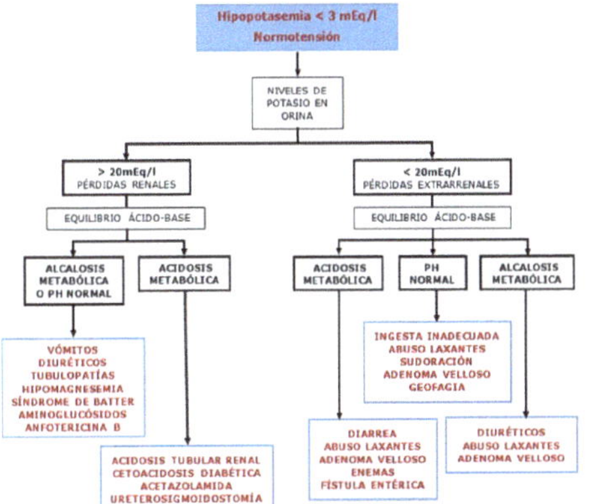

Figura 7. Diagnóstico de la Hipopotasemia. Tomado de Alteraciones de los Electrolitos en Urgencias.(Ceballos & Fernández, 2011)

Criterios de Ingreso
- Hipopotasemia grave.
- Hipopotasemia moderada con intolerancia oral.
- Hipopotasemia leve con intolerancia oral.

Tratamiento
Como las arritmias agudas y potencialmente mortales son comunes con K + menos de 3.0 mEq / L, y la concentración de las soluciones de reemplazo es típicamente más alta de lo que se puede administrar en la sala general, se justifica la monitorización electrocardiográfica continua, al igual que el acceso central para evitar venosclerosis y lesión tisular. Además, la restauración de la normokalemia depende del establecimiento de la normomagnesemia, como cotransporte de potasio y magnesio en el riñón.

Hipopotasemia Leve
- Si no hay intolerancia oral: es suficiente el suplemento dietético con alimentos ricos en potasio, como los zumos de fruta.
- Tri-k oral (Citrato de potasio) solución 15 mEq/5ml: La dosis recomendada para corrección vía oral es entre 0.5 y 1 mEq/kg/dosis, (dosis máxima: 40-60 mEq) repitiéndola cada 4 a 6 horas según necesidad y controles de potasio sérico.

Hipopotasemia Moderada
- Si hay tolerancia oral: se administran, junto con una dieta rica en potasio, Tri-k a 0.5 y 1 mEq/kg/dosis, (dosis máxima: 40-60 mEq) repitiéndola cada 4 a 6 horas según necesidad y controles de potasio sérico.
- En caso de intolerancia oral: se administra cloruro potásico (viales de 10 ml con 20 mEq) por vía intravenosa.

Cálculo del déficit de Potasio:

Tabla 9 Pérdida de potasio según el porcentaje

K+	PÉRDIDA	
2-2.5 mEq	15 %	K corporal total: 48
2.5-3 mEq	10 %	mEq/kg
3-3-5 mEq	5 %	

Tomado de Manual de Líquidos y Electrolitos.(Borrero et al., 2006)

Ej., si un paciente de 70kg tiene una hipokalemia de 2,2 mEq, la cantidad de potasio a reponer será:

70 x 48= 3360 mEq de potasio corporal total, que representa el 100%

Si el paciente tiene 2,2 mEq de potasio sérico, significa que ha perdido un 15%, según la tabla 9, el 15% de 3360 son 504mEq, esta es la cantidad a reponer, más los requerimientos diarios.

Reglas para la administración de potasio intravenoso:
- La velocidad de infusión por vía periférica no debe superar los 10 mEq/hora.
- La velocidad de infusión por vía central no debe superar los 40 mEq/hora.
- Dilúyase el potasio antes de la infusión IV, preferentemente con solución salina.
- La concentración para la infusión periférica debe ser de 40 mEq/L
- La concentración para la infusión por vía central es de 60-80 mEq/L
- Monitoree la función cardiaca cuando se infunden cantidades grandes de potasio.
- No debe administrarse potasio por vía intramuscular (IM) o subcutánea (Sub-Q); el potasio es un fuerte irritante tisular.

Hipopotasemia Grave

La cantidad de potasio que debe administrarse depende de sus concentraciones séricas. Sin embargo, en la práctica clínica, con una potasemia inferior a 2,5 mEq/l hay que actuar de la siguiente forma:
- Inicialmente se diluyen 40 mEq (20 ml) en 1000 ml de solución salina fisiológica y se infunden en 2 horas.
- A continuación, se diluyen 40 mEq en 1000 ml de solución salina 0.9%, y se administran a una velocidad de 42 gotas/min (126 ml/h).
- Es imprescindible realizar controles de las concentraciones séricas de potasio cada 6 horas y corregir el ritmo de infusión según los resultados. (Jimenez Murillo & Montero, 2018).

Hiperpotasemia

La hiperpotasemia es la concentración plasmática de potasio superior a 5,5 mEq/l. Según la cuantía de esta elevación, se clasifica en:

- Leve: 5,5-6,0 mEq/l.
- Moderada: 6,1-7,0 mEq/l.
- Grave: más de 7,0 mEq/l.

Etiología

Las causas más comunes se observan en la tabla 10.

Clínica

Sus manifestaciones más graves incluyen las arritmias cardíacas (bradicardia sinusal, parada sinusal, ritmos idioventriculares lentos, taquicardia ventricular, fibrilación ventricular y asistolia), otros debilidad muscular o parálisis, y. (Dasgupta & Wahed, 2014)

Exploraciones Complementarias

En la consulta de urgencias debe solicitarse:

- Bioquímica sanguínea que incluya glucosa, urea, creatinina, sodio, potasio, cloro, magnesio, calcio, creatinacinasa, aspartato aminotransferasa y alanina aminotransferasa.
- Bioquímica de orina que incluya determinación de potasio, sodio, urea y creatinina.
- Cálculo de la fracción de excreción de potasio (FeK) mediante la siguiente fórmula:

$$FeK = \frac{(K_o / K_p) \times 100}{Cr_o / Cr_p}$$

Si la FeK es inferior al 10%, la hiperpotasemia es de causa renal; si, por el contrario, es superior al 10%, es extrarrenal.

- Hematimetría con fórmula y recuento leucocitarios.
- Gasometría arterial.
- Electrocardiograma. Inicialmente aparecen ondas T picudas y simétricas, acortamiento del intervalo QTc y descenso del segmento ST. A medida que aumenta la potasemia aparece prolongación del intervalo PR, ensanchamiento del complejo QRS y disminución de la amplitud de la onda P, que incluso puede desaparecer.

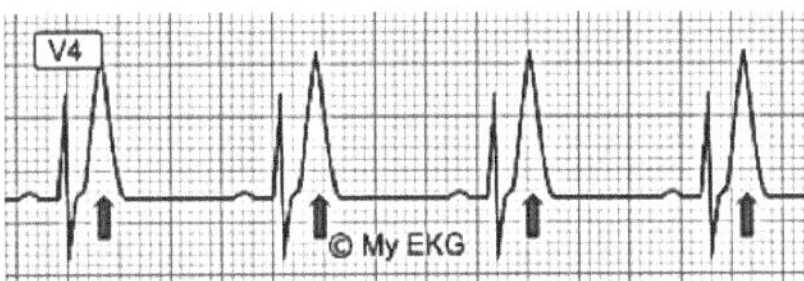

Hiperpotasemia leve: ondas T picudas, simétricas y estrechas.

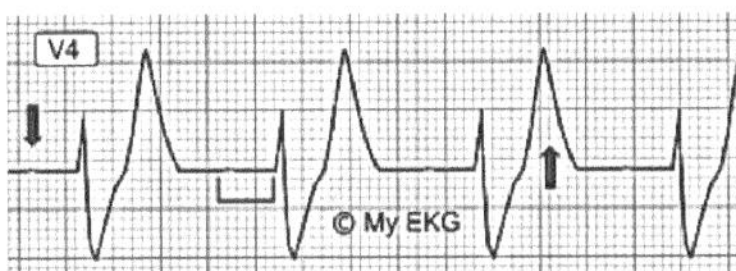

Hiperpotasemia moderada: aplanamiento de la onda P, prolongación del intervalo PR, QRS ancho y ondas T picudas.

Figura 8. Cambios electrocardiográficos en la hiperpotasemia.(Asmar et al., 2012)

Criterios de Ingreso

- Hiperpotasemia grave o alteraciones electrocardiográficas, sobre todo si se asocian a hipoxemia.
- Hiperpotasemia moderada.
- Si la hiperpotasemia es leve, la indicación de ingreso hospitalario depende de la causa desencadenante.

Tabla 10. Causas de Hiperpotasemia

Hiperpotasemia ficticia

Suero hemolizado

Aplicación de torniquete con excesiva compresión o durante largo tiempo

Error de laboratorio

Extracción de sangre de una vía venosa por la que se está infundiendo potasio

Incremento del aporte de potasio

Administración parenteral

Exceso en la dieta
Incremento de la liberación de potasio desde las células
Seudohiperpotasemia
Acidosis metabólica
Déficit o resistencia a la insulina
Estados hiperosmolares (descompensación diabética hiperglucémica)
Destrucción tisular (rabdomiólisis, quemaduras o politraumatismo)
Hemorragia interna
Parálisis hiperpotasémica periódica
Síndrome de lisis tumoral
Fármacos (bloqueadores beta, agonistas alfa adrenérgicos, somatostatina,
arginina, succinilcolina, digital)
Reducción de la excreción urinaria de potasio
Insuficiencia renal oligúrica
Hipoaldosteronismo y seudohipoaldosteronismo
Insuficiencia suprarrenal
Acidosis tubular renal tipos II y IV
Depleción de volumen (insuficiencia cardíaca, cirrosis hepática)
Fármacos: inhibidores de la enzima convertidora de angiotensina,
antagonistas de los receptores de la angiotensina II, heparina,
antiinflamatorios no esteroideos, bloqueadores beta, espironolactona,
amilorida, triamtereno, trimetoprima, pentamidina,
ciclosporina A

Tomado de Urgencias y Emergencias.(Jimenez Murillo & Montero, 2018)

Tratamiento

El tratamiento emergente está indicado en las hiperpotasemias moderadas y graves. La terapia para la hiperkalemia depende de alcanzar 3 objetivos: (1) reducción de la concentración plasmática, (2) preservación de la conducción del miocardio y (3) reducción del potasio corporal total. Una vez ha descendido la potasemia a valores inferiores a 6 mEq/l, el tratamiento se basa en la disminución del contenido corporal total de potasio.(Piper, 2012).

Hiperpotasemia Leve
- Restricción de potasio en la dieta: excluir zumos, frutas, chocolate, bizcochos, café y patatas.
- Suspensión de fármacos que originen hiperpotasemia (IECA, ARA-II, espironolactona). Asimismo, deben retirarse la digoxina y los bloqueadores beta.
- Resinas de intercambio ionico. Kayexalate es una resina de intercambio, se administra por vía oral o por recto en alícuotas de 15 g, y una dosis inicial común es de 45 g.

Hiperpotasemia Moderada

Además de las medidas adoptadas en la hiperpotasemia leve, hay que administrar:
- Solución glucosada hipertónica con insulina. Para ello se añaden 12 UI de insulina rápida a 500 ml de solución glucosada al 10% y se infunden en 30 minutos. Esta medida favorece el paso de potasio al interior de las células; su efecto se inicia a los 15 minutos y dura entre 2 y 6 horas. No se administra si la glucemia es superior a 200 mg/dl.
- Bicarbonato sódico 1 M. Solo está indicado si hay acidosis metabólica. Se administra por vía intravenosa, en dosis estándar de 1 mEq (1 ml) /kg, infundido en 5 minutos. El efecto se inicia a los 60 minutos de su administración, transcurridos los cuales puede repetirse la dosis si es necesario. (Jimenez Murillo & Montero, 2018)
- Furosemida (ampollas con 10 mg), en dosis de 60 mg por vía intravenosa como dosis única. Su efecto se inicia a los 15 minutos y se mantiene durante 4 horas. Está contraindicada en la insuficiencia renal.

Hiperpotasemia Grave

Es una emergencia médica que debe tratarse inmediatamente. Además de las medidas adoptadas en la hiperpotasemia leve y moderada, debe administrarse:

- Gluconato cálcico al 10% (ampollas de 10 ml) en dosis de 1-2 ampollas por vía intravenosa lenta (5 min). No tiene efecto directo sobre la potasemia, pero es el tratamiento de primera línea en la hiperpotasemia grave que cursa con alteraciones electrocardiográficas significativas. Si no hay mejoría electrocardiográfica, se repite la dosis a los 10 minutos.
- Salbutamol (ampollas con 0,5 mg; solución para inhalación con nebulizador de 10 ml al 0,5%). Se administra por vía intravenosa en dosis de 0,5 mg (1 ampolla) diluidos en 100 ml de solución salina fisiológica e infundidos en 20 minutos; o nebulizado, en dosis de 5-10 mg (1-2 ml), y administrados por vía inhalatoria con un flujo de oxígeno de 6-8 l/min durante 10 minutos. El estímulo betaadrenérgico favorece la entrada de potasio al interior de la célula. El efecto del salbutamol nebulizado se inicia a los 15-30 minutos y se mantiene durante 2-3 horas.
- Hemodiálisis. Es la única medida terapéutica eficaz en pacientes con insuficiencia renal avanzada e hiperpotasemia grave. Sin embargo, debe realizarse con precaución por el riesgo de arritmias.(Jimenez Murillo & Montero, 2018)

Tratamiento de la Causa Desencadenante

El tratamiento de la causa que ha originado la hiperpotasemia (rabdomiólisis, enfermedad de Addison, diuréticos ahorradores de potasio, etc.) debe iniciarse simultáneamente al tratamiento de esta.

		URGENCIA			
Modalidad	Mecanismo de acción	Inicio	Duración	Prescripción	K⁺ eliminado del cuerpo
Calcio	Antagoniza anomalías de la conducción cardiaca	0 a 5 min	1 h	Gluconato de calcio a 10%, 5 a 30 mL IV; o cloruro de calcio a 5%, 5 a 30 mL IV	0
Bicarbonato	Distribuye K^+ al interior de las células	15 a 30 min	1 a 2 h	$NaHCO_3$, 44 a 88 mEq (1 a 2 ampolletas) IV	0
Insulina	Distribuye K^+ al interior de las células	15 a 60 min	4 a 6 h	Insulina regular, 5 a 10 unidades IV, más glucosa a 50%, 25 g (1 ampolleta) IV	0
Salbutamol	Distribuye K^+ al interior de las células	15 a 30 min	2 a 4 h	Salbutamol nebulizado, 10 a 20 mg en 4 mL de solución salina normal, inhalado durante 10 min	0

		NO URGENCIA		
Modalidad	Mecanismo de acción	Duración del tratamiento	Prescripción	K⁺ eliminado del cuerpo
Diurético de asa	↑ de excreción renal de K^+	0.5 a 2 h	Furosemida, 40 a 160 mg IV u oral con o sin $NaHCO_3$, 0.5 a 3 mEq/kg diariamente	Variable
Sulfonato sódico de poliestireno (Kayexalate)	La resina de intercambio iónico, fija K^+	1 a 3 h	Oral: 15 a 30 g en sorbitol a 20% (50 a 100 mL) Rectal: 50 g en sorbitol a 20%	0.5 a 1 mEq/g
Hemodiálisis	Eliminación extracorporal de K^+	48 h	Flujo sanguíneo ≥ 200 a 300 mL/min. Dializado $[K^+] = 0$	200 a 300 mEq
Diálisis peritoneal	Eliminación peritoneal de K^+	48 h	Intercambio rápido, 3 a 4 L/h	200 a 300 mEq

Tomado de Urgencias y Emergencias.(Jimenez Murillo & Montero, 2018)

Alteraciones del Calcio
Introducción
Los valores normales de calcio plasmático total en el adulto, oscilan entre 8,8 y 10,4 mg/dL y en el calcio ionizado entre 4,5 y 5,1 mg/dL. Se recomienda una ingestión mayor (800 a 1.000 mg). La cantidad total de calcio en el organismo es aproximadamente de 1.000 a 1.500 gramos; 99% se encuentra en el esqueleto y sólo 1% en el espacio extracelular y a nivel intracelular (mitocondrias y retículo endoplasmático). El 80% al 90% del calcio se liga a proteínas como la albúmina y el resto a las globulinas. Cada gramo de albúmina une 0,8 mg/dL de calcio, mientras un gramo de globulinas sólo une 0,16 mg/dL de calcio.

Los cambios en el pH afectan el nivel de calcio unido a proteínas; al aumentar el pH 0,1 unidad, el calcio unido a las proteínas se incrementa en 0.12 mg/dL; de igual forma, al disminuir el pH en 0,1 unidad, se disminuye en 0,12 mg/dL.

La participación del riñón en la homeostasis del calcio es crítica, y la hormona paratiroidea ejerce el principal control en la excreción al estimular la reabsorción masiva de calcio en la porción gruesa del asa de Henle y a nivel del túbulo distal. En condiciones normales, 99% del calcio filtrado se reabsorbe por el riñón: 70% en el túbulo proximal, 20% en la rama ascendente gruesa del asa de Henle y 9% en el túbulo distal; el restante 1% se elimina en la orina, cantidad que corresponde al calcio que se absorbe a nivel intestinal. (Borrero et al., 2006).

Hipocalcemia

La hipocalcemia es la concentración sérica de calcio inferior a 8 mg/dl. El calcio es el catión más abundante del organismo, y el 98% se halla en el esqueleto óseo. La fracción de calcio ionizado interviene en la excitabilidad neuromuscular, la transmisión del impulso nervioso, la coagulación y la respuesta inmunitaria. Antes de valorar la calcemia hay que tener en cuenta dos consideraciones:(Ellison & Farrar, 2018).

• Relación entre la calcemia y las proteínas plasmáticas:
• Si la albúmina sérica está descendida, la concentración plasmática de calcio detectada por el laboratorio está falsamente disminuida.
• Si, por el contrario, hay hiperalbuminemia, la calcemia total está artificialmente incrementada.

Hay que corregir el calcio total incrementando o reduciendo la calcemia detectada por el laboratorio en 0,8 mg por cada gramo de disminución o aumento de las proteínas totales, respectivamente, o aplicando la siguiente fórmula:

$$Cac = \frac{Ca_T}{0,55 + PT/16}$$

-donde Cac es calcio corregido; CaT, calcio total; PT, proteínas totales.

- Modificación del porcentaje de calcio iónico libre en varias situaciones:
- Cambios en el pH sanguíneo. La acidosis metabólica produce un aumento de la fracción ionizada de calcio, mientras que la alcalosis metabólica la disminuye, y pueden aparecer signos de tetania en la alcalosis intensa.
- La hiponatremia inferior a 120 mEq/l provoca un aumento del calcio unido a proteínas, mientras que la hipernatremia superior a 155 mEq/l lo disminuye.

Etiología

Las causas más frecuentes de hipocalcemia sintomática en el servicio de urgencias son la hiperventilación por crisis de ansiedad, la transfusión masiva de sangre (>10 unidades), la pancreatitis grave, el síndrome de lisis tumoral, el etilismo y la desnutrición crónica.

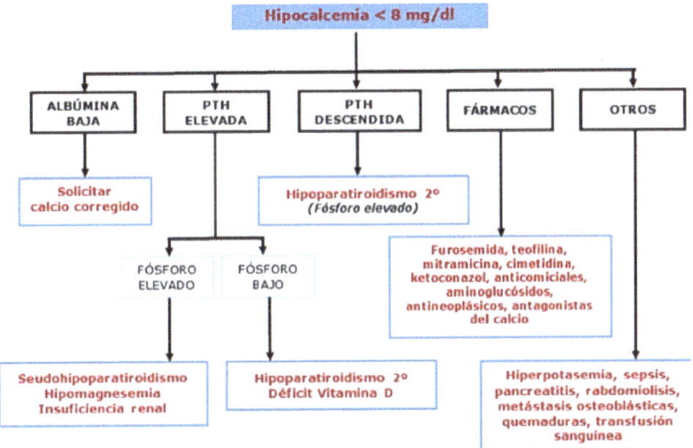

Figura 10. Diagnóstico de la Hipocalcemia. Tomado de Alteraciones de los Electrolitos en Urgencias.(Ceballos & Fernández, 2011)

Clínica

Los síntomas precoces de la hipocalcemia se deben a una hiperexcitabilidad muscular, y los más frecuentes son las parestesias periorales y digitales, los calambres musculares y la hiperreflexia. Respecto al sistema nervioso central, pueden detectarse ansiedad, psicosis franca, delirio y papiledema. Los síntomas cardiovasculares son las manifestaciones clínicas más comunes de la hipocalcemia en pacientes críticos, e incluyen hipotensión arterial, arritmias, prolongación del intervalo QT y del segmento ST, y parada cardiorrespiratoria. La tetania puede manifestarse de forma espontánea o detectarse mediante los signos de Chvostek y de Trousseau. (Jimenez Murillo & Montero, 2018).

Criterios de Ingreso

- Pacientes con hipocalcemia aguda sintomática sin inestabilidad hemodinámica e hipocalcemia crónica con tetania.
- Los pacientes con inestabilidad hemodinámica deberían ir a UCI.
- Si la hipocalcemia no es sintomática, la indicación de ingreso hospitalario depende de la sospecha etiológica.

Tratamiento

- La hipocalcemia aguda sintomática es una emergencia médica que debe corregirse inmediatamente, de la siguiente forma:
- Se administra gluconato cálcico al 10% (ampollas de 10 ml) por vía intravenosa en dosis de 225 mg de calcio elemento (2,5 ampollas) diluidos en 100 ml de solución glucosada al 5% e infundidos en 15 minutos.
- A continuación se administra calcio en infusión intravenosa continua, a razón de 2 mg/kg/h. Para ello, para un paciente de 70 kg de peso, se diluyen 6 ampollas de gluconato cálcico 10% en 500 ml de solución glucosada al 5%, para obtener una concentración de calcio aproximada de 1 mg/ml. Esta dilución se infunde a una velocidad de 48 gotas/min (144 ml/h).
- Simultáneamente, con el inicio de la terapia intravenosa se administra por vía oral:
- Calcio (comprimidos efervescentes de 500 mg) en dosis de 1 comprimido/ 6 h.

- Calcitriol (cápsulas de 0,25 y 0,50 µg) en dosis de 0,50 µg/24 h a fin de aumentar la absorción intestinal de calcio.
- Si existe hipomagnesemia o si a las 24 horas de haber iniciado la infusión de calcio no se corrige la calcemia, se inicia tratamiento con sulfato de magnesio por vía intravenosa en dosis de 1 ampolla diluida en 100 ml de solución glucosada al 5%, e infundida en 15 minutos.
- Se determinan las concentraciones de calcio cada 6 horas hasta que la calcemia sea superior a 8 mg/dl, modificando el ritmo de infusión de calcio según los valores alcanzados.

Hipocalcemia Crónica

El tratamiento de la hipocalcemia crónica debe ser individualizado, intentando corregir la causa, si es posible. El tratamiento se dirige a aumentar la absorción intestinal de calcio, lo que puede lograrse administrando por vía oral calcio + calcitriol y vitamina D.

Hipercalcemia

La hipercalcemia es la concentración sérica de calcio corregido superior a 10,5 mg/dl. Los síntomas dependen tanto del valor plasmático del calcio iónico como de su rapidez de instauración y de la condición clínica causante.

Etiología

Causas Frecuentes

- Neoplasias (55%). Los carcinomas de pulmón, mama y riñón son los que con mayor frecuencia originan hipercalcemia. Otras neoplasias son el mieloma, las leucemias agudas y los linfomas.
- Hiperparatiroidismo primario (35%).

Causas Ocasionales

- Intoxicación por vitamina A o D.
- Sarcoidosis y otras enfermedades granulomatosas, como tuberculosis, histoplasmosis, coccidioidomicosis, beriliosis o enfermedad de Wegener.
- Hipertiroidismo.
- Inmovilización en pacientes con metabolismo óseo acelerado (enfermedad de Paget o mieloma).
- Fármacos: diuréticos tiazídicos, litio, estrógenos, andrógenos, teofilina.

Clínica

- Los síntomas precoces son poliuria, nicturia, polidipsia, anorexia, náuseas y vómitos, estreñimiento, fatigabilidad y debilidad, letargia y confusión.
- Si hay deshidratación puede desarrollarse una crisis hipercalcémica (generalmente con calcio sérico superior a 15 mg/dl) con estupor, coma e insuficiencia renal y cardíaca.
- Otros hallazgos incluyen hipertensión arterial, pancreatitis, úlcera péptica y alteraciones electrocardiográficas, como acortamiento del intervalo QT, aplanamiento del segmento ST y arritmias (bradiarritmias y bloqueo de rama).

Criterios de Ingreso

- Hipercalcemia aguda sintomática.
- Hipercalcemia crónica con síntomas neurológicos.
- Si la hipercalcemia no es sintomática, depende de la sospecha etiológica.

Tratamiento

Hipercalcemia Aguda Sintomática

- El tratamiento específico de la hipercalcemia se basa en cuatro pilares fundamentales:
- Restaurar el volumen intravascular, estableciendo una hidratación adecuada.
- Aumentar la eliminación de calcio por el riñón.
- Inhibir o reducir la actividad osteoclástica.
- Disminuir la absorción intestinal de calcio.

Hidratación y diuresis salina

Las medidas terapéuticas más importantes son la reposición del volumen intravascular y la estimulación de la excreción renal de calcio. Para ello es básico mantener una buena diuresis (100-150 ml/h) mediante la administración de:

- Solución salina fisiológica 0.9%, a razón de 1000 ml + 10 mEq (5 ml) de cloruro potásico cada 4 horas por vía intravenosa, modificable en función de la PVC.
- Furosemida en dosis de 20 mg/4 h por vía intravenosa.

Si después de la hidratación la calcemia se mantiene por encima de 12 mg/dl, o cuando la calcemia inicial es superior a 14 mg/dl, al tratamiento reseñado es necesario añadir:(Piper, 2012)

Calcitonina

Produce una reducción rápida de la concentración sérica de calcio por su acción antirresortiva, pero no debe utilizarse durante más de 48 horas, ya que origina taquifilaxia. Su indicación fundamental es el tratamiento de la hipercalcemia secundaria al hiperparatiroidismo. La calcitonina (viales con 100 UI) se administra en dosis de 4 UI/kg/12 h, por vía subcutánea o intramuscular.

Bisfosfonatos

Son análogos del pirofosfato y, uniéndose a la hidroxiapatita del hueso, disminuyen su disolución por las fosfatasas osteoclásticas. Su indicación fundamental es el tratamiento de la hipercalcemia aguda sintomática secundaria a neoplasias. Están formalmente contraindicados en la insuficiencia renal grave. El preparado más utilizado y potente es el ácido zoledrónico (viales de 5 ml y frascos de 100 ml con 4 mg). Se administra en dosis única de 4 mg por vía intravenosa y se infunde en 30-45 minutos.

Corticoides

Son especialmente eficaces en el tratamiento de la hipercalcemia secundaria a neoplasias hematológicas (linfoma, leucemia), enfermedades granulomatosas (sarcoidosis, tuberculosis) o intoxicación por vitamina D. Inhiben la resorción ósea y la absorción gastrointestinal de calcio. Puede utilizarse:
- Hidrocortisona en dosis de 100 mg/8 h por vía intravenosa.
- Metilprednisolona en una dosis inicial de 1 mg/kg de peso por vía intravenosa, seguida de 20 mg/6 h por la misma vía.

Calcimiméticos

Reducen directamente las concentraciones séricas de PTH al incrementar la sensibilidad de su receptor al calcio extracelular. Su indicación es el tratamiento del hiperparatiroidismo primario en el carcinoma paratiroideo y el hiperparatiroidismo terciario en pacientes con insuficiencia renal crónica

En diálisis. En la actualidad solo está disponible el cinacalcet (comprimidos de 30, 60 y 90 mg), que se administra en dosis inicial de 30 mg/24 h por vía oral.

Diálisis

La hemodiálisis y la diálisis peritoneal están indicadas, como última instancia, en pacientes con insuficiencia renal oligúrica y clínica grave de hipercalcemia que no responden al tratamiento anteriormente expuesto, así como en algunos casos de insuficiencia cardíaca en que no puede realizarse la hidratación de forma segura.

Hipercalcemia Crónica

Se basa en el tratamiento de la enfermedad causante, si bien es necesario el establecimiento de unas medidas generales:
- Ingesta abundante de líquidos (3 l/día).
- Dieta con bajo contenido en calcio.
- Evitar fármacos que puedan agravar la hipercalcemia, como los diuréticos tiazídicos y el carbonato de litio.
- Si la hipercalcemia se debe a una neoplasia hematológica, una enfermedad granulomatosa o una intoxicación por vitamina D, se prescribe prednisona en dosis de 20-40 mg/día por vía oral.(Jimenez Murillo & Montero, 2018)

Alteraciones del Magnesio
Introducción

La concentración sérica normal de magnesio oscila entre 1,7 y 2,2 mg/dL (1,5 a 2,0 mEq/L o 0,7 a 1,0 mmol/L). Los requerimientos diarios de Mg++ son de 15 a 30 mEq/día. El magnesio es el cuarto catión más abundante en el organismo y el segundo a nivel intracelular. El contenido total de magnesio es de unos 20 a 22 g (2.000 mEq), de los cuales el 50% al 60% están en el tejido óseo, y el porcentaje restante a nivel intracelular (400 mEq en músculo, 150 mEq en otros tejidos y 12 mEq en eritrocitos), mientras sólo 25 mEq (1% a 2%) se encuentran en el espacio extracelular. El magnesio desempeña acciones importantes en la síntesis proteínica, como cofactor de múltiples enzimas que se relacionan con la síntesis y estabilidad de los ácidos nucleicos, la transferencia de grupos fosfato y la fosforilación oxidativa.

La ingestión promedio diaria es de 400 mg (25 mEq o 12 mmol) y sólo el 40% (160 mg) se absorbe a nivel intestinal, en el yeyuno y en el íleon, aunque en el colon puede darse una mínima absorción. Casi la totalidad del magnesio filtrado se reabsorbe; en el túbulo proximal se reabsorbe el 40%, a nivel de la rama gruesa del asa de Henle el 50%, un 5% en el túbulo distal y el restante 5% se elimina a través de la orina.(Borrero et al., 2006)

Hipomagnesemia

La hipomagnesemia es muy frecuente en los pacientes críticos y puede ocurrir con menos frecuencia en pacientes manejados en la sala general. Se deriva de la provisión de líquido libre de Mg en gran cantidad, estableciendo la población de pacientes objetivo como aquellos con shock hemorrágico o séptico, así como aquellos con déficits plasmáticos significativos por deshidratación ambiental o sobrediuresis iatrogénica. La hipomagnesemia ocurre con mayor frecuencia junto con la hipokalemia, y la terapia concomitante es la regla más que la excepción. (Piper, 2012)

Hipermagnesemia

La hipermagnesemia es rara fuera del grupo de trabajo de parto y parto, con la excepción de aquellos con insuficiencia renal que han recibido una dosis de magnesio inapropiada. El pilar de la terapia es el cese de la administración y expansión del volumen plasmatico (EVP), para diluir la concentración de magnesio e iniciar la pérdida urinaria de magnesio. Es importante reconocer que la hipermagnesemia está asociada con la depresión del SNC, la hiporeflexia y la hipoventilación, y puede requerir control de las vías respiratorias y ventilación mecánica mientras se libera el magnesio; tal terapia es completamente rara. Es de destacar que el magnesio es dialisable en caso de tal circunstancia si la EVP y diuresis forzada no resuelve la hipermagnesemia.

Alteraciones del Fósforo
Introducción

En el adulto los valores normales de Fósforo son de 2,5 a 4,5 mg/dL. Los requerimientos diarios de fósforo son similares a los de calcio (400 a 800 mg/día). La cantidad total de fósforo en el organismo oscila entre 500 a 800 g. El 85% al 90% del fósforo se encuentra en el hueso, 10% a 14% en los tejidos blandos y menos del 1% en el líquido extracelular. A nivel intracelular se encuentra como fósforo orgánico como parte integral de fosfolípidos y fosfoproteínas. El fósforo inorgánico es la forma circulante del fósforo; el 10% se encuentra unido a proteínas y no es difusible. El otro 90% es difusible, un 55% ionizado y un 35% formando complejos. La mayoría del fósforo se absorbe a nivel del yeyuno, por efecto de un transporte activo a nivel de la membrana basolateral de la célula epitelial. El 85% del fósforo inorgánico se filtra en el glomérulo. La mayoría de éste se reabsorbe y finalmente sólo un 10% se excreta en la orina. El 80% se reabsorbe en el túbulo proximal y un 10% en el túbulo distal. (Borrero et al., 2006).

Hipofosfatemia

Administrada como la sal Na+ o K+, la reposición de fosfato puede abordar más de un problema de electrolitos. Es importante que la hipofosfatemia aguda grave con PO4 en suero inferior a 1 mEq / L se asocie con una incidencia del 10% de paro respiratorio espontáneo e irreversible. Estos niveles bajos se asocian con 1 de 4 afecciones: EVP masivo, síndrome de realimentación, eliminación inapropiada de PO4 durante la hemodialisis y unión inapropiada de PO4; Las 2 primeras causas son las más comunes. La EVP masiva provoca tanto la dilución como la excreción de PO4 (pérdida urinaria) (Piper, 2012).

Hiperfosfatemia

Esta entidad se manifiesta principalmente en pacientes con insuficiencia renal aguda o crónica, o como resultado de la administración inapropiada de PO4 (intravenosa) en aquellos sin insuficiencia renal. Para aquellos con función renal anormal que no requieren hemodiálisis, el uso de aglutinantes de fosfato oral generalmente es suficiente para controlar la hiperfosfatemia. Para aquellos que requieren hemodiálisis, los aglutinantes de PO4 complementan el aclaramiento a través de hemodiálisis. Una consecuencia de la hiperfosfatemia no tratada es el desarrollo y la progresión del hiperparatiroidismo secundario. (Piper, 2012).

Alteraciones Del Cloro
Hipocloremia

La hipocloremia puede ser el resultado de anormalidades extrarrenales o renales en la ingesta o pérdida de cloruro, o de cambios en el volumen de agua corporal total. Las causas extrarrenales incluyen una disminución en la ingesta de cloruro de sodio, pérdidas gastrointestinales como la emesis, drenaje nasogástrico o diarrea, o pérdidas de la piel como en quemaduras graves. En estos casos de agotamiento del cloruro total del cuerpo, se produce la contracción del compartimento de líquido extracelular, con hipotensión posterior, taquicardia y ortostasis. Los estudios de orina revelarán disminución de sodio y cloruro. Las nefropatías con pérdida de sal, incluidas la nefritis intersticial, la insuficiencia renal crónica o la diuresis postobstructiva, disminuyen los niveles de cloruro en suero. La insuficiencia suprarrenal es otra causa de pérdida de cloruro de origen extrarrenal. La administración de soluciones hipertónicas de cloruro de sodio (NSS, 3%), suplementos de cloruro de potasio o, en casos severos, ácido clorhídrico, es correctivo en condiciones de hipocloremia severa porque se asocia con alcalosis metabólica severa, que generalmente responde al cloruro. (Ellison & Farrar, 2018).

Hipercloremia
La hipercloremia ocurre con la pérdida de agua pura, la pérdida de fluidos hipotónicos por lo que el déficit de agua excede los déficits de sodio y cloruro, y la administración inapropiada de fluidos que contienen cloruro. En casos de diarrea severa, quemaduras, uso de diuréticos y diuresis osmótica, se pierde más agua que sodio, lo que lleva a aumentos tanto en sodio como en cloruro. Tanto en el agua pura como en las pérdidas o déficits de líquido hipotónico, los síntomas incluyen membranas mucosas secas, hipotensión, taquicardia y, cuando es grave, ortostasis.

La alimentación hipertónica por sonda nasogastrica también aumenta el sodio y el cloruro cuando no se proporciona agua libre adecuada. Si no se trata, los pacientes pueden experimentar hipertensión, edema, insuficiencia cardíaca congestiva o edema pulmonar. La acidosis metabólica hiperclorémica se crea mediante la administración de soluciones hiperclorémicas que incluyen solución salina hipertónica, solución salina 0.9% u otras sales de cloruro ácidas como en la NPT. La prevención y corrección de esta anormalidad se logra mediante la eliminación de la fuente subyacente, como el tratamiento de la diarrea infecciosa o el cese de los medicamentos incitantes, así como mediante la infusión de soluciones intravenosas que contienen poco o nada de cloruro. (Perner et al., 2017).

1.Asmar, A., Mohandas, R., & Wingo, C. S. (2012). A Physiologic-Based Approach to the Treatment of a Patient With Hypokalemia. American Journal of Kidney Diseases, 60(3), 492–497. https://doi.org/10.1053/j.ajkd.2012.01.031

2.Bhagavan, N. V., & Ha, C.-E. (2015). Water, Electrolytes, and Acid–Base Balance. In Essentials of Medical Biochemistry (pp. 701–713). https://doi.org/10.1016/B978-0-12-416687-5.00037-3

3.Bhat, P., & Dretler, A. (2017). Manual Washington de TERAPÉUTICA MÉDICA. In P. Bhat, A. Dretler, & M. Gdowski (Eds.), Wolters Kluwer (35th ed., Vol. 1). https://doi.org/10.1192/bjp.111.479.1009-a

4.Borrero, J., Velez, H., & Restrepo, J. (2006). MANUAL DE LIQUIDOS Y ELECTROLITOS. In J. Borrero, H. Velez, & J. Restrepo (Eds.), CIB, Fondo Editorial (1st ed., Vol. 111). https://doi.org/10.1192/bjp.111.479.1009-a

5.Brunicardi, C. F. (2015). Schwartz. Principios de cirugía 10 edición (10th ed.; C. F. Brunicardi, Ed.). McGraw-Hill Education.

6.Ceballos, M., & Fernández, J. M. (2011). Alteraciones de los Electrolitos en Urgencias (1st ed.; M. Ceballos & J. M. Fernández, Eds.). España.

7.Dasgupta, A., & Wahed, A. (2014). Water, Homeostasis, Electrolytes, and Acid–Base Balance. In Clinical Chemistry, Immunology and Laboratory Quality Control (pp. 67–84). https://doi.org/10.1016/b978-0-12-407821-5.00005-x

8.Ellison, D., & Farrar, F. (2018). Kidney Influence on Fluid and Electrolyte Balance. Nursing Clinics of NA. https://doi.org/10.1016/j.cnur.2018.05.004

9.Gonzales, M. (2018). Manual de Terapéutica 2018 - 2019 (18th ed.; M. Gonzales, W. Lopera, & A. Arango, Eds.). Medellin, Colombia: CIB, Fondo Editorial.

10.Jimenez Murillo, L., & Montero, F. J. (2018). MEDICINA DE URGENCIAS Y EMERGENCIAS (6a. EDICIO; L. JIMENEZ MURILLO & F. J. MONTERO PEREZ, Eds.). ESPAÑA: EL SEVIER.

11.Monteiro, J. N. (2017). Fluids and Electrolyte Management. In Essentials of Neuroanesthesia (pp. 815–825). https://doi.org/10.1016/B978-0-12-805299-0.00049-X

12.Moochhala, S., & Unwin, R. (2015). Electrolytes and acid-base: Common fluid and electrolyte disorders. Medicine (United Kingdom), Vol. 43, pp. 374–380. https://doi.org/10.1016/j.mpmed.2015.04.001

13.Perner, A., Prowle, J., Joannidis, M., Young, P., Hjortrup, P. B., & Pettilä, V. (2017). Fluid management in acute kidney injury. Intensive Care Medicine, Vol. 43, pp. 807–815. https://doi.org/10.1007/s00134-017-4817-x

14.Piper, G. L. (2012). Fluid and Electrolyte Management for the Surgical Patient. Surgical Clinics of NA, 92(2), 189–205. https://doi.org/10.1016/j.suc.2012.01.004

15.Slattery, J., McClain, C. D., & McManus, M. L. (2018). Fluid Management. In A Practice of Anesthesia for Infants and Children (pp. 199-216.e4). https://doi.org/10.1016/B978-0-323-42974-0.00009-4

16.Tierney, L. (2006). Diagnóstico Clinico y Tratamiento (pp. 1–1623). pp. 1–1623. Retrieved from papers://d55905fe-9b37-4a1d-b1da-1e391d512486/Paper/p222